RESISTENCIA

ALEX HUTCHINSON

RESISTENCIA

La mente, el cuerpo y los límites
extraordinariamente elásticos
del rendimiento humano

Prólogo
MALCOLM GLADWELL

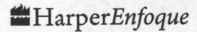 HarperEnfoque

Harper*Enfoque*

Resistencia
© 2018

Publicado en Nashville, Tennessee, Estados Unidos de América
Harper*Enfoque* es una marca registrada
de HarperCollins Christian Publishing, Inc.

Título original: *Endure. Mind, Body, and the Curiously Elastic Limits
of Human Performance.*
Copyright © Alex Hutchinson, 2018.
First published in New York, NY: William Morrow. An Imprint of
HarperCollins Publishers, 2018. All rights reserved.

© Por el prólogo: Malcolm Gladwell.

Traducción: Emmy Avilés Bretón.
Revisión de la traducción: Alberto McLean Rodríguez.
Diseño de forros e interiores: Ana Paula Dávila.

ISBN: 978-1-4003-4325-6
ISBN: 978-1-4003-4324-9 (eBook)

Primera edición: diciembre 2018.

Para mis padres, Moira y Roger, cuya curiosidad, rigor, respeto por las diferentes perspectivas y el talento para la claridad siguen siendo el modelo que busco en todo lo que escribo.

Contenido

PRÓLOGO, POR MALCOLM GLADWELL 11
DOS HORAS: 6 DE MAYO DE 2017 15

PARTE I: LA MENTE Y EL MÚSCULO
Capítulo 1: EL MINUTO IMPERDONABLE 21
Capítulo 2: LA MÁQUINA HUMANA 33
Capítulo 3: EL GOBERNADOR CENTRAL 59
Capítulo 4: EL DESERTOR CONSCIENTE 81
Dos horas: 30 de noviembre de 2016 101

PARTE II: LÍMITES
Capítulo 5: DOLOR 111
Capítulo 6: MÚSCULO 133
Capítulo 7: OXÍGENO 155
Capítulo 8: CALOR 183
Capítulo 9: SED 203
Capítulo 10: COMBUSTIBLE 229
DOS HORAS: 6 DE MARZO DE 2017 259

PARTE III: INTERRUPTORES DEL LÍMITE
Capítulo 11: ENTRENANDO EL CEREBRO 269
Capítulo 12: REPROGRAMANDO EL CEREBRO 291

Capítulo 13: CONVICCIÓN 309
DOS HORAS: 6 DE MAYO DE 2017 330

AGRADECIMIENTOS.. 335

Prólogo

MALCOLM GLADWELL

Todos los corredores de fondo tienen carreras que, en retrospectiva, no tienen ningún sentido: yo tengo dos. Tuve la primera cuando tenía 13 años, en mi primer año de secundaria. Con un mes de entrenamiento –y no más– corrí en una carrera en Cambridge, Ontario, contra muchachos dos años mayores que yo. Uno de ellos estaba –para su edad– entre los mejores corredores de maratones de esa provincia. Puedo sumergirme aun ahora, después de 40 años, en las memorias de esa carrera. Simplemente me uní a los líderes en el arranque inicial y nunca me separé de ellos, corrí hasta sentirme completamente exhausto, terminando en un absoluto e inexplicable segundo. Me refiero a *inexplicable* porque, aunque todo apuntaba a tener una carrera digna de crédito, como un maratonista de media distancia en la pista de carreras de la preparatoria, esa competencia sigue siendo la única carrera de distancia realmente excelente que he corrido. Como corredor, he tenido toda mi vida un rendimiento inferior a los 1,500 metros.

Es decir, con una excepción. Hace dos años, a la edad de 51, corrí una gran carrera de cinco kilómetros en un pueblo pequeño de Nueva Jersey, terminando un minuto más rápido que en cualquier otra en la que hubiera participado desde que volví a correr seriamente como profesional. En ese verano en Nueva Jersey me convertí de nuevo en aquel joven de Cambridge de 13 años de hace 40 años. Soñé en grande. Me maravillé de mi destreza como maratonista. ¿Y después? De regreso a la mediocridad otra vez.

Como persona obsesiva –y en particular en el *corredor* obsesivo que soy– he analizado interminablemente esas dos carreras anómalas. Tengo registros de mi desempeño en mis años de adolescencia y los he vuelto a buscar para encontrar pistas. ¿Hubo algún indicador de mis primeros años de entrenamiento sobre ese tipo de carreras?, ¿hice algo especial? De la última carrera de cinco kilómetros, claro que tengo más información. Meses de información respecto a Garmin: en cada entrenamiento previo al evento y más aún desde el mismo día de la carrera: ritmo, cadencia y *splits*. En más de una ocasión, antes de la carrera, intenté replicar la preparación exacta que realicé en Nueva Jersey. Quiero que un rayo caiga dos veces. No ha sucedido y empiezo a sospechar que la razón por la que no pasa es que no entiendo correctamente lo que significa realizar una hazaña de resistencia. Creo que puedes ver a dónde me dirijo con esto: soy el perfecto lector para el libro *Resistencia* de Alex Hutchinson.

Sobre Alex Hutchinson: ambos somos canadienses y corredores –aunque él es un mejor canadiense, él todavía vive allá; yo no– y es mucho mejor corredor que yo. En una ocasión me invitó a una carrera que hace con sus amigos en el cementerio del norte de Toronto. Según recuerdo, fui el último o penúltimo en terminar, ya que uno de sus amigos amablemente condescendió correr a mi paso. Alex desapareció de la vista a la primera vuelta. Como descubrirás mientras continúes leyendo estas páginas, Alex escribe sobre los misterios de la resistencia, como fan del deporte, como un observador continuo de la resistencia humana y como participante. Y tiene sus propias carreras insólitas para analizar.

Sin embargo, debe destacarse que éste no es un libro sobre corredores. Existen muchos libros sobre eso y, como corredor, he leído muchos de ellos. Y se trata de testimonios escritos por y para iniciados, sobre si un corredor debe o no golpear con el pie delantero o con el talón, o si debe hacerlo a 180 zancadas por minuto; es sólo una cuestión de importancia para los corredores cuya autoparticipación implica hasta la extensión de las plantas de los pies. Pero uno de los –muchos– placeres sobre *Resistencia* es cómo Hutchinson de forma convincente amplía el panorama.

En uno de mis pasajes favoritos, en el capítulo sobre el dolor Hutchinson escribe sobre el intento de Jens Voigt por romper el récord de una hora en bicicleta. Voigt era conocido por su indiferencia al dolor, pero cuando bajó de su bicicleta, después de romper el récord, Hutchinson nos dice que estaba agonizando: "el dolor que había estado empujando hasta los márgenes de su consciencia se vino abajo". Ésa es una historia de ciclismo. Pero esto es sólo una manera en la que Hutchinson se pregunta algo más profundo y consecuente acerca de cómo nuestra fisiología interactúa con nuestra psicología. En una amplia variedad de actividades humanas, el logro no es posible sin incomodidad. Entonces, ¿cuál es nuestra relación con ese dolor? ¿Cómo es que las señales de protesta del cerebro interactúan con la perseverancia de lo físico para seguir moviéndose? No necesitas ser un maniático del ciclismo para apreciar esa discusión. En todo caso, esa discusión probablemente convenza a cualquiera de convertirse en un ciclista maniático. "Todo dolía –dijo Voigt–. Mi cuello dolía por apoyar mi cabeza en una postura aerodinámica. Mis codos dolían por sostener la parte posterior de mi cuerpo en esa posición. Mis pulmones dolían después de quemarse y gritar por oxígeno por tanto tiempo. Mi corazón, por el constante palpitar. Mi espalda estaba ardiendo, y luego estaba mi trasero. Estaba verdaderamente en el mundo del dolor." Duele con sólo leer ese pasaje.

¿Resuelve *Resistencia* el rompecabezas de la carrera anómala? En cierto sentido, sí. Ahora sé que mi problema es que intenté darle sentido a esas carreras utilizando un simple modelo absurdo de resistencia: el tiempo en que corrí fue mi resultado. Entonces, trabajé de forma retrospectiva y traté de identificar el tipo correspondiente de energía que pudo haberlo posibilitado. ¿Me tomé uno o dos días de descanso de antemano? ¿Trabajé demasiado rápido el entrenamiento en la colina una semana antes? ¿Hay algo que deba aprender de los últimos patrones de intervalos que hice? Los datos que compila el GPS de nuestros relojes deportivos hacen que este tipo de pensamiento sea más seductor: nos motiva a crear una imagen simple sobre cómo y por qué nuestro cuerpo se mueve por el mundo. Después de leer *Resistencia* te lo prometo, jamás te conformarás con esa simple imagen. Hay muchas cosas que Garmin no puede decir. Y afortunadamente para esas múltiples cosas tenemos a Alex Hutchinson.

Dos horas: 6 de mayo de 2017

La cabina de transmisión en el Autódromo Nacional de Monza, histórica pista de carreras de Fórmula Uno enclavada en los bosques de un antiguo parque real al noreste de Milán, Italia, es una pequeña isla de concreto suspendida en el aire sobre la carretera. Desde esta vista distinta y privilegiada, intento ofrecer un comentario atinado a un público en vivo de aproximadamente 13 millones de personas de todo el mundo, muchas de las cuales se han levantado de la cama en medio de la noche para venir a ver.[1] Pero me estoy poniendo ansioso.

La carrera que pasa debajo de mí está propiciando conclusiones que casi nadie, a pesar de meses de especulación y animados debates, había considerado posible. Eliud Kipchoge, el campeón olímpico de maratón, ha estado dando vueltas por la pista durante una hora y cuarenta minutos detrás de una formación de corredores exquisitamente coreografiada que bloquea el viento para él y, notablemente, todavía está en marcha para correr en menos de dos horas un tramo de 26.2 millas. Dado que dentro del mundo de maratón el récord es de 2:02:57 y que los récords son normalmente redondeados por segundos muy reñidos, la actuación de Kipchoge está ya rebasando los límites de mi capacidad para expresar sorpresa y asombro. Pantallas gigantescas enfrente de mí están bombardeando con detalladas estadísticas acerca de la carrera de Kipchoge, pero mi cabeza está alejándose de los expertos. Quiero salir de la cabina y volver a un lado de la pista, sentir la tensión ardiente de la multitud reunida, escuchar el sonido del aliento de Kipchoge cuando pasa corriendo y mirarlo a los ojos mientras se adentra en lo desconocido.

En 1991, Michael Joyner, un ex corredor colegial de la Universidad de Arizona que estaba completando una residencia médica en la Clínica Mayo en Minnesota, propuso un experimento

---

[1] Se estima que hay 13 millones de personas: tomé todas las estimaciones de la audiencia como un grano de sal, pero 13.1 millones es la cuenta oficial de espectadores de Nike sintonizada en la transmisión en vivo en Twitter, Facebook y YouTube durante la carrera. Otros 6.7 millones vieron el video durante la semana siguiente y ese número no incluye a China, donde una audiencia sustancial (aunque sin seguimiento) también observaba.

provocativo de pensamiento. Los límites de la resistencia en una carrera, según los fisiólogos, podrían cuantificarse con base en tres parámetros: capacidad aeróbica, también conocida como VO_2máx, que es análoga al tamaño del motor de un automóvil; funcionamiento de la economía, que es una medida de eficiencia, como el rendimiento de la gasolina, y el umbral de lactato, que determina la potencia del motor a la que pueda mantenerse durante largos periodos de tiempo. Investigadores han calculado estas medidas en muchos maratonistas de élite, quienes tienden a tener buenos valores en estos tres parámetros y excepcionales en uno o dos. Qué pasaría, Joyner se preguntaba, ¿si un solo corredor pudiera tener valores excepcionales –pero humanamente posibles– en los tres parámetros? Sus cálculos sugerían que este corredor sería capaz de completar un maratón en 1:57:58.[2]

Las reacciones a este artículo, el cual fue publicado en *Journal of Applied Physiology*, fueron de incredulidad. "Mucha gente sólo se rascó la cabeza", Joyner recuerda.[3] El récord mundial en ese momento, después de todo, era el de 2:06:50, de 1998, por el corredor etíope Belayeh Densimo. Un maratón por debajo de las dos horas no estaba considerado por nadie, de hecho, cuando Joyner presentó primero sus ideas a mediados de los ochenta fue considerada tan absurda que inicialmente fue rechazada la publicación del artículo. Pero el tiempo que él planteaba, y que parecía un despropósito, no era una predicción, enfatizó Joyner, sino un desafío para sus colegas científicos. De alguna manera, su cálculo fue la apoteosis de un siglo de intentos trabajados para cuantificar los resultados de los límites de la resistencia humana. Así de rápido puede corre un humano, dicen las ecuaciones. Entonces, ¿cómo se explica el abismo entre teoría y realidad? ¿Era cuestión de esperar el nacimiento del corredor perfecto o la carrera perfecta para correrla o algo falta para comprender nuestra resistencia?

---

[2] Qué pasaría, Joyner se preguntó: "Modeling: Optimal Marathon Performance on the Basis of Physiological Factors", *Journal of Applied Physiology* 70, núm. 2, 1991.

[3] "Mucha gente sólo se rascó la cabeza": este y otros detalles provienen de conversaciones múltiples con Joyner. Esta cita se repite en: Michael Joyner, "Believe It: A Sub-2 Marathon Is Coming", runnersworld.com, 6 de mayo de 2017.

El tiempo pasó. En 1999, el corredor marroquí Khalid Khannouchi se convirtió en la primera persona en correr por debajo de 2:06. Cuatro años más tarde, Paul Tergat de Kenia rompió el récord con 2:05; cinco años después, Haile Gebrselassie de Etiopía rompió la marca de 2:04. En 2011, cuando Joyner y dos colegas publicaron un artículo actualizado en el *Journal of Applied Physiology* titulado "El maratón de dos horas: ¿quién y cuándo?", la idea ya no parecía ridícula. De hecho, la revista publicó 38 respuestas –sin ningún precedente– de otros investigadores, especulando sobre los diversos factores que podrían cerrar la brecha.[4] A finales de 2014, poco después de que Dennis Kimetto de Kenya hiciera 2:03 en un submaratón, un consorcio de deportes dirigido por un científico británico, llamado Yannis Pitsiladis, anunció planes para romper la barrera de dos horas en los próximos cinco años.

Aun así, dos minutos y cincuenta y cinco segundos siguen siendo una distancia sustancial. En 2014, la revista *Runner's World* me pidió que realizará un análisis exhaustivo de los factores fisiológico, psicológico y ambientales que tendrían que combinarse para que alguien pudiera correr un maratón en dos horas.[5] Después de revisar montañas de datos y consultar a los expertos de todo el mundo, incluyendo a Joyner, presenté diez páginas de tablas, gráficas, mapas y argumentos, concluyendo con mi propia predicción: la barrera se podía rebasar, escribí, en el año 2075.

Esa predicción cambió de inmediato en octubre de 2016, cuando recibí una llamada sin esperar de David Willey, entonces editor en jefe de *Runner's World*. Nike, la marca deportiva más grande del mundo, se estaba preparando para dar a conocer un proyecto "ultrasecreto", que tenía como objetivo ofrecer un maratón subdos en sólo seis meses.[6] Ofrecían la oportunidad de ir tras bastidores para cubrir la iniciativa, que habían nombrado Breaking2. No sabía

---

[4] Artículo actualizado publicado: Michael Joyner *et al.*, "The Two-Hour Marathon: Who and When?", *Journal of Applied Physiology* 110, 2011, pp. 275-277. Las 38 respuestas se encuentran en la misma publicación.

[5] *Runner's World* me preguntó: "¿Qué se necesitaría para correr en un maratón de dos horas?", *Runner's World*, noviembre de 2014.

[6] La marca deportiva más grande del mundo: *The Forbes Fab*: el valor de la marca Nike es de 15 billones, muy por delante de ESPN, ubicado en segundo lugar.

si reír o fruncir el ceño, pero no podía decir que no. Acepté volar —unas semanas más tarde— a la sede de Nike, en el suburbio de Beaverton en Portland, Oregon, para escuchar su proyecto. Si alguien tenía que desacreditar un ejercicio de mercadotecnia sobrevalorado y debido a la investigación de mi artículo anterior de *Runner's World,* sentía que erstaba preparado como cualquier otro.

Cuando terminó mi participación como invitado en la televisión, Kipchoge había alcanzado 37 kilómetros. Es el 6 de mayo de 2017, exactamente 63 años después de que Roger Bannister alcanzara la milla en menos de cuatro minutos. Estoy casi frenético por estar en la pista ahora, pero no sé cómo bajar desde la elevada cabina de transmisión. Mirando por encima del borde, pensé en balancearme sobre la barandilla y arriesgarme a caer. Pero una mirada severa de un guardia de seguridad me disuadió. En cambio, me dirigí hacia el camino que conecta la cabina de transmisión con el laberinto de varios pisos del edificio principal con pasillos sin salida y puertas sin anuncio. No tenía tiempo para esperar un guía. Empecé a correr.

Parte I

MENTE Y MÚSCULO

Capítulo 1

EL MINUTO INEXORABLE

Si puedes emplear el inexorable minuto
recorriendo una distancia que valga sesenta segundos,
tuya es la tierra y todo lo que hay en ella.

RUDYARD KIPLING [7]

En febrero de 1996, una noche de un sábado helado en el pueblo de la Universidad en Sherbrooke, Quebec, me encontraba pensando –otra vez– sobre uno de los más grandes enigmas de la resistencia: John Landy. El robusto australiano es uno de los caballeros de honor más famosos en el deporte, el segundo hombre en la historia en correr la milla en menos de cuatro minutos. En la primavera de 1954, después de años de esfuerzos concentrados, siglos de carreras cronometradas y milenios de evolución, Roger Bannister rompió su récord en sólo 46 días. La imagen perdurable de Landy, inmortalizada en innumerables carteles y una estatua de bronce más grande que la vida en Vancouver, Columbia Británica, viene de finales de verano, en los Juegos del Imperio, cuando se enfrentaron cara a cara los únicos millares de cuatro minutos del mundo por primera y única vez. Después de haber liderado la carrera, Landy miro por

---

[7] If you can fill the unforgiving minute / With sixty seconds' worth of distance run / Yours is the Earth and everything that's in it: del poema "If—" ("Si..."), de Rudyard Kipling, en *Rewards and Fairies*, Londres: Macmillan, 1910.

encima de su hombro izquierdo al entrar ya a la recta final, justo cuando Bannister pasaba por su derecha. Ese segundo marco de derrota lo confirmó como, según lo señaló un periódico británico, la quintaesencia de "casi hombre".[8]

Pero el enigma de Landy no es que no fuera lo suficientemente bueno, claramente lo fue. Basado en los registros, había corrido 4:02 en seis ocasiones diferentes, y declaró: "Francamente, creo que la milla de cuatro minutos está más allá de mis capacidades. Dos segundos pueden no sonar demasiado, pero para mí es como tratar de atravesar una pared de ladrillo".[9] Después, en menos de dos meses de que Bannister marcara el camino, Landy corrió 3:57.9 (su marca oficial en los libros de registro es 3:58.0, ya que los récords —en esa época— se redondearon al quinto segundo más cercano), eliminando casi cuatro segundos de su mejor marca anterior y terminando casi 14 metros por delante del ritmo de cuatro minutos, una transformación desconcertantemente rápida y agridulce.

Como muchos millares antes de mí y, desde entonces, yo era un discípulo de Bannister, con una copia maltratada y casi memorizada de su autobiografía encima del buró junto a mi cama, pero en ese invierno de 1996 veía cada vez más a Landy al mirarme en el espejo. Desde que tenía quince años había estado persiguiendo mi propio récord menor a cuatro minutos de 1,500 metros, una carrera que es —aproximadamente— 17 segundos más corta que una milla. La corrí en 4:02 en la secundaria y luego, como Landy, me topé con una pared, corriendo tiempos similares una y otra vez durante los próximos cuatro años. Ahora, como un joven de veinte años en la Universidad McGill, me daba cuenta de la posibilidad de sacarle provecho a cada segundo que mi cuerpo tenía para ofrecer.

Durante el largo viaje en autobús desde Montreal a Sherbrooke, donde mis compañeros y yo nos dirigíamos a una carrera sin sentido a principios de temporada en una de las pistas más lentas de

---

[8] La quintaesencia de "casi hombre": Sebastian Coe, "Landy the Nearly Man", *Telegraph*, 26 de enero de 2004.

[9] La milla de cuatro minutos está más allá de mis capacidades: citado en Neal Bascomb, *The Perfect Mile*, Londres, CollinsWillow, 2004. Esta historia definitiva es también la fuente de posteriores detalles sobre las carreras de Landy.

Canadá, recuerdo mirar por la ventana la nieve amontonada y preguntándome si mi larga búsqueda por el momento de la "transformación de Landy" llegaría.

La historia que habíamos escuchado, posiblemente apócrifa, era que el diseño de la pista interior de Sherbrooke había sido asignado –como un proyecto estudiantil– al departamento de ingeniería de la universidad. Con la tarea de calcular los ángulos óptimos para una pista de 200 metros, conectaron números correspondientes a la aceleración centrípeta experimentada por los corredores de 200 metros de clase mundial, olvidando el hecho clave de que algunas personas querrían correr más de una vuelta en un momento. El resultado fue más como un velódromo de ciclismo que una pista de atletismo, con carriles tan empinados que incluso la mayoría de los velocistas no podían correr en los carriles exteriores sin caer hacia adentro. Para los corredores de media distancia, como yo, incluso el carril interior era demasiado incómodo para los tobillos y las carreras de más de una milla tenían que mantenerse en el circuito de calentamiento alrededor del carril interior.

Para romper los cuatro minutos necesitaría hacer una carrera perfectamente calibrada, marcando cada vuelta sólo dos décimas de segundo más rápido que mi mejor tiempo de 4:01.7, pero decidí que Sherbrooke –con su pista de parque de atracciones y la ausencia de buena competencia– no era el lugar para este esfuerzo supremo. Así que correría lo más relajado posible y ahorraría energía para la semana siguiente. Entonces, en la carrera previa a la mía, vi a mi compañera de equipo, Tambra Dunn, correr sin miedo con una enorme ventaja temprana en la carrera de 1,500 metros, haciendo clic después de correr a una velocidad metronómica y terminar con un tiempo personal arrollador, que la calificó para los campeonatos nacionales colegiales. De repente, mi estrategia obsesiva, calculadora e interminable me pareció ridícula y exagerada. Estuve aquí para correr una carrera, ¿por qué no correr tan duro como pudiera?

Alcanzar los "límites de la resistencia" es un concepto que parece increíblemente obvio, hasta que tratas de explicarlo. Si me hubieran preguntado en 1996, qué me estaba reteniendo de bajar la marca de los cuatro minutos, habría dicho algo sobre la frecuencia cardíaca, la capacidad pulmonar, las fibras musculares de contracción lenta, la acumulación de ácido láctico y varios otros términos aprendidos de las revistas de atletismo que he devorado. No obstante, en un examen más detallado, ninguna de esas explicaciones se sostiene. Puedes estamparte contra la pared con una frecuencia cardíaca muy por debajo de los niveles máximos, modestos niveles de ácido láctico y músculos que aún se contraen cuando es necesario. Para su frustración, los fisiólogos han descubierto que la voluntad de resistencia no puede vincularse de manera confiable con ninguna variable fisiológica.

Parte del desafío es que la resistencia es como una navaja suiza conceptual. Es lo que necesitas para terminar un maratón; también es lo que te permitiría mantener la cordura durante un vuelo barato cruzando el país con una bandada de niños enojados. El uso de la palabra *resistencia* en el último ejemplo puede parecer metafórico, pero la distinción entre resistencia física y psicológica es en realidad menos clara de lo que parece. Piensa en la desafortunada expedición antártica de Ernest Shackleton y en la lucha de la tripulación durante dos años para sobrevivir después de que su barco, el *Endurance*, chocó contra el hielo en 1915.[10] ¿Fue el tipo de resistencia –como viajar en un vuelo barato lleno de niños– lo que les permitió perseverar o directamente la fortaleza física? ¿Puedes tener uno sin el otro?

Una definición adecuadamente versátil que me gusta, tomada del investigador Samuele Marcora, es que la resistencia es "la lucha continua contra un creciente deseo de parar".[11] Ésa es en realidad la descripción de Marcora de "esfuerzo" en lugar de resistencia (una distinción que exploraremos en el capítulo 4), pero capta los aspectos físicos y mentales de la resistencia. Lo que es crucial es la necesidad de anular lo que los instintos dictan que hacer (reducir la velocidad, retroceder, darse por vencido) y la sensación de tiempo

[10] "Ernest Shackleton's ill-fated Antarctic expedition": Alfred Lansing, *Endurance,* Nueva York: Basic Books, 1959.

[11] La lucha continua contra un creciente deseo de parar: cita Marcora como definición de un "esforzado proceso cognitivo", basándose en una definición de resistencia de Roy Baumeister *et al.*, en "The Strength Model of Self-Control", *Current Directions in Psychological Science* 16, núm. 6, 2007.

transcurrido. Recibir un golpe sin estremecerse requiere de auto-control, pero la resistencia implica algo firme: mantener el dedo en la llama el tiempo suficiente para sentir el calor; llenando el minuto implacable con 60 segundos de recorrido de distancia.

El tiempo que transcurre puede ser de segundos o puede ser de años. Durante los desempates de la Asociación Nacional de Baloncesto 2015, el mayor enemigo de LeBron James fue –con todo respeto al defensor de Golden State, André Iguodala– la fatiga.[12] Jugó 17,860 minutos en las cinco temporadas anteriores, más de 2,000 minutos por delante de los demás en la liga. En las semifinales, sorprendentemente solicitó ser sacado de un juego durante un tiempo extra, cambió de parecer con una canasta triple, seguida de un salto agotador restando sólo 12.8 segundos del partido para sellar la victoria, luego se derrumbó al piso –como escena de un meme– luego del silbato final. En el cuarto juego de la final, apenas podía moverse: "Estoy exhausto", admitió después de mantenerse sin anotar en el último cuarto. No es que estuviera completamente sin aliento; fue la constante fatiga que se acumuló durante días, semanas, meses y que seguramente fue lo que empujó a James al límite de su resistencia.

En el extremo opuesto del espectro, incluso los mejores atletas del mundo luchan contra lo que John Smith, el entrenador del ex poseedor del récord mundial de 100 metros, Maurice Greene, hace alusión llamándolo Fase de Aceleración Negativa.[13] La carrera puede haber terminado en 10 segundos, pero la mayoría de los atletas alcanzan su velocidad máxima después de 50 a 60 metros, la sostienen brevemente y luego comienzan a desvanecerse. ¿Es ésta la

---

[12] El mayor enemigo de LeBron James: Cork Gaines, "LeBron James Has Played More Minutes Than Anyone in the NBA Since 2010, and It Isn't Even Close", *Business Insider*, 4 de junio de 2015; Tom Withers, "LeBron James Pushes Himself to Total Exhaustion in Win Over Hawks", *Associated Press,* 25 de mayo de 2015; Chris Mannix, "Do LeBron, Cavaliers Have Enough Left in the Tank to Survive NBA Finals?", *Sports Illustrated*, 12 de junio de 2015

[13] Negative Acceleration Phase: Jimson Lee, "From the Archives: Maximal Speed and Deceleration", 17 de marzo de 2010 y "Usaín Bolt 200 Meter Splits, Speed Reserve and Speed Endurance", 21 de agosto de 2009, *SpeedEndurance.com*; Rolf Graubner y Eberhard Nixdorf, "Biomechanical Analysis of the Sprint and Hurdles Events at the 2009 IAAF World Championships in Athletics", *New Studies in Athletics* 1, núm. 2, 2011.

capacidad de Usain Bolt para alejarse magistralmente de sus competidores al final de una carrera? Un ejemplo sobre su resistencia: se encuentra disminuyendo un poco menos (o un poco más tarde) que los demás. El segundo récord mundial de Bolt de 9:58 segundos –en el Campeonato Mundial 2009 en Berlín–, en los últimos 20 metros, fue cinco centésimas de segundo más lento que los 20 metros anteriores, pero aun así extendió su ventaja sobre los demás competidores.[14]

En el mismo campeonato mundial, Bolt estableció el récord mundial de 200 metros con un tiempo de 19:19 segundos. Un detalle crucial: él corrió la primera mitad de la carrera en 9:92 segundos, un tiempo increíble, considerando que los primeros metros inician en una curva, pero aun así fue más lento que su récord de los 100 metros. Apenas fue evidente, pero revisaba su ritmo, deliberadamente extendiendo su energía para maximizar su rendimiento en toda la distancia. Por esta razón la psicología y la fisiología de la resistencia están inextricablemente unidas: cualquier tarea que dure más de una docena de segundos requiere decisiones, ya sean conscientes o inconscientes, sobre cuánto hay que empujar y cuándo. Aun durante los esfuerzos repetidos de levantamiento de pesas, se pensaría que unos breves cinco segundos más resultarían ser sólo una medida de fuerza muscular, pero los estudios han descubierto que no podemos evitar medir nuestro ritmo: la fuerza "máxima" depende de cuántas repeticiones crees que has dejado de hacer.[15]

Esta ineludible importancia de la estimulación es la razón por la cual los atletas de resistencia están obsesionados con tiempos parciales. Como John L. Parker Jr. escribió en su clásico de culto, *Once a Runner (Una vez un corredor)*: "un corredor es un avaro gastando los centavos de su energía con gran mezquindad, siempre

---

[14] En referencia a la carrera mundial de Bolt de 9:58 segundos: la última carrera de Bolt puede explicarse en parte por haber alcanzado una velocidad máxima mayor, lo cual significa que aun con su relativa desaceleración de los últimos 20 metros continuó alejándose de los demás. Pero, de acuerdo con los expertos, es que él es excepcionalmente bueno al "mantener la velocidad" durante la última etapa de la carrera.

[15] Aun en repetidos esfuerzos de levantamiento de pesas: I. Halperin *et al.*, "Pacing Strategies During Repeated Maximal Voluntary Contractions", *European Journal of Applied Physiology* 114, no. 7, 2014.

deseando saber cuánto ha gastado y por cuánto tiempo más lo estará haciendo. Él desea estar en la ruina precisamente en el momento en que ya no necesite dinero". Durante mi competencia en Sherbrooke, sabía que tenía que correr cada vuelta de 200 metros en poco menos de 32 segundos para romper mi récord de cuatro minutos; había pasado innumerables horas de entrenamiento aprendiendo la sensación del ritmo exacto. Así que fue un *shock*, una sacudida física que me abrió los ojos a mi sistema, al escuchar el cronómetro, mientras completaba mi primer circuito de la pista, decir: "¡Veintisiete!"

La ciencia sobre cómo marcamos nuestro ritmo resulta ser sorprendentemente compleja (como veremos en capítulos posteriores). Uno analiza lo que es tolerable, basado no sólo en cómo se siente, sino como comparamos ese sentimiento a lo que esperábamos sentir durante la carrera. Cuando comencé mi segunda vuelta tuve que conciliar con dos situaciones en conflicto: el conocimiento intelectual sobre haber iniciado a un ritmo imprudentemente rápido y el sentido subjetivo, el cual me hacía sentir sorprendentemente bien estimulado. Reprimí el impulso aterrador de frenar y pasé la segunda vuelta en 57 segundos, y me sentía aun bien. Ahora sabía con certeza que algo especial estaba sucediendo.

A medida que avanzaba la competencia dejé de prestar atención a los tiempos parciales. Estaban tan adelantados al horario que había memorizado de 4:00 que ya no transmitían ninguna información útil. Simplemente corrí, esperando alcanzar el final antes de que la atracción gravitacional de la realidad reafirmara su agarre en mis piernas. Crucé la línea en 3 minutos, 52:7 segundos, mi mejor marca personal por nueve segundos. En esa competencia había mejorado más que lo que había logrado desde mi primera temporada de competencias, cinco años antes. Al revisar mis registros de entrenamiento —como lo hice esa noche y muchas veces desde entonces— no revelaron ningún indicio de avance que se avecinara. Mis entrenamientos sugirieron, a lo sumo, ganancias incrementales en comparación con años anteriores.

Después de la carrera platiqué con un compañero de equipo que me había programado los tiempos por vuelta. Su reloj contó una historia muy diferente de la carrera. Mi primera vuelta tomó 30 segundos, no 27; mi segunda vuelta fue de 60, no de 57. Quizás el cronómetro había comenzado su reloj tres segundos tarde, o tal vez fue su esfuerzo por traducir sobre la marcha del francés al inglés, para mi beneficio resultó en una demora de unos segundos. De cualquier manera, me había engañado haciéndome creer que estaba corriendo más rápido de lo que realmente estaba, mientras me sentía inexplicablemente bien. Como resultado, me libré de mis expectativas previas a la competencia y corrí en ésta como nadie hubiera podido predecir.

Después de Roger Bannister vino el diluvio, o así es como frecuentemente se cuenta la historia. Típico del género es *The Winning Mindset (La mentalidad del ganador)* un libro de superación personal de 2006 de Jim Brault y Kevin Seaman, que utiliza la milla de cuatro minutos de Bannister como una parábola sobre la importancia de la autoconfianza. "En un año, otros 37 hicieron lo mismo", escriben: "Al año siguiente, más de 300 atletas corrieron una milla en menos de cuatro minutos". Afirmaciones similares sobre la vida (es decir, completamente ficticias) son la base de seminarios motivacionales y de la web: una vez que Bannister mostró el camino, repentinamente otros eliminaron sus barreras mentales y abrieron su verdadero potencial.

A medida que el interés se intensifica ante la posibilidad de un maratón de menos de dos horas, esta narración aparece con frecuencia como evidencia de que el nuevo desafío también es principalmente psicológico.[16] Los escépticos, mientras tanto, afirman que la creencia no tiene nada que ver con eso, que los humanos, en su forma actual, son simplemente incapaces de correr tan rápido por tanto tiempo. El debate, como su predecesor hace seis décadas, ofrece una atractiva base de pruebas del mundo real para explorar las diversas teorías sobre la resistencia y los límites humanos que

---

[16] Las perspectivas de un maratón de menos de dos horas: para la analogía de la milla de cuatro minutos, véase Claire Dorotik-Nana, "The Four Minute Mile, the Two Hour Marathon, and the Danger of Glass Ceilings", PsychCentral.com, 5 de mayo de 2017. Para los puntos de vista escépticos, véase Robert Johnson, "The Myth of the Sub-2-Hour Marathon". LetsRun.com, 6 de mayo de 2013, y Ross Tucker, "The 2-Hour Marathon and the 4-Min Mile", *Science of Sport*, 16 de diciembre de 2014.

los científicos están investigando actualmente. Pero para sacar conclusiones significativas, es importante aclarar los hechos. Por un lado, Landy fue la única persona que se unió al club subcuatro a un año del maratón de Bannister y sólo otros cuatro lo hicieron al año siguiente. No fue sino hasta 1979, más de veinte años después, que el astro español José Luis González se convirtió en el hombre numero trescientos en romper el récord.[17]

Hay mucho más en el avance repentino de Landy, después de estar atrapado en tantas carreras, que el simple hecho muscular. Sus casi seis fallas se dieron en encuentros discretos en Australia, donde la competencia era escasa y con un clima a menudo desfavorable. Finalmente se embarcó en un largo viaje a Europa en la primavera de 1954, donde las pistas eran rápidas y la competencia abundante, sólo para descubrir tres días después de su llegada, que Bannister ya lo había derrotado. En Helsinki, tenía alguien que marcaba el ritmo por primera vez, un corredor local que lideró la primera vuelta y media a un buen ritmo. Y aún más importante, tenía una competencia real: Chris Chataway, uno de los dos hombres que había creado el ritmo durante la subcuatro de Bannister, y quien estuvo mordiendo los talones de Landy hasta la mitad de la vuelta final. No es difícil creer que Landy hubiera roto el récord de cuatro minutos ese día, incluso si Roger Bannister nunca hubiera existido.

Aun así, no puedo descartar por completo el papel de la mente, en gran parte debido a lo que sucedió a raíz de mi propio avance. En mi próximo intento, en distancia, después de Sherbrooke, corrí 3:49. En la siguiente carrera crucé la línea, tan confundido como eufórico con 3:44, calificándome para los preliminares olímpicos de ese verano. En el espacio de tres carreras, de alguna manera me había transformado. La cobertura televisiva de los preliminares de 1996 está en YouTube y mientras la cámara me persigue antes del inicio de la final de 1,500 (estoy alineado junto a Graham Hood, el poseedor del récord canadiense en ese momento), puedes

---

[17] José Luis González se se convirtió en el hombre número trescientos, según la lista mantenida por el Sindicato Nacional de Seguimiento Estadístico, https://nuts.org.uk/sub-4/sub4-dat.htm.

percibir que no estoy muy seguro de cómo llegué allí.[18] Mis ojos siguen temblando en pánico, como si esperara mirar hacia abajo y descubrir que todavía me encuentro en pijama.

Dediqué mucho tiempo en la década siguiente a tratar de alcanzar nuevos avances, con resultados definitivamente irregulares. Saber (o creer) que tus límites máximos están en tu cabeza, no hace sentirlos menos reales en el calor de una carrera. Y eso no significa que puedas simplemente decidir cambiarlos. En todo caso, durante esos años, mi cabeza me retuvo con tanta frecuencia como me empujó hacia adelante, tanto para mi frustración, como para mi desconcierto. "Esto debe ser matemático", describió el maratonista olímpico estadounidense, Ian Dobson, en la lucha por entender los altibajos de sus propias actuaciones, "pero no es así". Yo también seguí buscando la fórmula, la que me permitiera calcular, de una vez por todas, mis límites.[19] Entonces razoné: si supiera que he corrido tan rápido como mi cuerpo fuera capaz de hacerlo, podría alejarme del deporte sin remordimientos.

A los 28 años, después de una fractura en mi sacro por el esfuerzo y tres meses antes de los preliminares Olímpicos de 2004, finalmente decidí seguir adelante. Volví a la escuela para obtener un título de periodismo y luego comencé a trabajar como reportero, donde me asignaban tareas generales, en un periódico en Ottawa. Pero me encontré de nuevo haciéndome las mismas preguntas persistentes. ¿Por qué no era algo matemático? ¿Qué me impidió romper el récord de cuatro minutos por tanto tiempo y qué cambió cuando lo hice? Dejé el periódico y comencé a escribir como profesional independiente sobre deportes de resistencia, no tanto sobre quién ganó y quién perdió, sino sobre por qué. Busqué entre la literatura científica y descubrí que había un debate apasionado (y a veces con resentimiento) sobre esas mismas preguntas.

Los fisiólogos pasaron la mayor parte del siglo XX en una búsqueda épica para comprender cómo es que se fatigan nuestros cuerpos. Cortaron las patas traseras de las ranas y sacudieron los músculos

---

[18] Cobertura de televisión, preliminares en YouTube: https://www.youtube.com/watch?v=8dSLUVmK1Ik (pero, por favor, no lo veas: no fue mi mejor momento).

[19] Michael Heald, "It Should Be Mathematical", *Propeller*, verano de 2012.

cortados con electricidad hasta que dejaban de temblar; arrastraron pesados equipos de laboratorio en expediciones remotas a la cima de las montañas andinas; presionaron a miles de voluntarios a correr hasta el agotamiento sobre caminadoras en cámaras de calor y bajo todos los medicamentos imaginables. Lo que surgió fue una visión mecánica, casi matemática, de los límites humanos: como un automóvil con un ladrillo en su acelerador, uno va hasta que el tanque se queda sin gasolina o con el radiador hirviendo, para luego detenerse.

Pero eso no es todo. Con el surgimiento de técnicas sofisticadas para medir y manipular el cerebro, los investigadores finalmente tienen una idea de lo que está sucediendo en nuestras neuronas y sinapsis cuando somos llevados al límite. Resulta que, ya sea el calor o el frío, el hambre o la sed, o los músculos gritando con el supuesto veneno del "ácido láctico", lo que importa en muchos casos es cómo el cerebro interpreta estas señales de peligro. Con una nueva comprensión del papel del cerebro surgen nuevas oportunidades, a veces un tanto preocupantes. Red Bull, en la sede de Santa Mónica, California, ha experimentado con la estimulación transcraneal de corriente directa, aplicando una descarga de electricidad a través de electrodos a los cerebros de triatletas y ciclistas de élite, buscando con esto una ventaja competitiva. El ejército británico ha financiado estudios de protocolos de entrenamiento cerebral basados en computadora para mejorar la resistencia de sus tropas, con resultados sorprendentes. E incluso los mensajes subliminales pueden ayudar o dañar tu resistencia: una imagen de una cara sonriente, reluciente en ráfagas de 16 milisegundos, aumenta el rendimiento del ciclismo en 12 por ciento, en comparación con el uso de las caras fruncidas.

Durante la última década he viajado a laboratorios en Europa, Sudáfrica, Australia y América del Norte, he hablado con cientos de científicos, entrenadores y atletas que comparten mi obsesión por descifrar los misterios de la resistencia. Comencé con la corazonada de que el cerebro desempeñaría un papel más importante de lo que generalmente se reconoce. Resultó ser cierto, pero no de la manera más simple como, *todo está en tu cabeza*, como de libro de superación personal. En cambio, el cerebro y el cuerpo resultan estar entrelazados fundamentalmente y para comprender qué define tus límites, bajo cualquier circunstancia en particular, debes considerar ambos. Eso es lo que los científicos describieron en las siguientes páginas y los sorprendentes resultados de su investigación me sugieren que, cuando se trata de superar nuestros límites, apenas estamos comenzando.

Capítulo 2

LA MÁQUINA HUMANA

Después de esquiar duramente 56 días, Henry Worsley echó un vistazo a su GPS y se detuvo.[20] "Eso es todo", anunció con una sonrisa, conduciendo con un poste de esquí sobre la nieve cargada de viento. "¡Lo logramos!" Era la tarde-noche del 9 de enero de 2009, justo 100 años después del día en que el explorador británico Ernest Shackleton plantó un Union Jack en nombre del rey Eduardo VII, en esta precisa ubicación de la meseta Antártica: 88 grados, 23 minutos al sur y 162 grados al este. En 1909, era lo más lejano que cualquier humano había viajado alguna vez hacia el sur, a tan sólo 112 millas del Polo Sur.[21] Worsley, un rudo veterano del Servicio Aéreo Especial Británico que desde hacía mucho idolatraba a Shackleton, lloró, con sus gafas puestas, por primera vez desde que tenía 10 años, "pequeñas lágrimas de alivio y alegría". ("Mi pobre estado físico acentuó mi vulnerabilidad", explicó más tarde.) Luego, él y sus compañeros, Will Gow y Henry Adams, montaron su tienda y encendieron la tetera. Estaba a menos 31 grados Fahrenheit.

---

[20] Después de 56 días de esquiar duro: los detalles de la expedición de Worsley en 2009 y de la expedición de 1906 de Shackleton provienen del libro de Worsley de 2011, *In Shackleton's Footsteps*, a menos que se indique lo contrario.

[21] A sólo 112 millas del Polo Sur: la cifra se reporta a menudo como "97 millas" porque Shackleton (y Worsley) informaron sus distancias en millas náuticas, que son aproximadamente 15 por ciento más largas que las millas terrestres. Todas las distancias de millas mencionadas en este libro están basadas en la norma a menos que se indique lo contrario.

Para Shackleton, la marca de 88° 23' al sur fue una amarga decepción. Seis años antes, como miembro de la expedición Discovery de Robert Falcon Scott, de un equipo de tres hombres, habían establecido un récord más en el extremo sur de 82° 17'. Pero había sido enviado a su casa en desgracia, después de que Scott afirmara que su debilidad física había retenido a los demás. Shackleton volvió para la expedición de 1908-1909 ansioso por reivindicarse derrotando a su antiguo mentor en el Polo, pero su empuje hacia el interior de cuatro hombres fue una lucha desde el principio. Para cuando Socks, el cuarto y último caballo del equipo de Manchuria desapareció en una grieta en el glaciar Beardmore seis semanas después de la marcha, ya tenían raciones reducidas y pocas posibilidades de alcanzar su objetivo. Aun así, Shackleton decidió avanzar lo más que se pudiera. Finalmente, el 9 de enero, reconoció lo inevitable: "Hemos cerrado nuestro cerrojo", escribió en su diario. "Por fin de regreso a casa. Si algún arrepentimiento existiera, hemos hecho lo mejor que pudimos."

Para Worsley, después de un siglo, ese momento resumió el valor de Shackleton como un líder: "La decisión de regresar –argumentó– debe de ser una de las más grandes decisiones tomadas en la historia de la exploración".[22] Worsley fue un descendiente del capitán del barco de Shackleton de la expedición *Endurance;* Gow era el sobrino nieto –por parte de un matrimonio de familia– de Shackleton y Adams, fue el bisnieto del segundo al mando del viaje de Shackleton de 1909. Los tres habían decidido honrar a sus antepasados regresando sobre la ruta de 820 millas sin ninguna ayuda externa. Después, se encargarían de asuntos ancestrales, no terminados, al continuar las últimas 112 millas hasta el Polo Sur, donde serían recogidos por un Twin Otter y trasladados a su hogar. Shackleton, por el contrario, tuvo que dar la vuelta y caminar las 820 millas de regreso al campamento base, un viaje que, como la mayoría en la gran era de la exploración, se convertía en una desesperada carrera contra la muerte.

---

[22] "La decisión de regresar": entrevista, archivo de la BBC *Newsnight* del 26 de enero de 2016: https://www.youtube.com/watch?v=O3SMkxA08T8.

¿Cuáles fueron los límites que acecharon a Shackleton? No sólo hacía un frío que carcomía los huesos; pero él y sus hombres habían subido a más de 10,000 pies sobre el nivel del mar, lo que significaba que cada aliento helado sólo proporcionaba dos tercios de la cantidad de oxígeno que necesitaban sus cuerpos. Con la desaparición prematura de sus ponis, ellos tuvieron que ocuparse de jalar los trineos que pesaban inicialmente hasta 500 libras, ejerciendo presión continua sobre sus músculos. Los estudios de exploradores polares modernos sugieren que estaban quemando en algún momento entre 6,000 y 10,000 calorías por día y con la mitad de las raciones.[23] Al final de su viaje, habrían consumido casi un millón de calorías en el transcurso de cuatro severos meses, similares al total de la expedición posterior de Scott de 1911-1912. El científico sudafricano Tim Noakes argumenta que estas dos expediciones fueron "las mayores actuaciones humanas de resistencia física de todos los tiempos".

La comprensión de Shackelton de estos diversos factores fue limitada. Sabía que él y sus hombres necesitaban comer, por supuesto, pero más allá de eso, el funcionamiento interno del cuerpo humano permanecía siendo un misterio. Sin embargo, eso estaba a punto de cambiar. Unos meses antes de la expedición del barco de Shackleton, en agosto de 1907, el *Nimrod* había navegado hacia la Antártida desde la Isla de Wight, investigadores de la Universidad de Cambridge publicaron un informe de su investigación sobre el ácido láctico, un aparente enemigo de la resistencia muscular; esto se convertiría en algo profundamente familiar para generaciones de atletas.[24] Mientras que la visión moderna del ácido láctico ha cambiado drásticamente desde entonces durante un siglo (para principiantes: lo que se encuentra dentro del cuerpo es en realidad lactato, un ion cargado negativamente, en lugar de ácido láctico), el artículo marcó el comienzo de una nueva era de investigación de la

---

[23] Entre 6,000 y 10,000 calorías por día: Timothy Noakes, "The Limits of Endurance Exercise," *Basic Research in Cardiology* 101, 2006, 408-17. Véase también Noakes, *Hypoxia and the Circulation,* ed. R. C. Roach et al., Nueva York, Springer, 2007.

[24] Sobre la investigación del ácido láctico: W. M. Fletcher y F. G. Hopkins, "Lactic Acid in Amphibian Muscle", en *Journal of Physiology* 35, núm. 4, 1907.

resistencia humana, porque si entiendes cómo trabaja una máquina, puedes calcular tus límites máximos.[25]

El químico sueco Jöns Jacob Berzelius del siglo XIX es mejor recordado por crear el sistema moderno de notación química –H_2O, CO_2, etcétera– pero también fue el primero, en 1807, que hizo la conexión entre la fatiga muscular y un descubrimiento reciente de una sustancia que se encuentra en la leche agria. Berzelius notó que los músculos, de ciervos cazados, parecían contener altos niveles de ese ácido "láctico" y que la cantidad dependía de cuán cerca el animal había sido llevado al agotamiento antes de su muerte.[26] (Para ser justos con Berzelius, los químicos estaban todavía a casi un siglo de descubrir qué eran realmente los "ácidos".[27] Ahora sabemos que el lactato del músculo y la sangre, una vez extraído del cuerpo, se combina con protones para producir ácido láctico. Así es como Berzelius y sus sucesores lo midieron, por eso creían que era el ácido láctico en lugar del lactato, el que desempeñaba un papel

---

[25] Lo que se encuentra dentro del cuerpo es en realidad lactato: L. B. Gladden, "Lactate Metabolism: A New Paradigm for the Third Millennium", en *Journal of Physiology* 558, núm. 1, 2004

[26] Esa observación de Berzelius aparece en muchos libros de texto modernos (por ejemplo, *The History of Exercise Physiology* ed. Charles M. Tipton, 2014), pero resultó inesperadamente difícil de rastrear. Berzelius publicó por primera vez la observación del ácido láctico extraído de los músculos de animales sacrificados en 1808 (en su libro sueco *Föreläsningar i Djurkemien*, p. 176), pero muchos científicos químicos no lo creían. Cuando el químico alemán Justus von Liebig trató de reclamar el crédito por el descubrimiento en 1846, Berzelius escribió una reacción en protesta fijando el año de su propia observación en 1807 (*Jahresbericht über die Fortschritte der Chemie und Mineralogie*, 1848, p. 586). Pero el propio Berzelius nunca publicó la afirmación de que la cantidad de ácido láctico dependía del agotamiento por el ejercicio previo a la muerte. En cambio, esa observación, atribuida a Berzelius, aparece por primera vez en el libro de texto de 1842 *Lehrbuch der physiologischen Chemie*, de Carl Lehmann, p. 285. En 1859, el fisiólogo Emil du Bois-Reymond le escribió a Lehmann preguntando por el origen de esa afirmación; Lehmann respondió que había recibido una carta personal del mismo Berzelius informando que los músculos de los animales cazados contenían más ácido láctico de lo normal, mientras que los animales cuyas piernas se inmovilizaron en tablillas antes de la muerte tenía menos ácido láctico (publicado en *Journal für praktische Chemie*, 1859, p. 240, reimpreso en el libro de 1877 *Gesammelte Abhandlungen zur allgemeinen Muskel- und Nervenphysik*, con una nota al pie que describe el intercambio de cartas, p. 32).

[27] A los químicos todavía les quedaba casi un siglo de distancia: un punto de referencia frecuentemente citado en la comprensión de los ácidos es la definición de Svante Arrhenius, una extensión del trabajo que le valió el Premio Nobel de Química de 1903.

en la fatiga. En el resto del libro, nos referiremos a lactato, excepto en contextos históricos.)

No era clara la presencia de ácido láctico en los músculos de los ciervos, debido a que se conocía poco sobre cómo funcionaban los músculos. En ese momento, Berzelius se aferró a la idea de una "fuerza vital" que impulsaba a los seres vivos y que existía fuera del ámbito de la química común.[28] Pero el vitalismo fue gradualmente sustituido por el "mecanismo": la idea que el cuerpo humano es básicamente una máquina, aunque altamente compleja, obedece las mismas leyes básicas que los péndulos y las máquinas de vapor. Una serie de experimentos del siglo XIX, a menudo crudos y algunos rayando en lo cómico, comenzaron a ofrecer indicios sobre qué podría impulsar esta máquina. En 1865, por ejemplo, un par de científicos alemanes recogieron su propia orina mientras escalaban el Faulhorn, un pico de 8,000 pies en los Alpes Berneses, luego midieron su contenido de nitrógeno para establecer que la proteína por sí sola no podía suministrar toda la energía necesaria para un esfuerzo prolongado.[29] A medida que se acumularon los hallazgos reforzaban la visión, alguna vez controversial, de que los límites humanos son, finalmente, una simple cuestión de química y matemáticas.

En estos días, los atletas pueden evaluar sus niveles de lactato con un pinchazo rápido durante las sesiones de entrenamiento (y algunas compañías ahora afirman que pueden medir el lactato en tiempo real con parches adhesivos que analizan el sudor).[30] Pero incluso confirmar la presencia de ácido láctico fue un desafío formidable para los primeros investigadores; Berzelius, en su libro de 1808, *Föreläsningar i Djurkemien* (*Lecturas de química animal*),

---

[28] El mismo Berzelius respaldó la idea de una "fuerza vital": los puntos de vista de Berzelius sobre el vitalismo en realidad fueron bastante matizados y evolucionaron con el tiempo, como se discutió en Bent Søren Jørgensen, "More on Berzelius and the Vital Force", *Journal of Chemical Education* 42, núm. 7, 1965.

[29] Científicos alemanes recolectaron su propia orina: Dorothy M. Needham, *Machina Carnis*, Cambridge, Cambridge University Press, 1972.

[30] Medición del lactato en tiempo real: Linda Geddes, "Wearable Sweat Sensor Paves Way for Real-Time Analysis of Body Chemistry", en *Nature*, 27 de enero de 2016. Sin embargo, aún no es claro cuán cerca están los niveles de lactato en el sudor en comparación con lo que está sucediendo en el torrente sanguíneo o en los músculos.

dedica seis largas páginas sobre su receta de cómo cortar carne fresca, exprimirla en una bolsa de lino fuerte, cocinar el líquido extraído, evaporarlo y someterlo a varias reacciones químicas hasta desprender el plomo y los alcoholes, lo cual deja un tipo "de miel gruesa y café y finalmente una laca, la cual tendrá todo el aspecto del ácido láctico".

No es sorprendente que los intentos posteriores para seguir este tipo de procedimiento produjeran una mezcla de resultados ambiguos que dejaron a todos confundidos. Esa situación persistió hasta 1907, cuando los fisiólogos de Cambridge, Frederick Hopkins y Walter Fletcher, abordaron el problema. "[Es] notorio –escribieron en la introducción a su artículo– que... casi no hay ningún hecho importante o avance de algún observador –relacionado a la formación del ácido láctico en el músculo– que no haya sido refutada." Hopkins fue un meticuloso científico que llegó a ser aclamado como el codescubridor de las vitaminas, por lo que ganó el Premio Nobel. Fletcher era un corredor consumado; como estudiante en la década de 1890 fue uno de los primeros en completar el circuito de 320 metros alrededor del patio del Trinity College de Cambridge, mientras que su antiguo reloj marcaba doce: un desafío famoso inmortalizado en la película *Carrozas de fuego* (aunque Fletcher supuestamente cortó las esquinas).[31]

Hopkins y Fletcher sumergían los músculos que querían probar en alcohol frío inmediatamente después de terminar las pruebas que deseaban realizar. Este avance crucial mantuvo los niveles de ácido láctico más o menos constantes durante las etapas de procesamiento subsiguientes, que todavía implicaba moler el músculo con un mortero y luego medir su acidez. Usando esta técnica nueva y precisa, los dos hombres investigaron la fatiga muscular al experimentar con ancas de rana colgadas en largas cadenas de diez a quince pares conectados por ganchos de zinc. Al aplicar corriente eléctrica en un extremo de la cadena, podían hacer que todas las

---

[31] Primero en completar el circuito de 320 metros: Christopher Thorne, "Trinity Great Court Run: The Facts", *Track Stats 27*, núm. 3, 1989. Hay diferentes escuelas de pensamiento sobre lo que es "correcto" en la pista, por lo que al esquivar las esquinas Fletcher no debe tomarse como una marca en su contra.

piernas se contrajeran a la vez; después de dos horas de contracciones intermitentes, los músculos estarían totalmente agotados e incapaces de producir incluso una mínima contracción.

Los resultados fueron claros: los músculos agotados contenían tres veces más ácido láctico que los descansados, lo que aparentemente confirmaba la sospecha de Berzelius de ser un subproducto, o incluso quizás una causa de la fatiga. Y hubo un giro adicional: la cantidad de ácido láctico disminuyó cuando los músculos fatigados de la rana se almacenaron en oxígeno, pero aumentaron cuando se les privó de él. Por fin, una imagen reconociblemente moderna de cómo la fatiga de los músculos se estaba enfocando y, a partir de este punto, los nuevos hallazgos comenzaron a acumularse rápidamente.

La importancia del oxígeno fue confirmada al año siguiente por Leonard Hill, un fisiólogo del Colegio de Medicina del Hospital de Londres, en el *British Medical Journal*.[32] Administró oxígeno puro a corredores, nadadores, trabajadores y caballos, con resultados aparentemente asombrosos. Un corredor de maratón progresó sobre su mejor tiempo en una distancia de prueba de tres cuartos de milla por 38 segundos. Un caballo fue capaz de subir una colina empinada en dos minutos y ocho segundos en lugar de tres minutos y medio, y sin dificultad respiraba en la parte superior.

Uno de los colegas de Leonard Hill incluso acompañó a un nadador de larga distancia llamado Jabez Wolffe en su intento de convertirse en la segunda persona en nadar a través del Canal de la Mancha. Después de más de 13 horas nadando, cuando estaba a punto de darse por vencido, Wolffe inhaló oxígeno a través de un largo tubo de goma y se vigorizó de inmediato. "Los remeros tuvieron que ser retirados nuevamente y utilizados para mantener el barco con el nadador", señaló Leonard Hill. "Antes, éste y él habían estado a la deriva en la marea." (A pesar de que Wolffe había sido untado —de pies a cabeza— con whisky, trementina y se le había frotado aceite de oliva en la cabeza, tuvo que ser sacado del agua después de un cuarto de milla devastador hacia la costa francesa

---

[32] La importancia sobre el oxígeno fue confirmada: Leonard Hill, "Oxygen and Muscular Exercise as a Form of Treatment", *British Medical Journal 2*, núm. 2492, 1908.

debido al frío. Al final tuvo 22 intentos para cruzar el Canal, ninguno con éxito.)[33]

A medida que los misterios de la contracción muscular se iban desenmarañando, surgió una pregunta obvia: ¿cuáles eran los límites máximos? Los pensadores del siglo XIX debatieron sobre la idea de una "ley de la naturaleza", la cual dictaba los potenciales más grandes sobre las capacidades físicas de cada persona. "Cada ser viviente tiene desde su nacimiento un límite de crecimiento y desarrollo en todas direcciones, más allá de lo cual no puede ir por ninguna cantidad de fuerza", argumentó el médico escocés Thomas Clouston en 1883.[34] "El brazo del herrero no puede crecer más allá de un cierto límite. La rapidez del jugador de cricket no se puede aumentar más allá de ese inexorable punto." ¿Pero cuál fue ese punto? Vivian Hill (odiaba su nombre y era conocido por todos como A. V.) era de Cambridge, un protegido de Fletcher, Archibald, y quien en la década de 1920 realizó las primeras mediciones creíbles sobre máxima resistencia.[35]

Quizás se piense que la mejor prueba de resistencia máxima es bastante obvia: una carrera. Pero el rendimiento de la carrera depende de factores muy variables, como el ritmo. Es posible que tengas la mayor resistencia del mundo, pero si eres un optimista incurable que no puede resistirse a comenzar en un esprint (o un cobarde que siempre sale corriendo), tus tiempos de carrera nunca reflejarán con precisión de lo que físicamente eres capaz.

Se puede eliminar parte de esta variación usando en su lugar una prueba de tiempo hasta el agotamiento: ¿por cuánto tiempo puedes correr a cierta velocidad en una máquina para correr? ¿O por cuánto tiempo podrías seguir generando una cierta potencia

---

[33] Al final tuvo 22 intentos: "Jabez Wolffe Dead: English Swimmer, 66", *New York Times*, 23 de octubre de 1943.

[34] "Cada ser viviente tiene desde su nacimiento un límite": T. S. Clouson, "Female Education from a Medical Point of View", *Popular Science Monthly*, diciembre de 1883, p. 215, citado por John Hoberman en *Athletic Enhancement, Human Nature, and Ethics*, Nueva York, Springer, 2013, p. 263.

[35] Él odiaba su nombre: William Van der Kloot, "Mirrors and Smoke: A. V. Hill, his Brigands, and the Science of Anti-Aircraft Gunnery in World War I", *Notes & Records of the Royal Society* 65, 2011, pp. 393-410.

de salida a cierta velocidad en una bicicleta estática? Y de hecho así es como se llevan a cabo ahora muchos estudios de investigación sobre la resistencia. Pero este enfoque todavía tiene defectos. Aún más importante, esto depende de qué tan motivado te sientas para empujarte hasta tus límites, incluyendo cómo hayas dormido en la noche, qué hayas comido antes de la prueba, qué tan cómodos son tus zapatos y demás posibles distracciones e incentivos. Es una prueba de tu desempeño respecto a ese día en particular y no de tu capacidad definitiva máxima.

En 1923, A. V. Hill y su colega Hartley Lupton, que entonces trabajaba en la Universidad de Manchester, publicarían el primero de una serie de artículos que investigaba lo que inicialmente llamaban "el consumo máximo de oxígeno", una cantidad ahora mejor conocida por su abreviación científica, $VO_2máx$.[36] (Los científicos modernos lo llaman absorción máxima de oxígeno, ya que es una medida de la cantidad de oxígeno que usan realmente los músculos en lugar de cuánto se respira.) Un año antes, A. V. Hill ya había compartido un Premio Nobel por sus estudios en fisiología muscular que implicaban un cuidadoso cálculo sobre el calor producido por contracciones musculares. Él era un corredor devoto, un hábito compartido por muchos de los fisiólogos que conoceremos en capítulos posteriores. Para los experimentos sobre el uso de oxígeno, de hecho, él era su mejor material de estudio, informó en el documento de 1923 que a los treinta y cinco años tenía "un buen entrenamiento general debido a que diario corría aproximadamente una milla a ritmo lento antes del desayuno". También fue un competidor entusiasta en carreras de pista y campo traviesa: "de hecho, a decir verdad, bien podrían haber sido mis luchas y mis fracasos —en la pista y el campo— la rigidez y el agotamiento que a veces ocurrieron y lo que me llevó a hacerme muchas preguntas que he intentado responder aquí".[37]

---

[36] A. V. Hill y Hartley Lupton, "Muscular Exercise, Lactic Acid, and the Supply and Utilization of Oxygen", *Quarterly Journal of Medicine 16*, núm. 62, 1923. Detalles de los siguientes párrafos también provienen de ese artículo.

[37] Bien pudieron haber sido mis luchas y mis fracasos: A. V. Hill, *Muscular Activity*, Baltimore, Williams & Wilkins, 1925.

Los experimentos en A. V. Hill y sus colegas involucraban correr en círculos cerrados alrededor de un circuito de pasto de 85 metros, en el propio jardín de A. V. Hill (en comparación, una pista estándar tiene 400 metros de largo), con un bolsa de aire sujeta a sus espaldas y conectada a un aparato de respiración para medir su consumo de oxígeno.[38] Cuanto más rápido corrían, más oxígeno consumían, hasta cierto punto. Sin embargo, informaron que el consumo de oxígeno "alcanza un máximo más allá del cual ningún esfuerzo puede regirlo".[39] Crucialmente, ellos aún podían acelerar para alcanzar velocidades más altas; sin embargo, su consumo de oxígeno ya no continuaría igual. Esta meseta es su VO_2máx, una medida pura y objetiva sobre la capacidad de resistencia que, en teoría, es independiente de la motivación, el clima, la fase de la luna o cualquier otra posible excusa. A. V. Hill supuso que el VO_2máx reflejaba los límites máximos del corazón y del sistema circulatorio, una constante cuantificable que parecía revelar el tamaño del "motor" con el que un deportista había sido bendecido. Con este avance, A. V. Hill ahora tenía los medios para calcular el rendimiento teórico máximo de cualquier corredor, a cualquier distancia. A bajas velocidades, el esfuerzo es principalmente aeróbico (lo que significa "con oxígeno"), ya que se requiere oxígeno para la conversión más eficiente de la energía de los alimentos almacenados, una forma que tus músculos puedan utilizar. Tu VO_2máx refleja tus límites aeróbicos. A velocidades más altas, tus piernas demandan energía a un ritmo que los procesos aeróbicos no pueden igualar, por lo que debe recurrir a las fuentes de energía anaeróbica de combustión rápida ("sin oxígeno"). El problema, como lo demostraron Hopkins y Fletcher en 1907, es que los músculos que se contraen sin oxígeno

---

[38] Un círculo sobre el pasto de 85 metros en el jardín de Hill: en el artículo de Hill QMJ de 1923, él describe los experimentos que se llevaban a cabo "alrededor de un césped circular de 92½ yardas (84½ metros) de circunferencia". Hugh Long, coautor y participante del experimento en los estudios de Hill en Manchester, recuerda "subir y bajar escaleras o rodear el jardín del profesor mientras en intervalos se tomaban muestras de sangre de mis brazos". Citado en Archibald Vivian Hill. 26 de septiembre de 1886, 3 de junio de 1977, *Biographical Memoirs of Fellows of the Royal Society* 24, 1978, pp. 71-149.

[39] "Un nivel más allá del máximo, que ningún esfuerzo puede conducirlo": Hill, *Muscular Activity,* p. 98.

generan ácido láctico. La capacidad de los músculos para tolerar altos niveles de ácido láctico, lo que ahora llamaríamos capacidad anaeróbica, es la otra clave determinante sobre la resistencia, concluyó A. V. Hill, particularmente en eventos que duran menos de 10 minutos.

En sus veinte, A. V. Hill declaró haber corrido los mejores récords: 53 segundos en un cuarto de milla, 2:03 en media milla, 4:45 en una milla y 10:30 en dos millas, buenos récords para la época, aunque modestamente enfatizó: no "de primera clase" (o de acuerdo con la práctica científica de la época, estas hazañas se atribuyeron a un sujeto anónimo conocido como "H", quien resultó ser de la misma edad y tener la misma velocidad que A. V. Hill). Las pruebas exhaustivas en su jardín demostraron que su VO_2máx era de 4.0 litros de oxígeno por minuto y su tolerancia de ácido láctico le permitiría acumular una "deuda de oxígeno" adicional, aproximadamente de 10 litros. Usando estos números, junto con las medidas de su eficiencia para correr, pudo crear una gráfica que predijo, con una precisión sorprendente, sus mejores récords en carreras.

A. V. Hill compartió estos resultados con entusiasmo. "Nuestros cuerpos son máquinas, cuyos usos de energía pueden ser medidos de cerca", declaró en 1926 en *Scientific American*, en un artículo titulado "El estudio científico del atletismo". Publicó un análisis de los récords mundiales en atletismo, natación, ciclismo, remo y patinaje, de distancias que abarcaban de 100 yardas hasta 100 millas.[40] Para las carreras más cortas, la forma de la curva del récord mundial aparentemente fue dictada por la "viscosidad muscular", que A. V. Hill estudió durante una temporada en la Universidad de Cornell atando una sierra magnética alrededor del pecho de un velocista que luego pasó junto a una serie de electroimanes, un notable sistema vanguardista para la sincronización eléctrica de precisión. A distancias más largas, el ácido láctico y luego el VO_2máx doblaron la curva del récord mundial tal como se predijo.

---

[40] Un análisis de récords mundiales: A. V. Hill, "The Physiological Basis of Athletic Records", *Nature*, 10 de octubre de 1925. Para las ideas de Hill sobre la viscosidad muscular, véase *Muscular Movement in Man,* Nueva York, McGraw-Hill, 1927. Para más detalles sobre el sistema de cronometraje de la sierra magnética, véase el artículo de Hill "Are Athletes Machines?", *Scientific American*, agosto de 1927.

Pero había un misterio en las distancias más largas. Los cálculos de A. V. Hill sugerían que si la velocidad era lo suficientemente lenta, tu corazón y tus pulmones deberían ser capaces de suministrar suficiente oxígeno a tus músculos para mantenerlos completamente aeróbicos. Debía existir un ritmo, en otras palabras, que pudieras prácticamente mantener indefinidamente. Sin embargo, los datos mostraron una disminución constante: se registró que al correr 100 millas era sustancialmente más lento que el récord de 50 millas y aún más lento que el de 25 millas. "La simple consideración de consumir oxígeno y la 'deuda de oxígeno' no serían suficiente para explicar la caída continua de la curva", reconoció A. V. Hill. Dibujó a lápiz de una línea discontinua, casi horizontal, que mostraba dónde él consideraba que debían estar los récords de ultradistancia, concluyendo que los registros más largos eran más débiles, principalmente porque "los mejores atletas se han limitado a distancias no mayores de 10 millas".

Para cuando Henry Worsley y sus compañeros finalmente llegaron al Polo Sur en 2009, habían esquiado 920 millas remolcando trineos que inicialmente pesaban 300 libras. Al entrar a la semana final, Worsley sabía que su margen de error prácticamente se había desvanecido. A los 48 años de edad, una década mayor que Adams o Gow, al final de cada día de esquí se encontraba luchando por mantenerse a su altura. En el día de año nuevo, con 125 millas aún por delante, rechazó la oferta de Adams de quitar algo de peso de su trineo. En cambio, enterró sus raciones de respaldo de emergencia en la nieve, un riesgo calculado en lugar de ahorrarse dieciocho libras. "Pronto descubrí que cada hora era una preocupante lucha y comencé a estar muy consciente de cómo me iba debilitando", recordó. Empezó a quedarse atrás y llegó al campamento 10 o 15 minutos después que los demás.

En la víspera del último empuje hacia el Polo, Worsley caminó solo cerca de la tienda de campaña, como lo había hecho cada noche durante el viaje antes de meterse a dormir. Durante el transcurso del viaje había tenido, a veces, estos momentos tranquilos contemplando los glaciares que acababan de atravesar y las montañas distantes por delante; otras veces, la vista era simplemente "una extensión interminable de la nada". Esa última noche fue recibido por un espectacular paisaje en el crepúsculo polar: el sol tenía forma de diamante, rodeado por un círculo incandescente de luz blanca y flanqueado a ambos lados por la combinación de "sun dogs", efecto creado cuando los rayos del sol se refractan por una neblina de cristales de hielo en forma de prisma. Fue la primera muestra clara de "sun dogs" durante todo el viaje. Seguramente, Worsley pensó que esto era un presagio, una señal de que la Antártida finalmente lo liberaba de su presión.

El día siguiente fue anticlimático, tuvieron una despedida pausada de cinco millas de su viaje épico antes de entrar en el cálido abrazo de la estación Amundsen-Scott del Polo Sur. Lo habían hecho y Worsley se llenó de una sensación de alivio y logro. Sin embargo, después de todo la Antártida aún no había terminado con él. Worsley había pasado tres décadas en el ejército británico, incluyendo giras por los Balcanes y Afganistán con el Servicio Especial de Aire (SAS) de élite, el equivalente de los Navy SEALs de Estados Unidos o Delta Force. Él manejaba una Harley, enseñó bordado a reclusos y se enfrentó contra una banda que lo apedreó en Bosnia.[41] El viaje polar, sin embargo, lo había cautivado: exigía cada gramo de sus reservas y al hacerlo amplió su percepción de lo que era capaz de hacer. Al desafiar los límites de su propia resistencia, finalmente había encontrado un digno adversario. Worsley se había enganchado.

Tres años más tarde, a finales de 2011, Worsley regresó a la Antártida para conmemorar el centenario de Robert Falcon Scott y la carrera de Roald Amundsen hacia el Polo Sur. El equipo de Amundsen, que esquiaba por una ruta oriental con 52 perros que arrastraban trineos y que eventualmente servían como alimento, llegó al Polo el 14 de diciembre de 1911. El equipo de Scott alcanzó el Polo 34 días más tarde, luchando por la ruta más larga –que Shackleton había abierto– con trineos mecánicos defectuosos y ponis manchurianos que no podían lidiar con el hielo y el frío, sólo para encontrar la tienda de Amundsen con una diplomática

---

[41] Manejaba una Harley y enseñó bordado a reclusos: Stefano Hatfield, "This Is the Side of Antarctic Explorer Henry Worsley That the Media Shies Away From", *Independent*, 31 de enero de 2016.

nota que decía: "Como probablemente sea el primero en llegar a
esta área después de nosotros, le pediré amablemente que envíe
esta carta al rey Haakon VII. Si pueden usar cualquiera de los
utensilios que quedan en la tienda, no dude en hacerlo. El trineo que queda afuera puede ser útil a usted. Saludos cordiales,
le deseo un regreso seguro…".[42] Mientras que el viaje de regreso
de Amundsen transcurrió sin incidentes, la angustiosa experiencia
de Scott mostró exactamente lo que estaba en juego. Una combinación de mal tiempo, mala suerte y equipo de mala calidad, combinado con un mal cálculo "científico" de las necesarias calorías, dejó
a Scott y sus hombres demasiado débiles para lograr su regreso.[43]
Hambrientos y congelados, permanecieron en su tienda de campaña durante 10 días nevando, sin poder cubrir, antes de morir, las
últimas once millas hasta su depósito de alimentos.

Un siglo después Worsley dirigió un equipo de seis soldados
a lo largo de la ruta de Amundsen, convirtiéndose en el primer
hombre en completar ambas rutas famosas al Polo. Aun así, él no
había terminado. En 2015 regresó para otra conmemoración del
centenario, esta vez fue la Expedición Imperial Transantártica,
el viaje más famoso de Shackleton (y de todos, el más brutalmente
demandante).

En 1909, la prudente decisión de Shackleton de regresar poco
antes del Polo, sin duda lo había salvado a él y a sus hombres, pero
aun así había sido una acción muy peligrosa. A su barco se le había
ordenado esperar hasta el 1 de marzo; Shackleton y otro hombre
llegaron a un punto cercano el 28 de febrero e incendiaron una
estación meteorológica para llamar la atención del barco y enviar
una señal de rescate. En los años posteriores, ante esta muestra de
desastre y de que Amundsen fanfarronamente reclamara los de-
rechos sobre el Polo Sur en 1911, Shackleton decidió al principio
en no regresar al continente. Pero, al igual que Worsley, no podía
mantenerse alejado.

---

[42] "Como probablemente sea el primero en llegar a esta área": Edward Evans, *South with
Scott* Londres, Collins, 1921.

[43] Un terrible cálculo "científico": Lewis Halsey y Mike Stroud, "Could Scott Have Sur-
vived with Today's Physiological Knowledge?", *Current Biology* 21, núm. 12, 2011.

El nuevo plan de Shackleton era realizar el primer cruce completo del continente antártico, desde el Mar de Weddell, cerca de Sudamérica, hasta el Mar de Ross, cerca de Nueva Zelanda. Durante el comienzo del viaje, su barco *Endurance* fue atrapado por el hielo del Mar de Weddell, forzando a Shackleton y sus hombres a pasar el invierno de 1915 en esa extensión helada. El barco finalmente fue aplastado por el hielo, forzando así a los hombres a embarcarse en una odisea legendaria que culminó con Shackleton liderando ¡un bote salvavidas sin cubierta! para cruzar 800 millas sobre algunos de los mares más severos de la tierra, huyendo hacia la escarpada isla de Georgia del Sur, donde había una pequeña estación de caza de ballenas desde donde podían pedir ayuda. Frank Worsley era el guía detrás de esta notable hazaña: el antepasado de Henry Worsley y origen de su obsesión. Si bien la expedición original no logró ninguno de sus objetivos, la saga de tres años terminó brindando uno de los relatos de resistencia más apasionantes de la gran era de la exploración –Edmund Hillary, conquistador del Monte Everest, la llamó "la mejor historia de supervivencia de todos los tiempos"–, ganándose nuevamente el elogio de Shackleton por traer a sus hombres a casa de forma segura. (Tres hombres murieron en la otra mitad de la expedición, planificando colocar provisiones en el punto de finalización de la travesía.)

Una vez más, Worsley decidió completar el asunto pendiente de su héroe, pero esto sería diferente. Sus recorridos polares anteriores habían cubierto sólo la mitad de la distancia real, ya que había volado a casa desde el Polo Sur en ambas ocasiones. Completar el total del viaje no sólo agregaría más distancia y peso al transporte; también haría más difícil juzgar la delgada línea entre persistencia obstinada e imprudencia. En 1909, Shackleton había regresado no porque no pudiera alcanzar a llegar al Polo, sino porque temía que él y sus hombres no regresaran a casa. En 1912, Scott decidió seguir adelante y pagó el precio máximo. Esta vez, Worsley resolvió completar todo el cruce continental de 1,100 millas y hacerlo solo, sin apoyo, sin poder, arrastrando todo su equipo detrás de él. El 13 de noviembre partió en esquís desde el extremo sur de la isla de

Berkner, a 100 millas de la costa antártica, remolcando un trineo de 330 libras a través del mar helado.[44]

Esa noche, en el diario de audio que subió a la web durante el viaje, describió los sonidos con los que tanto se había familiarizado en sus anteriores expediciones: "El rechinar de los bastones de esquí deslizando en la nieve, el ruido sordo del trineo en cada bache y el silbido de los esquís al resbalar… Y después, cuando te detienes, el increíble silencio".

Al principio, los intentos de A. V. Hill de calcular los límites del desempeño humano fueron desconcertantes. En 1924, viajó a Filadelfia para dar una conferencia en el Instituto Franklin, "El mecanismo del musculo": "Al final –recordó más tarde–, un anciano me preguntó, con indignación, cuál suponía que era el uso de todas estas investigaciones que había estado describiendo". A. V. Hill primero trató de explicar los beneficios prácticos que podrían derivarse del estudio de los atletas, pero pronto decidió que la honestidad era la mejor política: "Para decirte la verdad –admitió–, no lo hacemos porque sea útil, sino porque es divertido".[45] Ése fue el titular del periódico al día siguiente: "El científico lo hace porque es divertido".

En realidad, el valor práctico y comercial del trabajo de A. V. Hill fue obvio desde el principio. Sus estudios sobre el VO_2máx fueron financiados por la Junta de Investigación de Fatiga Industrial de Gran Bretaña, empleando también a sus dos coautores.[46] ¿Qué mejor manera de exprimir la productividad máxima de los trabajadores que calculando sus límites físicos y averiguando cómo extenderlos? Otros laboratorios alrededor del mundo pronto comenzaron a buscar objetivos similares. Por ejemplo, el Laboratorio de la Fatiga de Harvard, se estableció en 1927 centrándose en la "higiene

[44] El 13 de noviembre partió en esquís: los detalles del viaje de Shackleton, de Henry Worsley solo, provienen de los expedientes de los diarios en audio que publicó en: https://soundcloud.com/shackletonsolo (los últimos cinco días han sido eliminados). Otros antecedentes sobre su viaje están en shackletonsolo.org.

[45] No lo hacemos porque sea útil: A. V. Hill, *Muscular Movement in Man*.

[46] Financiado por la Junta de Investigación de Fatiga Industrial de Gran Bretaña: véanse notas del autor en A. V. Hill, C. N. H. Long y H. Lupton, "Muscular Exercise, Lactic Acid, and the Supply and Utilization of Oxygen", *Proceedings of the Royal Society 96*, 1924, pp. 438-475.

industrial", con el objetivo de estudiar las diversas causas y manifes-
taciones de la fatiga "y determinar su interrelación y el efecto en el
trabajo".[47] El laboratorio de Harvard pasó a producir algunos de los
estudios más famosos e innovadores sobre récords de atletas, pero
su misión principal de mejorar la productividad del lugar de trabajo
fue señalada por su ubicación: en el sótano de la Harvard Business
School.

Citando la investigación de A. V. Hill como su inspiración, el
director del laboratorio de Harvard, David Bruce Dill, pensó que
entender lo que hacía únicos a los mejores atletas arrojaría luz sobre los límites más modestos que enfrentan los demás.[48] En 1930,
Harvard Crimson publicó "El secreto de la resistencia de Clarence
DeMar descubierto en el Laboratorio de la Fatiga", estudio que
reportaba que dos docenas de voluntarios habían corrido en una
cinta eléctrica durante 20 minutos antes de analizar la composición
química de su sangre. Al final de la prueba, DeMar, siete veces
campeón del Maratón de Boston, no había producido casi ningún
ácido láctico, sustancia que, según el punto de vista de Dill en
ese momento, "se filtra en la sangre y produce o tiende a producir
agotamiento". En estudios posteriores, Dill y sus colegas probaron
en jugadores de futbol de Harvard los efectos de la dieta sobre
los niveles de azúcar en la sangre, antes, durante y después de los
juegos;[49] probando a corredores como Glenn Cunningham y Don
Lash, poseedores del récord mundial ganadores de una y dos millas, reportando sus notables capacidades procesando oxígeno, en
un documento titulado "New Records in Human Power" ("Nuevos
registros en el poder humano").[50]

[47] Establecido en 1927: Charles M. Tipton, ed., *History of Exercise Physiology*, Champaign, IL, Human Kinetics, 2014.

[48] Citando la investigación de Hill como su inspiración: David Bassett Jr., "Scientific
Contributions of A. V. Hill: Exercise Physiology Pioneer", *Journal of Applied Physiology*
93, núm. 5, 2002.

[49] Los niveles de azúcar en la sangre en los jugadores de futbol de Harvard: Alison Wry-
nn, "The Athlete in the Making: The Scientific Study of American Athletic Performance,
1920–1932", *Sport in History 30*, núm. 1, 2010.

[50] "Nuevos registros en el poder humano": S. Robinson *et al.*, "New Records in Human
Power", *Science 85*, núm. 2208, 1937.

¿Son estas ideas sobre la resistencia en la pista o el campo de futbol americano realmente aplicables a la resistencia en el lugar de trabajo? Dill y sus colegas sin duda lo pensaban así. Crearon un vínculo explícito entre el "estado estable" bioquímico de atletas como DeMar, que podía correr a un ritmo impresionante durante largos periodos de tiempo sin signos obvios de fatiga y la capacidad de los trabajadores –bien entrenados– para laborar largas horas bajo condiciones estresantes y sin una disminución en el rendimiento.

Los expertos laborales debatían, en ese momento, dos puntos de vista contradictorios sobre la fatiga en el lugar de trabajo. Como relata el historiador del MIT Robin Scheffler, los gurús de la eficiencia, como Frederick Winslow Taylor, argumentaron que los únicos límites verdaderos sobre el poder productivo de los trabajadores eran la ineficiencia y la falta de voluntad –un tipo de resistencia como el de tener niños pequeños en un avión.[51] Los reformadores laborales, mientras tanto, insistían en que el cuerpo humano, como un motor, podía producir sólo una cierta cantidad de trabajo antes de requerir un descanso (por ejemplo, un fin de semana). Los resultados sobre los experimentos que surgieron del Laboratorio de la Fatiga de Harvard ofrecieron un término medio, reconociendo la realidad fisiológica sobre la fatiga, pero sugiriendo que podría evitarse si los trabajadores se mantuvieran en equilibrio "fisicoquímico", el equivalente a la capacidad de DeMar para correr sin acumular ácido láctico excesivo.

Dill probó estas ideas en diversos ambientes extremos, estudiando mineros chilenos hambrientos por oxígeno a 20,000 pies sobre el nivel del mar y el calor de la selva en la zona del Canal de Panamá. Aún más famoso es el estudio sobre los trabajadores de la presa de Hoover, un megaproyecto de la era de la Gran Depresión que empleaba a miles de hombres en el desierto de Mojave. En 1931, durante el primer año de construcción, trece trabajadores murieron

[51] Como relata el historiador del MIT Robin Scheffler: "The Power of Exercise and the Exercise of Power: The Harvard Fatigue Laboratory, Distance Running, and the Disappearance of Work, 1919–1947", *Journal of the History of Biology 48*, 2015, pp. 391-423.

por agotamiento debido al calor.[52] Cuando Dill y sus colegas llegaron el siguiente año, examinaron a los trabajadores antes y después de los extenuantes turnos de ocho horas en el calor, mostrando que sus niveles de sodio y otros electrolitos se habían agotado, una desviación significativa del equilibrio fisicoquímico. La solución: uno de los colegas de Dill persuadió al médico de la compañía para que pusiera un letrero en el comedor que dijera: EL DOCTOR PIDE QUE BEBA BASTANTE AGUA Y UTILICE CANTIDADES GRANDES DE SAL EN SU ALIMENTO. Durante los siguientes cuatro años de construcción, no murieron más hombres de agotamiento debido al calor y los resultados divulgados ampliamente ayudaron a consagrar la importancia de la sal para combatir el calor y la deshidratación, aunque Dill insistió, en años posteriores, que la mayor diferencia entre 1931 y 1932 estuvo en trasladar las habitaciones de los hombres de los campamentos del sofocante suelo del cañón a los dormitorios con aire acondicionado en la llanura.

Si quedaba alguna duda sobre la visión de A. V. Hill sobre la "máquina humana", la llegada de la Segunda Guerra Mundial en 1939 ayudó a borrarla. Mientras los soldados, marineros y aviadores aliados se dirigían a la batalla alrededor del mundo, los científicos de Harvard y otros lugares estudiaron los efectos del calor, la humedad, la deshidratación, la inanición, la altitud y otros factores estresantes sobre su desempeño y buscaron formas prácticas de aumentar la resistencia bajo estas condiciones Para evaluar los cambios sutiles en la capacidad física, los investigadores necesitaban una medida objetiva sobre la resistencia y el concepto de VO_2máx de A. V. Hill se ajustaba perfectamente.

De estos estudios, el más notable es del Laboratorio de Higiene Física de la Universidad de Minnesota sobre tiempos en guerra, que involucró a 36 hombres que se habían negado en principio a servir en las fuerzas armadas pero que se habían ofrecido como voluntarios para un experimento agotador. Dirigido por el influente

---

[52] Trece trabajadores murieron de agotamiento debido al calor: A. D. Hopkins, "Hoover Dam: The Legend Builders", *Nevada,* mayo-junio 1985; Andrew Dunbar y Dennis McBride, *Building Hoover Dam: An Oral History of the Great Depression*, Las Vegas, University of Nevada Press, 2001.

investigador Ancel Keys, que había desarrollado la *ración K* para soldados y que proponía un vínculo entre la grasa de la dieta y enfermedades cardíacas, el Estudio de Inanición de Minnesota sometió a los voluntarios a una "semiinanición" por seis meses, comiendo en promedio 1,570 calorías en dos comidas al día mientras trabajaban durante 15 horas y caminando 22 millas por semana.[53]

En estudios previos sobre VO$_2$máx, los científicos habían confiado en que podían simplemente pedir a sus sujetos que corrieran hasta el agotamiento para producir valores máximos. Pero con hombres que habían pasado por el tormento físico y psicológico de meses de inanición, "hay buenas razones para no confiar en la voluntad del sujeto de impulsarse al punto en el que obtenga un consumo máximo de oxígeno provocado", notó rotundamente Henry Longstreet Taylor, colega de Keys. Taylor y otros dos científicos se encargaron de desarrollar un protocolo de prueba que "eliminaría la motivación y la habilidad como factores limitantes" para evaluar objetivamente la resistencia.[54] Establecieron una prueba en una cinta para correr en la que la pendiente se hizo cada vez más empinada, con una duración cuidadosamente controlada del calentamiento y de la temperatura ambiente. Cuando los sujetos fueron puestos a prueba una y otra vez, incluso un año después, sus resultados fueron notablemente estables: el VO$_2$máx es el VO$_2$máx, independientemente de cómo se sienta uno ese día o si estuviera dando lo mejor de sí mismo. La descripción de Taylor de este protocolo, publicada en 1955, marcó el verdadero comienzo de la era de VO$_2$máx. En la década de 1960, la creciente fe en la medición científica de la resistencia llevó a un sutil cambio: en lugar de probar a grandes atletas para aprender sobre su fisiología, los científicos utilizaban pruebas fisiológicas para predecir quién podría ser un gran atleta. El investigador sudafricano Cyril Wyndham

---

[53] El más notable de los estudios de esos tiempos de guerra: Todd Tucker, *The Great Starvation Experiment,* Minneapolis, University of Minnesota Press, 2006.

[54] Buenas razones para no confiar en la voluntad del sujeto: Henry Longstreet Taylor *et al.*, "Maximal Oxygen Intake as an Objective Measure of Cardio-Respiratory Performance", *Journal of Applied Physiology 8,* núm. 1, 1955.

argumentó que "los hombres deben tener ciertos requisitos fisiológicos mínimos si quieren alcanzar, digamos, un final olímpico".[55] En lugar de enviar a los corredores sudafricanos por todo el mundo para quedarse cortos, sugirió que primero deben examinarse en el laboratorio para que "se puedan sacar conclusiones sobre si los mejores atletas de la República tienen suficiente 'caballo de fuerza' para competir con los mejores del mundo".

De alguna manera, la idea del hombre-como-máquina había sido empujada más allá de lo que A. V. Hill inicialmente imaginó. "Hay, por supuesto, mucho más en atletismo que pura química", A. V. Hill amablemente había reconocido esto,[56] señalando la importancia de los factores "morales": "esas cualidades de resolución y experiencia que permiten que un individuo dé su máximo a un grado mucho mayor de extenuación que otro".[57] Pero el impulso de centrarse en lo cuantificable, a expensas de lo aparentemente abstracto, fue totalmente comprensible. Los científicos gradualmente afinaron sus modelos de resistencia al incorporar otras características fisiológicas tales como la economía y la "utilización fraccional" junto con el VO_2máx; el equivalente a considerar la economía del combustible de un automóvil y el tamaño de su tanque de gasolina, además de su potencia en bruto.

Fue en este contexto que Michael Joyner propuso su –ahora famoso– experimento mental en 1991 sobre el maratón más rápido posible. Como un estudiante inquieto, a fines de la década de 1970, Joyner había estado a punto de abandonar la Universidad de Arizona, midiendo 1.95 y con una resistencia física que le permitió finalmente correr un maratón de 2:25, pensó que podría ser un bombero bastante bueno, hasta que un estudiante de postgrado de la Escuela del Laboratorio de Ciencias del Deporte y el Ejercicio,

---

[55] "Los hombres deben tener ciertos requisitos fisiológicos mínimos": W. P. Leary y C. H. Wyndham, "The Capacity for Maximum Physical Effort of Caucasian and Bantu Athletes of International Class", *South African Medical Journal 39*, núm. 29, 1965.

[56] Hay más en atletismo que pura química: A. V. Hill, *Muscular Movement in Man*.

[57] Cualidades de resolución y experiencia: A. V. Hill, C. N. H. Long and H. Lupton, "Muscular Exercise, Lactic Acid, and the Supply and Utilization of Oxygen—Parts IV–VI", *Proceedings of the Royal Society B 97*, 1924, pp. 84-138.

lo derrotó al final de una carrera de 10 kilómetros.[58] Después de la carrera, el estudiante convenció a Joyner de ser voluntario en uno de los experimentos en curso del laboratorio, un estudio clásico que terminó demostrando que el umbral del lactato, la velocidad más rápida que puede mantenerse sin provocar un aumento dramático en los niveles de lactato en la sangre, es un predictor notablemente preciso del tiempo de maratón. La semilla fue plantada y Joyner pronto se convirtió en un voluntario del laboratorio, así comenzando las primeras etapas de una nueva e inesperada trayectoria profesional que eventualmente lo llevó a un puesto de médico como investigador en la Clínica Mayo, donde ahora es uno de los expertos sobre los límites del rendimiento humano y uno de los más mencionados en el mundo.

Ese primer estudio sobre el umbral de lactato ofreció a Joyner una idea del poder predictivo de la fisiología. El hecho de que una prueba de laboratorio tan arcana pudiera elegir al ganador o por lo menos diera una idea general del orden de llegada, entre un grupo de atletas de resistencia, era una tentadora perspectiva. Y cuando Joyner finalmente –una década más tarde– llevó esta línea de pensamiento a una lógica extrema, llegando a un número muy específico: 1:57:58, número ridículo y risible: una provocación. O la genética necesitaba producir dicho rendimiento, lo cual era extremadamente raro, escribió en las conclusiones del documento, "o nuestro nivel de conocimiento sobre los determinantes del rendimiento humano es inadecuado".

Para el día 56, las demandas físicas implacables, del viaje transantártico que Henry Worsley realizó solo, estaban comenzando a aparecer. Esa mañana se había despertado sintiéndose más débil de lo que se había sentido en cualquier momento durante la expedición, su energía estaba debilitada por una noche constantemente interrumpida por un "mal estómago". Como de costumbre, partió, pero después de una hora se rindió y durmió por el resto del día. Admitió en su audiodiario, "algunas veces tienes que escuchar a tu cuerpo".

---

[58] A punto de abandonar la escuela: de las entrevistas con Michael Joyner. Véase también Ed Caesar, *Two Hours*, Nueva York, Penguin, 2015.

Aun así, estaba a más de 200 millas de su destino y ya se encontraba retrasado del horario planificado. Así que se despertó a sí mismo esa noche, empacó su tienda y partió de nuevo 10 minutos después de la medianoche bajo el sol polar. Se estaba acercando al punto más alto del viaje, avanzando lentamente por una cima masiva de hielo conocida como el Domo Titán, a más de 10,000 pies sobre el nivel del mar. El aire tenue lo obligó a tomar descansos frecuentes para recuperar el aliento y en un tramo con nieve arenosa y con mucho viento resbaló su trineo, lo cual hizo que su progreso fuera más lento durante varias horas. Para las 4:00 p.m., y habiendo cubierto 16 millas en 16 horas, se había agotado por completo una vez más. Había esperado cruzar el cruzar el grado 89 de latitud de latitud al sur, el más cercano al Polo Sur, hasta el 88, pero se vio obligado a detenerse una milla antes de su objetivo. "No quedaba nada más en el tanque", informó. "Me había quedado completamente vacío."

Al día siguiente era 9 de enero, el día en el que Shackleton, en 1909, había abandonado su búsqueda del Polo Sur. "Un burro vivo es mejor que un león muerto, ¿no?", le había dicho Shackleton a su esposa cuando regresó a Inglaterra. Worsley estaba acampando a sólo 34 millas de la latitud de donde Shackleton había regresado y marcó el aniversario con un pequeño puro, dándole una gran mordida –ya habiendo perdido un diente frontal unos días antes, con una barra energética– y una copita de whisky escocés Dewar's Royal Brackla, una botella que había cargado por el continente.

De las muchas ventajas que Worsley tenía sobre Shackleton, tal vez la más poderosa era el teléfono satelital Iridium que llevaba en su mochila, con el que podía solicitar en cualquier momento una evacuación aérea. Pero esta bendición también fue una maldición. Al calcular sus límites, Shackleton se vio obligado a dejar un margen de error debido a la imposibilidad de predecir cómo estaría el viaje de regreso. El acceso de Worsley a la ayuda casi instantánea, por otro lado, le permitió acercarse mucho más a los márgenes: vaciar su energía día tras día, después de luchar en la nieve durante 12, 14 o 16 horas; ignorando su gradual debilidad y la pérdida de peso de 50 libras; para luchar, incluso, aun cuando las probabilidades se inclinaban en su contra.

Eventualmente, se hizo evidente que no llegaría cuando había programado que lo recogieran. Había intentado hacer sesiones de 16 horas diarias para alcanzar el horario planeado, pero la combinación de nieve blanda y algunos tropiezos, junto con su continuo deterioro físico, lo habían desviado del plan. Contemplaba un objetivo más corto, alcanzar el glaciar Shackleton, pero incluso eso resultó fuera de su alcance. Para el 21 de enero, en su septuagésimo día de viaje, hizo la llamada. "Cuando mi héroe Ernest Shackleton estaba a 97 millas [náuticas] del Polo Sur en la mañana del 9 de enero de 1909, dijo que había cerrado su cerrojo", reportó Worsley en su diario de audio. "Bueno, hoy tengo que informarles con algo de tristeza que yo también he cerrado mi cerrojo. Mi viaje ha llegado a su fin. Me he quedado sin tiempo, con la resistencia física a la simple habilidad de deslizar un esquí uno frente al otro."

Al día siguiente, fue recogido por un vuelo de seis horas de regreso a Union Glacier, lugar base del apoyo logístico para las expediciones antárticas, para después ser trasladado en avión al hospital en Punta Arenas, Chile, para recibir tratamiento por agotamiento y deshidratación. Fue un final decepcionante para la expedición, pero Worsley parecía haber seguido con éxito el consejo de Shackleton: seguir siendo un "burro vivo". En el hospital la situación dio un giro inesperado: Worsley fue diagnosticado con peritonitis bacteriana, una infección abdominal, y fue llevado de inmediato a cirugía. El 24 de enero, a la edad de cincuenta y cinco años, Henry Worsley murió de una falla orgánica sistémica dejando a una esposa y dos hijos.

Siempre será noticia cuando las avalanchas reclaman un esquiador o los tiburones atacan a un surfista, o una ráfaga de viento inesperado condena un volador de *wingsuit*... Al igual que estas muertes "extremas", el trágico final de Worsley fue informado y discutido en todo el mundo. Sin embargo, hubo una diferencia. No hubo avalanchas, ni grandes depredadores hambrientos, ni impactos de alta velocidad. Él no se congeló hasta la muerte, no estaba perdido y todavía tenía suficiente comida para comer. Aunque puede que nunca esté claro exactamente qué lo empujó al límite, él parecía, en esencia, haberse conducido voluntariamente al olvido, una rareza que añadía una severa fascinación sobre su fallecimiento.[59] "Al explorar los límites externos de la resistencia –el periódico británico *The Guardian* preguntaba–, ¿no se dio cuenta Worsley que había superado la suya?"[60]

De cierta manera, la muerte de Worsley parecía una reivindicación de la visión matemática de los límites humanos. "La maquinaria del cuerpo es de tipo químico o físico. Todo se expresará algún día en términos físicos y químicos", predijo A. V. Hill en 1927.[61] Y cada máquina, sin importar cuán grandiosa sea, tiene una capacidad máxima. Worsley, al tratar de cruzar la Antártida por su cuenta, se había embarcado en una misión que excedía la capacidad de su cuerpo y ninguna cantidad de fuerza mental y tenacidad podía cambiar ese cálculo.

Pero si eso es cierto, entonces: ¿por qué la muerte por resistencia es tan rara? ¿Por qué no pasa regularmente con los maratonistas olímpicos, los nadadores de canal y los excursionistas del sendero de los Apalaches? Ése es el acertijo que un joven médico sudafricano, llamado Tim Noakes, se planteó mientras se preparaba para dar la plática más importante de su vida en 1996, en una prestigiosa conferencia honoraria en la reunión anual del Colegio Americano de Medicina del Deporte: "Dije, un momento. Lo que es realmente interesante sobre el ejercicio no es que la gente muera, digamos, por un golpe de calor o cuando las personas escalan el Everest, tampoco es que uno o dos mueran, el hecho es que la mayoría no muere, y eso es mucho más interesante".[62]

---

[59] Lo que lo empujó al límite: la viuda de Worsley, Joanna Worsley, ha sugerido que una úlcera estallada desencadenó la infección que lo mató: Tom Rowley, "Explorer Henry Worsley's Widow Plans Antarctic Voyage to Say a 'Final Goodbye'", *Telegraph*, 7 de enero de 2017.

[60] No se dio cuenta Worsley: Jill Homer, "Henry Worsley and the Psychology of Endurance in Life or Death Situations", *Guardian,* 26 de enero de 2016.

[61] "La maquinaria del cuerpo": A. V. Hill, *Muscular Movement in Man.*

[62] "Dije, un momento": las citas son de mi visita al laboratorio de Noakes en Cape Town en 2010.

Capítulo 3

EL GOBERNADOR CENTRAL

Para alcanzar al barco, Diane van Deren necesitaba recorrer 36 millas en poco más de ocho horas.[63] Eso normalmente no sería un problema para una veterana superatleta, excepto en este caso con un terreno implacable, la lluvia torrencial, los terribles vientos creados tras la tormenta tropical Beryl, la fatiga y las ampollas horrendas hechas por los primeros 19 días y 900 millas del sendero Mountains-to-Sea en Carolina del Norte. Peor aún, Van Deren se sorprendió al escuchar un rugido en la oscuridad, "salvaje y malicioso", que venía de su derecha. "¿Qué es eso?", gritó a su guía de senderos, Chuck Millsaps, el dueño de una compañía local de equipamiento. Era sólo un avión, le aseguró, pero para estar seguros se ataron −para protegerse mutuamente−, mientras se preparaban para cruzar un puente que era azotado por el viento.

Lo que estaba en juego bajo este caos y si perdían el barco de la 1:00 p.m. −que viajaría de la Isla Cedar a Ocracoke− era el intento

---

[63] Diane van Deren necesitaba recorrer 36 millas: la ruta Trail-to-Sea. El relato del recorrido en Mackenzie Lobby Havey, "Running from the Seizures", *Atlantic*, 12 de diciembre de 2014, y Chris Gragtmans, "Diane Van Deren's Record-Setting MST Run", *Blue Ridge Outdoors*. Historia a fondo en Bill Donahue, "Fixing Diane's Brain", *Runner's World*, febrero de 2011; John Branch, "Brain Surgery Frees Runner, but Raises Barriers", *New York Times*, 8 de julio de 2009; Hoda Kotb, *Ten Years Later*, Nueva York, Simon & Schuster, 2013.

de van Deren por establecer un nuevo récord en el sendero de 1,000 millas, de 24 días, 3 horas y 50 minutos y que estuviera fuera de su alcance. La mujer de Colorado de 52 años era una conocedora de la tortura, gota a gota, que conlleva los desafíos de super resistencia. Había jalado un trineo de 45 libras por 430 millas a través de la tundra congelada para ganar el Ultra Yukon Arctic (el segundo lugar fue bueno, ninguna otra mujer terminó); escaló el pico de Aconcagua de 22,838 pies como parte de una expedición de investigación de la Clínica Mayo –donde se estudia los límites humanos–, y acumuló los mejores resultados de todo el mundo en carreras extenuantes de 100 millas o más. Sin embargo, alcanzar al barco requería exprimir una carrera relativa de sus piernas lastimadas. Ella había estado corriendo de amanecer a amanecer durante casi tres semanas, durmiendo de una a tres horas por noche, apenas deteniéndose para dejar que su equipo de tripulación –apoyado por North Face– le vendaran los pies llenos de ampollas y le metieran comida a la boca.

Afortunadamente, Van Deren tenía una ventaja o, al menos, una única peculiaridad que parecía ayudarla a superar los límites corporales que arrastran a la mayoría de los aspirantes de ultramaratones. A los 37 años se había sometido a una operación cerebral para extirpar un trozo de su corteza temporal del tamaño de una pelota de golf, el punto focal de las convulsiones epilépticas que la habían afectado durante años, tan seguido como dos o tres veces por semana. La cirugía detuvo con éxito las convulsiones, pero también la dejó con déficits neurológicos: memoria deficiente, un sentido de dirección deteriorado, dificultad para controlar el tiempo. *Runner's World*, en 2011, la apodaba "la Exprés desorientada", señalando que "en las carreras debe recorrer cientos de millas y, sin embargo, a menudo no tiene idea por cuánto tiempo ha estado corriendo". Una desventaja significativa, se podría pensar, y sin embargo fue justo después de la cirugía cuando comenzó su carrera deportiva. Para entender su extraordinaria resistencia, en otras palabras, se comienza por su cerebro.

El papel del cerebro en la resistencia, tal vez, es el tema más controversial dentro de la ciencia del deporte. No es que se piense que el cerebro no importa. Todo el mundo, desde A. V. Hill y otros pioneros de la visión del "cuerpo como máquina", ha entendido siempre que una carrera no siempre es tan rápida, especialmente si se toman malas decisiones de táctica, se corre a un mal ritmo o simplemente no se está dispuesto a sufrir. Al verlo de esa manera, el cuerpo establece los límites, mientras que el cerebro determina qué tan cerca se llega a esos límites. Pero a partir de finales de la década de 1990, un médico y científico sudafricano llamado Tim Noakes comenzó a argumentar que esta imagen no era lo suficientemente radical: que en realidad, el único que establece y refuerza los límites aparentemente físicos que encontramos durante el ejercicio prolongado, es el cerebro. Dos décadas después, esta afirmación tiene implicaciones profundas y sorprendentes y en la medida que sea verdadera o falsa, sigue siendo uno de los puntos críticos más volátiles en la fisiología del ejercicio.

El tono particular de la controversia tiene un tanto que ver con el mismo Noakes; un iconoclasta instintivo que ha estado confrontando —más o menos de forma continua durante cuatro décadas—, tanto con sus colegas científicos como con sus ideas. "Tim es probablemente su peor enemigo", dice Carl Foster, como amigo y director del Laboratorio La Crosse del Rendimiento Humano de la Universidad de Wisconsin y ex presidente del Colegio Americano de Medicina del Deporte. "Es una personalidad muy fuerte, él encuentra geniales e innovadoras ideas, pero en lugar de decir: 'Wow, he encontrado una mejor manera de explicar esto', expresa que, 'todos los demás están equivocados'". (Noakes, por su parte, niega haber dicho alguna vez que todos los demás estén equivocados. "Por supuesto que creo que están equivocados, pero no voy a decirles eso", aclaró amablemente en un correo electrónico. "Sólo presento lo que creo que es verdad.") De cualquier manera, Foster reconoce: si quieres desafiar el material valorable de un libro de texto del siglo, "tal vez sea necesario revolver la olla" [traer ciertos asuntos a la superficie].

Noakes comenzó como remero en la Universidad de Cape Town, pero su trayectoria fue alterada una mañana a principios de la década de 1970 cuando su práctica de remo fue cancelada debido a los fuertes vientos.[64] Sus compañeros de equipo se fueron a casa, pero Noakes decidió quedarse y correr alrededor de un lago cercano. Después de 40 minutos se sintió abrumado por una sensación de euforia, la clásica pero elusiva elevación entusiasta del corredor. En parte, gracias a esta peculiaridad de la química cerebral, rápidamente se enganchó al nuevo deporte y finalmente cambió sus intereses profesionales de la medicina clínica a la investigación relacionada con carreras. Continuó y completó más de 70 carreras de maratón y ultramaratón, incluyendo siete finales en el famoso Maratón de Camaradas de 56 millas de Sudáfrica.

Mientras tanto en el laboratorio surgía prematuramente su inclinación por "paradigmas ruidosos", como Foster se refiere a éstas. En una histórica reunión de científicos de deportes que se llevó a cabo antes del Maratón de Nueva York en 1976, en el punto del primer auge del trote, la mayoría de las presentaciones se enfocaron en los increíbles beneficios de correr para la salud.[65] Noakes, por el contrario, presentó el informe del caso de un maratonista experimentado que había sufrido de un ataque al corazón, evidenciando sobre la noción, entonces popular, de que los corredores de maratón eran inmunes a las arterias obstruidas. En 1981, informó sobre el caso de Eleanor Sadler, una mujer de 46 años que colapsó durante el Maratón de Camaradas y quien fue diagnosticada con un problema de hiponatremia, como resultado de haber bebido demasiada agua, en lugar del problema más común, que se debe al de beber menos.[66] Tomó otras dos décadas, y un tanto más de muertes, antes de que la comunidad científica reconociera

[64] Noakes comenzó como un remero de la universidad: más detalles biográficos se encuentran en sus entrevistas e información adicional de sus memorias de 2012 (con Michael Vlismas), *Challenging Beliefs*.

[65] Reunión de científicos del deporte antes del Maratón de Nueva York en 1976: "The Marathon: Physiological, Medical, Epidemiological, and Psychological Studies", cuyos procedimientos fueron publicados en el volumen 301 de los *Annals of the New York Academy of Sciences* en 1977.

[66] El caso de una mujer de 46 años: el informe inicial de Noakes, "Comrades Makes Medical History-Again", apareció en *SA Runner* en septiembre de 1981. Se publicó por primera vez en una revista científica en 1985: T. D. Noakes *et al.*, "Water Intoxication: A Possible Complication During Endurance Exercise", *Medicine & Science in Sports & Exercise* 17, núm. 3, 1985.

por completo los peligros de beber en exceso mientras se hace ejercicio.[67]

Ese mismo año, Noakes cofundó una unidad dedicada a la ciencia del deporte en el sótano del departamento de fisiología de la Universidad de Ciudad del Cabo, con una sola bicicleta y una cinta de correr casi obsoleta. Él y sus colegas comenzaron a traer atletas y probar su consumo máximo de oxígeno, "porque –según él dijo–, en 1981, para ser un científico deportivo, tienes que tener una máquina VO_2máx, para medir el VO_2máx". Pero no le tomó mucho a Noakes sentirse insatisfecho con las ideas proporcionadas por la medición característica de A. V. Hill. Un día, durante los primeros años del laboratorio, probó a la estrella de la pista Ricky Robinson y a la campeona de Camaradas, Isavel Roche-Kelly, con menos de una hora de diferencia, y a pesar de las diferencias en sus velocidades de carrera, ambos registraron el mismo VO_2máx. Noakes concluyó: "Claramente, el VO_2máx fue totalmente inútil, porque aquí teníamos un corredor de cuatro minutos en una milla y no podía decirse que fuera mejor que la dama que podía correr una milla en cinco minutos".

Durante la siguiente década, Noakes comenzó a buscar mejores formas de predecir, medir la resistencia y otras formas de explicar los aparentes límites que los corredores, como Robinson y Roche-Kelly, enfrentaron cuando finalmente tuvieron que abandonar la cinta de correr al final de una prueba que los llevó al agotamiento. A. V. Hill y sus sucesores se habían concentrado sobre el oxígeno: en sus límites, el corazón era incapaz de bombear más oxígeno a los músculos o los músculos eran incapaces de extraer más oxígeno de la corriente sanguínea. A finales de los ochenta, la primera idea alternativa de Noakes, respecto de VO_2máx, fue que quizás los límites radicaban en la contractilidad de las fibras musculares, aunque esta teoría fracasó.[68]

---

[67] Un puñado de muertes: es difícil precisar el recuento exacto de las muertes por hiponatremia durante el ejercicio de resistencia, pero un estudio de 2007 registró ocho casos confirmados y otros cuatro posibles: Mitchell Rosner y Justin Kirven, "Exercise-Associated Hyponatremia", *Clinical Journal of the American Society of Nephrology 2*, núm. 1, 2007.

[68] Los límites quizás radiquen en la contractibilidad: T. D. Noakes, "Implications of

Para los noventa, Noakes se había convertido en un gurú de las carreras de renombre internacional, gracias al clásico *Lore of Running (El conocimiento del correr)*, un libro grueso de 944 páginas tipo *pop-science* que apareció por primera vez en 1985.[69] Para 1996, recibió uno de los más altos honores en el campo de la fisiología del ejercicio: la invitación para dar la Conferencia Memorial JB Wolffe en la reunión anual del Colegio Americano de Medicina del Deporte.[70] Fiel a su reputación, decidió dar la conferencia, a la notable audiencia, sobre la obstinada relación a lo que él llamo metafóricamente "edificios feos y crujientes" sobre las viejas teorías que no estaban respaldadas por la "ciencia empírica". Y durante la preparación de esta plática fue que tuvo una epifanía crucial respecto a la rareza sobre las muertes por agotamiento, como la de Henry Worsley. Cualesquiera que sean nuestros límites, algo debe impedirnos excederlos demasiado. Y ese algo, razonó, debe ser el cerebro.

La historia de la investigación del cerebro es, de alguna manera, una historia de heridas y enfermedades desafortunadas. Por ejemplo, Phineas Gage, de 25 años, apoderado en el área de construcción quien, trabajando en una nueva ruta ferroviaria en 1848 se le detonó una explosión que tiró un bloque de hierro de 43 pulgadas de largo que entró por su mejilla y la parte superior del cráneo. Su sobrevivencia fue sorprendente, pero más aún fueron los cambios en su personalidad. Un hombre educado y competente se transformó repentinamente, debido a los daños en sus lóbulos frontales, en un irreverente y poco confiable para sus amigos, según informó el médico que lo trató, Gage "ya no era Gage".[71] Desde entonces, hemos aprendido bastante de cómo funciona el cerebro al observar los cambios distintivos como

Exercise Testing for Prediction of Athletic Performance: A Contemporary Perspective", *Medicine & Science in Sports & Exercise 20*, núm. 4, 1988.

[69] *Lore of Running* ha pasado por muchas ediciones, la cuarta edición, publicada en 2002, tiene 944 páginas.

[70] Conferencia memorial de J. B. Wolffe: "Challenging Beliefs: *Ex Africa Semper Aliquid Novi*", *Medicine & Science in Sports & Exercise 29*, núm. 5, 1997.

[71] Gage no era más Gage: "Recovery from the Passage of an Iron Bar through the Head", *Publications of the Massachusetts Medical Society 2*, núm. 3, 1868.

consecuencia de daños sufridos en diferentes partes del cerebro: una variedad de transformaciones extrañas y en su mayoría tristes, como lo narra con ternura y humanidad el ya fallecido neurólogo Oliver Sacks.

Para Diane van Deren, las primeras señales de advertencia llegaron cuando ella tenía sólo 16 meses de edad, cuando un ataque prolongado la envió al hospital donde yacía, empacada en hielo, convulsionándose durante casi una hora. No hubo aparentes secuelas, creciendo van Deren hasta convertirse en un jugador estrella de tenis, casándose y teniendo hijos. Cuando tenía 29 años y estaba embarazada de su tercer hijo, las convulsiones volvieron empeorando progresivamente en los siguientes años. Trabajando con neurólogos en la Universidad de Colorado, finalmente decidió tener una lobectomía temporal derecha, para eliminar la porción del cerebro donde se originaban las convulsiones. La cirugía estuvo bien y las convulsiones se detuvieron, pero hubo un costo.

Incluso antes de la cirugía, Van Deren había descubierto que correr era terapéutico. Cuando sentía un "aura" –la extraña sensación fuera del cuerpo que, para ella, indicaba un inminente ataque– podía evitar la convulsión, a menudo, saliendo por la puerta e ir a correr a veces durante horas. Después de la cirugía, siguió corriendo y comenzó a aventurarse más y más lejos, en los senderos cercanos a su casa al sur de Denver. Pronto cubrió distancias que habrían intimidado incluso a los corredores más aptos y en 2002 ingresó en su primer ultramaratón –un recorrido de 50 millas– junto con otro participante. Las 50 millas sólo resultaron ser un impulso para llegar a las 100 millas, que a su vez la llevó a carreras de varios días como el Ultra Yukon Arctic y, finalmente, a dar el salto de tres semanas en el sendero de Mountains-to-Sea en Carolina del Norte, en 2012.

En los días finales, en el intento por lograr el récord, los pies de Van Deren estaban tan golpeados que tuvo que comenzar gateando por el sendero cada día hasta que, gracias al entumecimiento conocido de las endorfinas, pudo ponerse de pie y empezar a cargar peso sobre ellos. Luego, ella continuaría comprometida recorriendo una por una las millas. A las 12:20 p.m., en el vigésimo día de la carrera, ella y Millsaps estaban a cuatro millas de la hora crucial de la salida del barco de Okracoke de la 1:00 p.m., así que aceleraron el paso. En sólo unos minutos alcanzaron el barco y el operador resolvió el misterio de lo que ellos habían pensado era un "avión", el cual los había molestado antes: maravillado les dijo: "Deben de venir de haber atravesado las tormentas allá atrás".[72] Dos días después, Van Deren trepó una duna de arena de 85 pies en el parque estatal Jockey's Ridge para completar el recorrido con un nuevo récord de 22 días, 5 horas y 3 minutos. "Eso", le dijo a una pequeña multitud de seguidores, "es lo más difícil que he hecho".[73]

En la portada de *Runner's World*, el neuropsicólogo Don Gerber, que trabajó con Van Deren en el Hospital Craig en Denver, especuló que la cirugía cerebral podría haberla convertido en una mejor corredora. Gracias a la región del cerebro que se dañó, dijo: "El cerebro de Diane interpreta el dolor de forma diferente a como tú o yo".

Van Deren, por su parte, rechazó esa sugerencia. "Todos piensan: 'Oh, genial, no sientes dolor'", argumentó en un perfil posterior. "Demonios, ¿no siento dolor? Siento dolor. Simplemente lo empujo."[74] Y, de hecho, su sufrimiento durante la carrera en Carolina del Norte fue evidente.

Aun así, es difícil evadir cómo Van Deren experimenta un desafío de resistencia prolongado inexplicablemente diferente de cómo lo es para la mayoría de la gente. Incapaz de leer mapas o de hacer seguimiento de dónde se encuentra, ella no se enfoca tampoco en el desafío por delante. Impedida por la mala memoria de corto plazo, ella tampoco se detiene ante el esfuerzo ya utilizado. "Podría correr durante dos semanas, pero si alguien me dijera que era el primer día de una carrera", bromeaba, "yo diría: '¡Genial,

---

[72] "Deben de venir de haber atravesado las tormentas allá atrás": citado en Mackenzie Lobby Havey, "Running from the Seizures".

[73] Lo más difícil que he hecho: citado en "900+ Miles Later, Diane Van Deren Reaches Jockey's Ridge", greatoutdoorprovision.com, 2012.

[74] "Demonios, ¿no siento dolor?"; citado en Hoda Kotb, *Ten Years Later.*

empecemos!'."[75] En cambio, no tiene otra opción que enfocarse en la tarea inmediata de avanzar, dar un paso más y luego otro. Un tanto despistada del paso del tiempo, ella también está libre del desafío cognitivo, los límites, quizá, tomarse su tiempo. Ella es definitivamente una liebre, no una tortuga, lo cual, aparte de una doble moraleja, tiene sus ventajas.

Para tener una sensación visceral de la lucha entre la mente y los músculos, no hay mejor lugar que estar parado en la línea de meta del Maratón de Camaradas, la ultracarrera más grande, más antigua y más prestigiosa (es decir, la carrera más larga que la estándar de un maratón de 26.2 millas) en el mundo, mientras que el reloj avanza hacia la meta en un límite rígido de 12 horas.[76] Al momento en que los corredores ingresan al estadio de cricket en la ciudad costera de Durban, ya recorrieron 56 millas de terreno continuamente irregular, las bajadas presionando los cuádriceps de los corredores de forma despiadada y las colinas quemándoles los pulmones bajo el feroz sol sudafricano. (En años impares, el recorrido corre en la dirección opuesta, terminando en la ciudad interior de Pietermaritzburg.)

En 2010, me uní a miles de otros espectadores en el estadio para contar los últimos segundos mientras el director de la carrera asumía su posición en la línea de meta, de espaldas a los corredores que se aproximaban y con la pistola lista apuntando hacia el cielo. Para ser registrado como finalista oficial de la carrera y recibir la codiciada medalla debes cruzar la línea antes de que se dispare el tiro de 12 horas. Invocando con fuerza de voluntad sus reservas finales, los corredores a corta distancia comenzaban a empujar sus piernas maltratadas en una carrera final frenética. Cuando el arma se disparó, un hombre se tambaleó a través de la línea en 11:59:59; apenas unos pasos detrás de él, otro hombre rebotó sobre

---

[75] "Podría correr durante dos semanas": citado en Andrea Minarcek, "Going the Distance", *National Geographic,* diciembre 2009-enero 2010.

[76] El más largo, antiguo y prestigioso ultramaratón: se efectuó por primera vez en 1921, Camaradas ganó un lugar en Récords Guinness de 2010 con 16,480 participantes y terminando la carrera con 14,343, con promedio de 12 horas límite de tiempo. En el año 2000, antes de la certificación de Guinness, más de 20,000 personas terminaron, de acuerdo con los resultados oficiales: at www.comrades.com.

los fornidos mariscales del campo que habían entrelazado los brazos para cerrar la rampa final, mientras que las cornetas sonaban como trompetillas burlonas de derrota.

Había venido a Sudáfrica en una misión para la revista *Outside* y escribir sobre las ideas contradictorias de Tim Noakes sobre el cerebro. El pretexto de mi historia fue el debut del corredor estadounidense Josh Cox en la el Maratón de Camaradas y quien recién había obtenido un impresionante récord estadounidense de 2:47:17 en 50 kilómetros. Pensé que si él conquistaba la distancia, Cox (y Noakes, que también estaba en Durban para ver la carrera) podría compartir vívida experiencia sobre la naturaleza de los límites que había tenido que superar y si conquistaba la distancia, la historia sería aún mejor. "La única garantía en un evento como éste es el dolor", muy proféticamente me dijo Cox, cuando nos reunimos para tomar café un día antes a la carrera. "Hay que darle la bienvenida, decir 'así es esto, amigo mío'". Pero las esperanzas de Cox se desvanecieron después de unas millas en la carrera, debido a los recurrentes calambres estomacales y la diarrea desacerándolo hasta hacerlo caminar. Tan familiar como este desastre pudiera serlo para cualquier maratonista; éstos no eran los límites sobre los que esperaba escribir (la historia eventualmente fue desechada).

Aun así, la carrera me había dado una excusa perfecta para hacer un peregrinaje a uno de los templos de la fisiología del ejercicio moderno: al día siguiente, volé al otro extremo del país para pasar una semana visitando el laboratorio de Noakes en la Universidad de Ciudad del Cabo. A los 60 años, Noakes tenía el aspecto canoso, una sonrisa casi permanente que expresaba todo desde la incredulidad hasta el deleite y el hábito de enfatizar sus oraciones con la exclamación en un multiuso "ja". Su oficina en el cuarto piso tenía una vista de postal de la icónica cresta de Table Mountain y un museo de recuerdos deportivos: recortes enmarcados, camisetas de rugby firmadas, tenis Onitsuka Tiger, viejos y maltratados, que cubren las paredes y llenan una larga vitrina de trofeos. En mi primer día allí, hablamos casi sin parar durante cuatro horas ("no almuerzo mucho normalmente", dijo, un poco en tono de disculpa, cuando propuse un descanso, "pero puedes hacerlo si lo deseas"), mientras relataba los orígenes de lo que se conoce como la teoría del "gobernador central".

En su conferencia magistral, de ACSM en 1996, Noakes había argumentado que el concepto de VO$_2$máx de A. V. Hill era fundamentalmente defectuoso: que el agotamiento físico no es una consecuencia de la incapacidad del corazón para bombear suficiente oxígeno a los músculos. De lo contrario, razonó, el corazón mismo y tal vez el cerebro, también carecerían de oxígeno, con resultados catastróficos. Le gustaba señalar una famosa imagen del corredor de maratón sudafricano Josia Thugwane, momentos después de ganar el maratón olímpico de 1996, corriendo por la pista junto con el medallista de plata Lee Bong-Ju, de quien iba adelante por tan sólo tres segundos. "¿Han notado que no está muerto?", decía, señalando a Lee. "¿Qué te dice eso? Significa que pudo haber corrido más rápido."

Pero si las ideas de A. V. Hill sobre el oxígeno eran incorrectas, ¿cuál era la alternativa? Noakes sintió que el cerebro tenía que estar involucrado y en un documento de 1998 acuñó el término "gobernador central", tomando prestada la terminología que el propio A. V. Hill había utilizado 70 años antes.[77] Pero los detalles siguen sin estar claros. Durante la siguiente década, trabajando en su propio laboratorio, con colaboradores como Alan St. Clair Gibson, Frank Marino, de la Universidad Charles Sturt en Australia y una serie de estudiantes e investigadores postdoctorales, comenzó a armar una imagen coherente con dos puntos clave. En primer lugar, los límites que encontramos durante el ejercicio no son consecuencia de la falla de los músculos; el cerebro los impone de antemano para garantizar que nunca lleguemos a un verdadero fracaso. Y segundo, el cerebro impone estos límites al controlar la cantidad de

---

[77] En un ensayo de 1998, el usa el término *central governor* (*gobernador central*): en "Maximal Oxygen Uptake: 'Classical' versus 'Contemporary' Viewpoints: A Rebuttal", *Medicine & Science in Sports & Exercise* 30, núm.9, 1998, Noakes escribe: "se propone un nuevo modelo fisiológico en el cual el reclutamiento del músculo esquelético está regulado por un 'gobernador' central, específicamente para prevenir el desarrollo de una isquemia miocárdica progresiva que precede al desarrollo de la anaerobiosis del músculo esquelético durante el ejercicio máximo".

músculo usado en un nivel de esfuerzo dado (una idea que exploraremos en detalle en el capítulo 6).[78,79]

El primer punto, el concepto de "regulación anticipada", como
se referían Noakes y sus colegas, es sutil, así que vale la pena verlo
en detalle. Investigadores, antecesores a Noakes, han planteado que
el cerebro quizás sienta las señales de malestar de alguna otra parte
del cuerpo y colapsa todo cuando las advertencias exceden un nivel crítico. Un ejemplo clásico es cuando se ejercita en el calor, por
ejemplo, si corres hasta el agotamiento en una caminadora en un
cuarto caluroso, tu cerebro parará de impulsar los músculos cuando
tu temperatura central alcance el umbral crítico de los 104 grados
Fahrenheit Pero Noakes va más allá de esta idea, argumentando
que bajo situaciones del mundo real, como correr 10 kilómetros en
un día caluroso, el cerebro se involucra mucho antes de llegar a esa
temperatura crítica.[80] Tú no llegas a 104 y sigues, iras más lento y
correrás a un ritmo que te mantendrá bajo los 104 grados.

La afirmación más controvertida es que este instinto de estimulación no es completamente voluntario: tu cerebro te obliga a reducir
la velocidad, mucho antes de que te encuentres en una verdadera
angustia fisiológica. En experimentos dirigidos por Ross Tucker, estudiante de Noakes, los ciclistas comenzaron a un ritmo más lento
desde el principio cuando la temperatura era alta y, lo que es más
importante, la cantidad de músculo reclutado por el cerebro también fue menor en los primeros minutos. En su nivel consciente, los
ciclistas intentaban con la misma intensidad (como indicaba su nivel
de esfuerzo), pero se habían reducido las fibras musculares de sus

[78] Alan St. Clair Gibson: véase, por ejemplo, T. D. Noakes, A. St. Clair Gibson y E.
V. Lambert, "From Catastrophe to Complexity: A Novel Model of Integrative Central
Neural Regulation of Effort and Fatigue During Exercise in Humans", *British Journal of
Sports Medicine* 38, núm. 4, 2004.

[79] Frank Marino: véase, por ejemplo, "Anticipatory Regulation and Avoidance of Catastrophe During Exercise-Induced Hyperthermia", *Comparative Biochemistry and Physiology–Part B* 139, núm. 4, 2004.

[80] Una crítica situación de aproximadamente 104 grados Fahrenheit:: B. Nielsen *et al.*,
"Human Circulatory and Thermoregulatory Adaptations with Heat Acclimation and
Exercise in a Hot, Dry Environment", *Journal of Physiology* 460, 1993, 467-85; J. Gon-
zález-Alonso et al., "Influence of Body Temperature on the Development of Fatigue
During Prolonged Exercise in the Heat", *Journal of Applied Physiology* 86, núm. 3, 1999.

piernas gracias a la precaución intrínseca de su gobernador central. La diferencia entre los puntos de vista tradicionales y los revisados del papel del cerebro, explicó Tucker durante mi visita a Ciudad del Cabo, es que "realmente están mirando el interruptor de apagado, mientras que nosotros estamos mirando el control del atenuador".[81]

Es fácil perderse entre las ramas de este debate. En el transcurso de mi visita, pasé horas con varios estudiantes de postdoctorado y colegas de Noakes, aprendiendo sobre las ramificaciones sobre la evidencia que reforzaba su visión de la resistencia centrada en el cerebro. Existían anomalías históricas, como los desconcertantes niveles bajos de lactato que se observan cuando las personas hacen ejercicio hasta el agotamiento a grandes altitudes, al contrario de lo que prediciría el modelo de A. V. Hill.[82] Y hubo un flujo constante de nuevas observaciones: un aumento de rendimiento instantáneo cuando hace buche con una bebida de carbohidratos en la boca y luego engañas al cerebro escupiéndolo,[83] los corredores de maratón establecen récords mundiales a pesar de sus niveles de deshidratación[84] supuestamente paralizantes; drogas que alteran el cerebro como el Tylenol que aumentan la resistencia sin ningún efecto sobre los músculos o el corazón.[85]

Pero cuando le pregunté a Noakes cuál era la evidencia más convincente a favor de su teoría, él dijo, sin titubear, "el chorro final". ¿Cómo podrían los corredores de Camaradas, después de empujarse a través de 56 millas del infierno, convocar a un final, un

---

[81] Los ciclistas comenzaron a un ritmo bajo: R. Tucker et al., "Impaired Exercise Performance in the Heat Is Associated with an Anticipatory Reduction in Skeletal Muscle Recruitment", Pflügers Archiv 448, núm. 4, 2004.

[82] Desconcertantes niveles bajos de lactato: T. D. Noakes, "Evidence That Reduced Skeletal Muscle Recruitment Explains the Lactate Paradox During Exercise at High Altitude", Journal of Applied Physiology 106, 2009, 737-38.

[83] Una bebida de carbohidratos: J. M. Carter et al., "The Effect of Carbohydrate Mouth Rinse on 1-h Cycle Time Trial Performance", Medicine & Science in Sports & Exercise 36, núm. 12, 2004.

[84] Niveles de deshidratación supuestamente paralizantes: Lukas Beis et al., "Drinking Behaviors of Elite Male Runners During Marathon Competition", Clinical Journal of Sports Medicine 22, núm. 3.

[85] Drogas que alteran el cerebro, como Tylenol: A. R. Mauger et al., "Influence of Acetaminophen on Performance During Time Trial Cycling", Journal of Applied Physiology 108, núm. 1, 2010.

esprint para vencer el límite de 12 horas? La fisiología convencional sugiere que te fatigues progresivamente a lo largo de una carrera, ya que las fibras musculares fallan y las reservas de combustible se vacían. Pero luego, cuando el final está a la vista, aceleras. Es evidente que los músculos fueron capaces de ir más rápido en las millas precedentes; Entonces, ¿por qué no? "Eso demuestra que nuestra comprensión de la fatiga es totalmente errónea", dijo Noakes. Debe ser el cerebro el que te retiene durante los esfuerzos prolongados y luego libera las reservas finales cuando estás casi terminado y el peligro ha pasado.

Yo siempre trato de evaluar científicamente teorías sin ser pasional, basando la evidencia en lugar de las anécdotas. Pero en este caso, movía la cabeza mientras Noakes hablaba. Este fenómeno no sólo me era familiar, era de alguna manera mi némesis. En mis veintes después de algunos años de varias lesiones, me moví de 1,500 a 5,000 metros. Pero cada vez que yo corría una distancia larga, mi ritmo se iba desvaneciendo gradualmente en las primeras partes de la carrera y después me lanzaba en una última zancada, dejando a todos –incluido yo– pensando por qué había bajado mi ritmo en mis zancadas previas. Al principio pensé que era por mi inexperiencia y después por mi falta de concentración. Y quizás haya algo de verdad en ambas explicaciones, pero igual pensé que era algo más profundo.

Para el momento que empecé a correr lo que sería mi carrera más rápida de 5,000, en una tarde perfecta en Palo Alto, California, en 2003, decidí que necesitaba una nueva estrategia mental: me haría a la idea que sólo estaría corriendo 4,000 metros y simplemente no me preocuparía si tuviera que correr el último kilómetro. Quería correr en 2:45 por kilómetro y mis primeros tres kilómetros serían de 2:45, 2:45 y 2:47. El momento de la verdad: prometí correr los cuatro kilómetros tan duro como pudiera pero, poco a poco, me separé atrás del grupo con el que estaba corriendo. Mi próxima división fue un desilusionador 2:53. Eso fue tan rápido como pude mover mis piernas y mi ritmo bajó aún más como entre en el kilómetro final. Mordí más de lo que podía masticar y estaba pagando el costo.

En la mayoría de las carreras de atletismo, los oficiales marcan el comienzo de tu última vuelta en los 400 metros tocando una campana cerca de la oreja. Es una útil señal pavloviana que te indica que tu sufrimiento casi ha terminado. Y esa noche en la pista de Stanford, una vez más sentí la transformación curiosa y familiar en mis piernas cuando sonó la campana. Pasé a diez corredores mientras corría en la última vuelta en aproximadamente 57 segundos, 10 segundos más rápido que mi ritmo promedio en una la carrera. Mi último kilómetro marcó 2:42, siendo mi kilómetro más rápido, aun cuando comencé a correr con una vuelta de ventaja. Y, no puedo enfatizar esto lo suficiente, estuve esforzándome tanto como pude hasta la penúltima vuelta. Una amiga que había venido a ver preguntó si yo estaba tratando de impresionarla, disminuyendo la velocidad al final de la carrera para poder terminar con éxito. "No", dije, "yo sólo…". Pero no tenía una explicación. Ni yo lo entendía.

Resultó ser que no era sólo yo. Noakes me mostró un estudio que Tucker, Michael Lambert y él habían publicado en 2006, analizando los patrones de ritmo de casi todos los récords mundiales establecidos en la era moderna en carreras masculinas de 800, 5,000 y 10,000 metros.[86] Para las tres carreras más largas, el patrón fue asombrosamente consistente: después de un inicio rápido, los récords se establecieron en un ritmo constante hasta las etapas finales de la carrera. Entonces, a pesar de que estaban corriendo más rápido de lo que nunca habían corrido y sus músculos hambrientos oxígeno estaban probablemente sumergidos en un mar de metabolitos inductores de fatiga, aceleraron. De los 66 récords mundiales en los 5,000 y 10,000 metros que datan de principios de la década de 1920, el último kilómetro fue el más rápido de la carrera o el segundo más rápido (detrás del kilómetro inicial) en todos los casos, menos uno. Estaba dispuesto a atribuir mi propio ritmo desigual a la incompetencia, pero éstos fueron los mejores corredores de la historia en el mejor día de sus vidas, lo que sugiere que el patrón está más profundamente arraigado que un simple error de marca.

[86] Patrones de ritmo de cada récord mundial: R. Tucker *et al.*, "An Analysis of Pacing Strategies During Men's World-Record Performances in Track Athletics", *International Journal of Sports Physiology and Performance* 1, núm. 3, 2006.

Los récords mundiales en carreras de larga distancia se ejecutan con un patrón sorprendentemente uniforme que incluye una aceleración en las etapas finales, según un análisis de 2006 en el *International Journal of Sports Physiology and Performance*. Esta patada final está ausente en las carreras más cortas de 800 metros, por razones que discutiremos en el capítulo 6. Las divisiones intermedias hacia arriba son cada 400 metros para las dos carreras más cortas y cada 1,000 metros para las dos más largas.

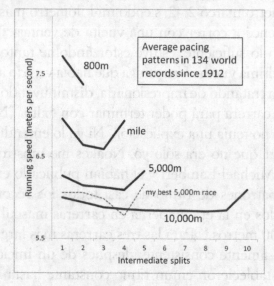

World records in long-distance races are run with a strikingly consistent pattern that includes an acceleration in the final stages, according to a 2006 analysis in the International Journal of Sports Physiology and Performance. This finishing kick is notably absent in shorter 800- meter races, for reasons we'll discuss in Chapter 6. The intermediate splits above are every 400 meters for the two shorter races, and every 1,000 meters for the two longer ones.

De hecho, hay buenas razones para pensar que los instintos de estimulación se desarrollan de manera predecible, según el investigador Dominic Micklewright de la Universidad de Essex. Micklewright siguió una ruta poco ortodoxa hacia la academia, yendo directamente desde la escuela secundaria Naval Royal, donde sirvió como submarinista en el área de submarinos nucleares durante siete años y luego pasar nueve años como oficial de policía en Londres antes de estudiar deporte y ejercer psicología. Su interés en el ritmo se remonta a su entrenamiento como buzo militar, cuando él y los otros aprendices tuvieron que nadar sumergidos en el extremo de un lago de agua salada de 1,200 metros en la isla Horsea, en la costa sur de Gran Bretaña, sin agotar su suministro de aire. "Si te atraparan rompiendo las reglas, te golpearían la parte posterior de la cabeza con un remo, o le lanzarían uno de esos ataques de susto bajo el agua", recuerda.[87] Con ese incentivo, inevitablemente pensarías cuidadosamente sobre el desafío de gastar tu energía –y oxígeno– de la forma más frugal posible.

En 2012, Micklewright tenía más de un centenar de estudiantes, entre cinco y catorce años, completando un conjunto de pruebas para evaluar su desarrollo cognitivo, con el fin de ubicarlos en una de las cuatro etapas de desarrollo propuestas por el psicólogo suizo Jean Piaget; luego, los niños corrían una competencia que duró unos cuatro minutos.[88] Los niños más pequeños en las dos etapas inferiores de Piaget, optaron por el enfoque sin restricciones de esprint y luego relajarse, comenzando rápido y luego manteniendo un ritmo más bajo disfrutando de la vida. Por el contrario, los niños en las dos etapas superiores de Piaget ya habían adoptado el perfil común de estimulación en forma de U que utilizan los poseedores de los récords mundiales: un inicio rápido, un ritmo bajo gradual y luego un final rápido. En algún momento, aproximadamente entre los once o doce años, nuestros cerebros ya han aprendido a anticipar nuestras futuras necesidades energéticas y a retener algo de reserva: una reliquia, especuló Micklewright, del delicado equilibrio entre buscar alimentos y conservar energía en lo profundo de nuestro pasado evolutivo.

No todo el mundo compra el argumento de Noakes de que los patrones de estimulación –como el impulso final– revelan el funcionamiento de un gobernador central. Por ejemplo, es posible que

[87] "Si te atraparan rompiendo las reglas": este y otros detalles de la conferencia de Micklewright en la Endurance Research Conference en la Universidad de Kent en septiembre de 2015.

[88] Micklewright tenía más de un centenar de estudiantes: D. Micklewright *et al.*, "Pacing Strategy in Schoolchildren Differs with Age and Cognitive Development", *Medicine & Science in Sports & Exercise* 44, núm. 2, 2012.

aceleres al final de una carrera porque finalmente aprovechas tus valiosas –pero limitadas reservas– de energía anaeróbica, la fuente de combustible de alto octanaje que te da energía en carreras cortas que duran menos de un minuto. Pero hay otros indicios de que el impulso final no es sólo fisiológico.

En 2014, un grupo de economistas de las universidades de California del Sur, de California, Berkeley y la de Chicago investigaron un conjunto masivo de datos que abarcaban cuatro décadas, que contenían los tiempos de finalización de más de nueve millones de maratonistas de carreras de todo el mundo.[89] La distribución de los tiempos de finalización se parece un poco a la curva clásica en forma de campana, pero con un conjunto de picos superpuestos. Alrededor de cada barrera de tiempo significativo –de tres, cuatro y cinco horas– hay muchos más finalistas de lo que se esperaría justo debajo de la barrera de tiempo y menos de lo que se esperaba arriba. Los picos similares pero más pequeños aparecen en intervalos de media hora y hay ondas apenas perceptibles incluso en incrementos de 10 minutos. Las intensas demandas metabólicas del maratón, que inevitablemente agotan las reservas de combustible disponible, significan que la mayoría de la gente disminuye en las últimas millas. Pero con el incentivo adecuado, algunos pueden acelerar y sólo el cerebro puede responder a incentivos abstractos, como dividir cuatro horas en una distancia arbitraria, como 26.2 millas.

Otro detalle curioso de este conjunto de datos: cuanto más rápidos eran los corredores, menos probable era que pudieran convocar un esprint final. Alrededor de 30 por ciento de los corredores que terminaron cerca de la meta de las tres horas, pudieron acelerar en las últimas 1.4 millas de la carrera; 35 por ciento de los que intentaron romper cuatro horas aceleró, y más de 40 por ciento de aquellos que intentaron romper cinco horas lo lograron. Una interpretación posible es que, en el transcurso de sus largas horas de entrenamiento, los corredores más comprometidos habían reajustado

---

[89] Tiempos finales de más de nueve millones de maratonistas: Eric Allen *et al.*, "Reference-Dependent Preferences: Evidence from Marathon Runners", *Management Science* 63, núm. 6, 2016.

gradualmente las configuraciones en sus gobernadores centrales, aprendiendo a dejar lo menos posible en reserva. Quizás ésa es otra forma más lenta de lograr la fuerza de correr en el presente que le permite a Diane van Deren competir tan cerca de sus límites. Traté de engañarme para olvidar el último kilómetro de mis carreras de 5,000 metros; el regalo agridulce de Van Deren es que ella puede olvidar sin siquiera intentarlo.

Desde el principio, la propuesta del gobernador central fue muy controvertida. Después del discurso de 1996, recuerda Noakes, "la gente se enojó mucho". Hubo refutaciones y sobrerrefutaciones y aún continúan, más de dos décadas después. En un artículo de 2008 en el *British Journal of Sports Medicine*, Noakes argumentó que el enfoque de los fisiólogos sobre el VO$_2$máx había "producido un modelo absurdo del rendimiento del ejercicio humano".[90] Roy Shephard, un influyente profesor emérito de la Universidad de Toronto, respondió con un artículo en la revista *Sports Medicine* en 2009 titulado "Is It Time to Retire the 'Central Governor'?" ("¿Es hora de retirar al 'Gobernador Central'?"). Luego de un intercambio adicional, Shephard concluyó: "En el lenguaje de mis colegas estadounidenses, el momento puede estar listo para los defensores de la hipótesis para 'defender o cerrar la boca'".[91]

En todo caso, las controversias que giran alrededor de Noakes han aumentado desde su retiro de la Universidad de Ciudad del Cabo en 2014. Su libro sobre hidratación, titulado *Waterlogged*, acusó a la mayoría de los principales investigadores sobre la hidratación del mundo, incluidos antiguos colegas y colaboradores, de venderse a los intereses comerciales de los fabricantes de bebidas deportivas. Ahora es un defensor de las dietas bajas en carbohidratos y grasas, tanto para la salud como para el rendimiento deportivo, lo que lo llevó a contradecir los capítulos que escribió sobre nutrición y carga de carbohidratos en *Lore of Running* y ganarse

[90] "Un modelo absurdo del rendimiento del ejercicio humano": T. D. Noakes, "La prueba del consumo máximo de oxígeno ha producido un modelo absurdo del rendimiento del ejercicio humano", *British Journal of Sports Medicine* 42, núm. 7 (2008).

[91] "En el lenguaje de mis colegas estadounidenses": Roy Shephard, "The Author's Reply", *Sports Medicine* 40, núm. 1, 2010.

una audiencia disciplinaria que amenazaba con revocar su licencia médica, después de haber tuiteado consejos a una madre que amamantaba sobre el destete de bebés, por medio de una dieta baja en carbohidratos y alta en grasas.[92]

Mientras permanecen estas otras batallas, la controversia del gobernador central se ha desvanecido hasta cierto punto en un segundo plano. Con sus propias jubilaciones en el horizonte, está claro que la generación anterior de fisiólogos –compañeros de Noakes– nunca se encontrarían convencidos. Por otro lado, Robert Robergs, cofundador de la Sociedad Americana de Fisiólogos del Ejercicio, habla sobre la influencia de Noakes, "la mayoría de los fisiólogos –más jóvenes– del ejercicio, de los que he sido parte, reconocen que algunos de sus desafíos son correctos". El que el cerebro desempeñe un papel en la definición de los límites de la resistencia ya no está en duda; el debate ahora es cómo.

Una forma de responder esa pregunta sería observar dentro del cerebro durante el ejercicio extenuante, una tarea que, hasta hace poco, era completamente imposible. Con los avances en imágenes cerebrales ahora es muy, muy difícil. La resonancia magnética funcional (IRM) permite a los investigadores observar cambios en el flujo sanguíneo a diferentes regiones del cerebro con gran precisión espacial, pero no puede capturar los cambios que ocurren en menos de uno o dos segundos. También se debe permanecer perfectamente quieto dentro de la cápsula de un poderoso imán, una restricción que presenta serios desafíos para los estudios de ejercicio. Durante mi visita a Ciudad del Cabo, Noakes me mostró un video de un artefacto de Rube Goldberg, desarrollado por colaboradores en Brasil, que permite a los sujetos pedalear una bicicleta montada externamente (no se pueden tener piezas de metal en la misma habitación que el imán de resonancia magnética) a través de un eje motriz de 10 pies de largo, mientras yace en posición boca arriba dentro del orificio cilíndrico del imán, con almohadones abrochados alrededor de sus cabezas para mantenerlos quietos.[93]

[92] Una audiencia disciplinaria: Bill Gifford, "The Silencing of a Low-Carb Rebel", *Outside*, 8 de diciembre de 2016.

[93] Video de un artefacto parecido a los de Rube Goldberg: https://www.youtube.com/

Pero los resultados iniciales, publicados en 2015, no lograron llevar a los sujetos al agotamiento y produjeron patrones confusos de actividad cerebral.

Otros investigadores han intentado la electroencefalografía o EEG, que utiliza una red de electrodos montados en la cabeza para medir la actividad eléctrica del cerebro.[94] La ventaja de EEG es que realmente puede medir cambios en tiempo real; la desventaja es que es muy sensible al movimiento del cuerpo o de la cabeza; sólo con parpadear o desviar la mirada, distorsiona los resultados. Dichos estudios ya están arrojando información de las áreas cerebrales involucradas en la fatiga y, como veremos en el capítulo 12, incluso se usan para identificar regiones prometedoras para la estimulación eléctrica, en un intento para mejorar la resistencia.

Pero es poco probable que estos enfoques lleguen a identificar realmente al gobernador central. "Uno de los grandes problemas con el gobernador central es que inicialmente se describió como un punto específico, como si hubiera una estructura que hiciera todo esto", me dijo Tucker. "Y la gente decía: muéstrame la estructura". Pero la resistencia no es simplemente una marca en el cerebro; es un comportamiento complejo que involucrará a casi todas las regiones cerebrales, sospecha Tucker, lo que hace que probar su existencia (o inexistencia), sea un desafío desalentadoramente abstracto.

En última instancia, la ruta más convincente para probar la existencia del gobernador central también podría ser la primera y más obvia pregunta que aparece en la mente de las personas cuando escuchan sobre la teoría, que es: ¿se puede cambiar su configuración?, ¿puede tener acceso, por lo menos, a la parte de la reserva de energía de emergencia que protege el cerebro? No hay duda de que algunos atletas son capaces de exprimir más de sus cuerpos

---

watch?v=L8SghDfyo-8; E. B. Fontes *et al.*, "Brain Activity and Perceived Exertion During Cycling Exercise: An fMRI Study", *British Journal of Sports Medicine* 49, núm. 8, 2015.

[94] Otros investigadores han intentado la electroencefalografía: L. Hilty *et al.*, "Fatigue-Induced Increase in Intracortical Communication Between Mid/Anterior Insular and Motor Cortex During Cycling Exercise", *European Journal of Neuroscience* 34, núm. 12, 2011.

que otros y aquellos que terminan con más en reserva querrán reducir ese margen de seguridad.

Pero, ¿es esto realmente una consecuencia de la decisión subconsciente del cerebro de restringir el reclutamiento muscular, o es, como postula una teoría rival de la resistencia centrada en el cerebro, simplemente una cuestión de cuánto realmente lo deseas?

Capítulo 4

EL DESERTOR CONSCIENTE

Desde los días de Marco Polo, ningún viaje a lo largo de la Ruta de la Seda ha sido sencillo y el viaje en motocicleta de Samuele Marcora en 2013, de 13,000 millas desde Londres por tierra a Beijing, no ha sido la excepción. A diferencia de Polo, Marcora no encontró dragones u hombres con caras de perros a lo largo de la ruta, pero él y sus compañeros de viaje pasaron 17 horas cruzando el Mar Caspio en un carguero oxidado de la era soviética; navegando por los caminos que se desmoronan y la burocracia sofocante de Turkmenistán, Uzbekistán, Tayikistán y Kirguistán (los stans, como se refiere a ellos cariñosamente); patinando a lo largo de senderos interminables de arena blanda y barro en el delgado aire de la meseta tibetana, hasta 16,700 pies sobre el nivel del mar, durante dos semanas, y en la etapa final del viaje empaparse por el monzón a través de los caminos hacia China. Ah, y también romperse un tobillo y una costilla en Uzbekistán en el camino del campamento base del Everest, haciendo que las sinuosas carreteras de Asia central fueran más dolorosas de lo normal.[95]

En cierto sentido, todos estos factores estresantes fueron parte del plan. Ésta fue la razón inevitable por la cual Marcora, científico

---

[95] El viaje de Marcora de 13,000 millas: para escuchar a Marcora describiendo las historias de su viaje, reprodúzcase esta grabación en podcasts: *Adventure Rider Radio Motorcycle* del 15 de mayo de 2015, https://adventureriderpodcast.libsyn.com/.

del ejercicio en el Grupo de Investigación de Resistencia de la Universidad de Kent, se unió a la expedición de 80 días, que fue organizada por la empresa de motociclismo de aventura GlobeBusters. Empacado, en la parte trasera del BMW R1200GS Triple Black de Marcora estaba su "laboratorio en una mochila" repleto de equipo científico portátil para realizar mediciones diarias de la creciente presión mental y física del viaje, con él y sus trece compañeros jinetes, como ratas de laboratorio: píldoras de termómetro para tragar para registrar la temperatura central, arnés de BioHarness para registrar ritmos cardiacos y frecuencia respiratoria, un oxímetro montado en los dedos para medir la saturación de oxígeno en la sangre, un medidor de fuerza de agarre para medir la fatiga muscular, un dispositivo portátil de tiempo de reacción para evaluar fatiga mental y cosas más.

El interés de Marcora por las aventuras en motocicletas data de su adolescencia. Su primer viaje largo, creciendo en el norte de Italia, fue a los 14 años, viajó solo por más de 100 millas desde su pueblo, a las afueras de Milán, hasta el Lago Maggiore, cerca de la frontera suiza, para visitar a su novia. Pegó un mapa al tanque de gas de su moto sucia –50 cc Fantic Caballero– y viajó sobre pequeñas carreteras alternas, para evitar las carreteras principales: aun no tenía permiso para manejar. Pero también alimentó un interés en las bicicletas de la variedad sin motor y, más ampliamente, con el enigma permanente de la resistencia. Se formó como fisiólogo del ejercicio y, a principios de su carrera, se desempeñó como consultor de Mapei Sport Service, un centro de investigación encargado de proporcionar una ventaja científica para uno de los mejores equipos de ciclismo de ruta en el mundo en la década de 1990 y principios de 2000, publicando investigaciones sobre bicicleta de montaña y futbol. Su enfoque, al igual que para miles de otros fisiólogos en el mundo, consistía en descubrir cómo extender los límites del cuerpo humano en un porcentaje aquí y una fracción de porcentaje allá.

Fue su madre, una figura muy importante, como en la vida de cualquier italiano, dice, medio en broma, quien le dio a su trayectoria profesional un empujón crucial en una nueva dirección. En

2001, le diagnosticaron púrpura trombocitopénica trombótica, un raro trastorno autoinmune que causa la formación de pequeños coágulos en los pequeños vasos sanguíneos en todo el cuerpo. Después de un ataque, se quedó con daño renal que requirió siete años de diálisis y, finalmente, un trasplante. Lo que desconcertó a su hijo fue la naturaleza aparentemente subjetiva de la fatiga extrema que ella y otros pacientes con condiciones similares sufrían, que fluctuaba rápidamente y no se podía vincular claramente a ninguna causa física única, una desconexión que recuerda a otras situaciones desconcertantes, como el síndrome de la fatiga crónica. La sensación de fatiga era debilitante, pero desde la perspectiva habitual de un fisiólogo del ejercicio, aparentemente no había nada que arreglar.

Este enigma llevó a Marcora al cerebro y, para abordarlo, decidió que necesitaba aprender más sobre el conocimiento que los expertos sobre el cerebro. En 2006, tomó un año sabático de la Universidad de Bangor, en Gales, para tomar cursos en el departamento de psicología de la universidad. En los años siguientes, formuló un nuevo modelo "psicobiológico" de resistencia, integrando la fisiología del ejercicio, la psicología motivacional y la neurociencia cognitiva. En su opinión, la decisión de acelerar, frenar o abandonar es siempre voluntaria y no forzada por la falla de los músculos. En otras palabras, la fatiga reside en el cerebro, una idea tan relevante para los motociclistas como para los corredores de maratón. Mientras Marcora recorría la Ruta de la Seda recopilando datos sobre el rendimiento físico y mental de sus compañeros de aventura, también se encontraba reuniendo apoyo para su afirmación: respecto a que la mente y los músculos están inextricablemente vinculados, una visión de la resistencia centrada en el cerebro, como el gobernador central de Tim Noakes, pero con varias diferencias clave.

En 2011, conduje 120 millas a través de las Montañas Azules de Australia, desde Sidney, donde vivía en ese momento, a una antigua ciudad de la fiebre del oro en el interior del país llamada Bathurst. El campus de la Universidad Charles Sturt estaba organizando una conferencia internacional llamada "The Future of Fatigue: Defining the Problem" ("El futuro de la fatiga: definiendo el problema"), un título que reflejaba la continua controversia y confusión que rodea incluso los conceptos más básicos en la investigación de la resistencia. "Cada vez que digo la palabra 'fatiga' tengo que ponerlo entre comillas", bromeó uno de los presentadores, "porque ni siquiera estoy seguro de lo que significa".[96] Científicos de todo el mundo se habían reunido para presentar sus ideas y tratar de resolver sus diferencias. Uno de los oradores destacados, y la razón principal por la que decidí hacer el viaje, fue Samuele Marcora.

Marcora había hecho su primera gran aparición dos años antes, no sólo entre investigadores, sino entre el público que leía *The New York Times*, con un provocativo estudio de la fatiga mental. Había pedido a 16 voluntarios que completaran un par de pruebas en bicicleta estacionaria, de un cierto tiempo hasta el agotamiento. Antes de las pruebas, los sujetos pasaron 90 minutos realizando una tarea de computadora mentalmente desgastante, que involucraba ver una serie de letras parpadear en una pantalla y hacer clic en diferentes botones lo más rápido posible dependiendo de qué letras aparecían. No es una tarea particularmente difícil, pero requiere de mantener el enfoque y hacerlo durante 90 minutos es definitivamente agotador. Antes de la segunda prueba de ciclismo, los sujetos pasaron los mismos 90 minutos viendo un par de documentales aburridos ("World Class Trains-The Venice Simplon Orient Express" y "The History of Ferrari-The Definitive Story"), específicamente elegidos para ser "emocionalmente" neutrales.[97]

Dependiendo de cómo lo mires, los resultados fueron o completamente predecibles o, desde la perspectiva de los libros de texto de la fisiología, fueron inexplicables. Después de un juego de computadora que desgastaba mentalmente, los participantes abandonaron la prueba de ciclismo 15.1 por ciento antes, deteniéndose un promedio de 10 minutos y 40 segundos en comparación con 12 minutos y 34

---

[96] Conduje 120 millas a través de las Montañas Azules de Australia: escribí sobre ese viaje y mi experiencia posterior con el entrenamiento de resistencia mental de Marcora en el ejemplar de octubre de 2013 de *Runner's World*.

[97] Entre el público que lee *The New York Times*: Nicholas Bakalar, "Behavior: Mental Fatigue Can Lead to Physical Kind", *The New York Times*, 9 de marzo de 2009. El estudio fue de Samuele Marcora *et al.*, "Mental Fatigue Impairs Physical Performance in Humans". *Journal of Applied Physiology* 106, núm. 3, 2009.

segundos. No se debió a una fatiga fisiológica detectable: la frecuencia cardiaca, la presión arterial, el consumo de oxígeno, los niveles de lactato y una serie de otras mediciones metabólicas fueron idénticos durante los dos ensayos. Los niveles de motivación, medidos por cuestionarios psicológicos inmediatamente antes de las pruebas de ciclismo, fueron los mismos, ayudados por un premio de £50 por el mejor rendimiento. La única diferencia fue que, desde el primer pedaleo, los sujetos mentalmente fatigados reflejaron niveles más altos de esfuerzo percibido. Cuando sus cerebros estaban cansados, pedalear una bicicleta simplemente era más difícil.

El sistema que Marcora usó para medir el esfuerzo percibido, Borg Scale, llamado así por el psicólogo sueco Gunnar Borg, quien fue pionero en su uso en la década de 1960. Aunque hay muchas variaciones, la escala original de Borg se extendió desde 6 ("ningún esfuerzo en absoluto") hasta un máximo de 20 (el penúltimo

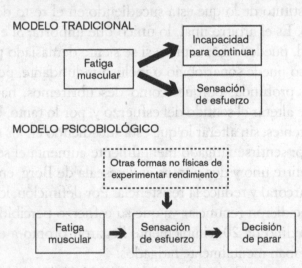

In the conventional "human machine" view of endurance (top), physical fatigue in the muscles directly causes you to slow down or stop; how hard the effort feels is merely an incidental by-product. In Samuele Marcora's psychobiological model (bottom), effort is what connects physical fatigue to performance—which means that anything that alters your perception of effort (subliminal messages, mental fatigue, etc.) can alter your endurance, independent of what's happening in your muscles.

valor, 19, se definió como "muy, muy difícil"), con los números correspondientes aproximadamente a su ritmo cardiaco esperado, dividido entre. Una puntuación de Borg de 13 a 14, por ejemplo, corresponde a un esfuerzo que llamarías "algo difícil", que produciría una frecuencia cardiaca de 130 a 140 en la mayoría de las personas. Pero Borg vio la escala de esfuerzo como algo más que un atajo conveniente para los investigadores cuyo monitor de frecuencia cardiaca se quedó sin baterías. "En mi opinión –escribió– el esfuerzo percibido es el mejor indicador individual del grado de tensión física", ya que integra la información de los músculos, las articulaciones, los sistemas cardiovascular y respiratorio y el sistema nervioso central.[98]

En la participación de Marcora en la conferencia en Bathurst, llevó esta discusión aún más allá. El esfuerzo percibido, a lo que nos referiremos en este libro como el sentido del esfuerzo, no es sólo un sustituto de lo que está sucediendo en el resto del cuerpo, argumentó. Es el árbitro final, lo único que importa. Si el esfuerzo parece fácil, puede ir más rápido; si se siente demasiado pesado, se detiene. Eso puede sonar obvio o incluso redundante, pero es una afirmación profunda, porque, como descubriremos, hay muchas maneras de alterar el sentido del esfuerzo y, por lo tanto, los límites físicos aparentes, sin alterar lo que está sucediendo en los músculos. Un ejemplo: sentirse fatigado mentalmente aumenta el sentido del esfuerzo (entre uno y dos puntos en la escala de Borg, en el protocolo de Marcora) y reduce la resistencia. Por definición, los ciclistas siempre decidieron renunciar ya que su esfuerzo percibido se acercaba al máximo de 20; simplemente llegaron pronto a ese punto, cuando estaban mentalmente fatigados.

Si el esfuerzo es el yin del modelo psicobiológico de Marcora, la motivación es el yang. No siempre estamos dispuestos a impulsarnos hasta un esfuerzo de 20, lo cual es una de las razones por las que los atletas rara vez producen récords mundiales o incluso mejores marcas personales en el entrenamiento. En su charla, Marcora ofreció una ilustración ahora clásica de esto, de un experimento de

[98] El mejor indicador del nivel de resistencia física: Gunnar Borg, "Psychophysical Bases of Perceived Exertion", *Medicine & Science in Sports & Exercise* 14, núm. 5, 1982.

1986 del investigador francés Michel Cabanac. Cabanac les pidió a los voluntarios que se sentaran con las piernas flexionadas contra la pared sin silla durante el mayor tiempo posible, ofreciendo diferentes recompensas por cada periodo de 20 segundos que permanecieran en su posición. Cuando a los sujetos se les ofrecían 0.2 francos por 20 segundos, sus cuádriceps resistían poco más de dos minutos, en promedio; cuando se les ofreció 7.8 francos por 20 segundos, su resistencia se duplicó mágicamente.[99] Si el momento del colapso fue dictado por una falla de los músculos, ¿cómo sabían los músculos acerca de la mayor recompensa?

El propio Marcora produjo una similar demostración relacionada a la *mente sobre músculo* con un grupo de jugadores de élite de rugby que compitieron en una prueba de ciclismo de cierto tiempo, hasta el agotamiento. Con un objetivo promedio de 242 voltios de potencia, que correspondía a 80 por ciento de su potencia máxima, los jugadores duraron aproximadamente 10 minutos, con premios en efectivo para garantizar que ejercitarían hasta el agotamiento total. Tan pronto como se dieron por vencidos, después de tres o cuatro segundos, se les pidió que vieran cuánta energía podían generar en sólo cinco segundos de pedaleo rápido. Curiosamente, aunque acababan de declararse incapaces de producir 242 voltios, lograron promediar 731 voltios durante una carrera de cinco segundos. Se deduce que los participantes no pararon la prueba porque sus músculos fueran físicamente incapaces de producir la potencia requerida, sin embargo, lo importante era la percepción del esfuerzo, de acuerdo con el argumento de los investigadores.[100]

En la conferencia de fisiología del ejercicio en Bathurst, Marcora expuso su caso con su celo característico. A pesar de que la mayoría de la multitud de ex atletas estaban uniformados vestidos de pants, apareció una figura de capa y espada, con la camisa de fuera, la cara sin rasurar y su asiduo plan casual de montar su motocicleta a lo

---

[99] Un experimento de 1986 del investigador francés Michel Cabanac: "Money versus Pain: Experimental Study of a Conflict in Humans", *Journal of the Experimental Analysis of Behavior* 46, núm. 1, 1986.

[100] Una demostración similar de *mente sobre músculo*: S. Marcora y W. Staiano, "The Limits to Exercise Tolerance in Humans: Mind over Muscle?", *European Journal of Applied Physiology* 109, núm. 4, 2010.

largo de la gran carretera Oceánica de Australia después de la conferencia. En un momento, mostró una diapositiva desconcertantemente compleja tomada de un documento reciente que describe el modelo convencional de fatiga de resistencia –un diagrama de flujo con 44 diferentes gráficas que iban desde la frecuencia cardiaca hasta la "densidad mitocondrial / actividad enzimática"– y luego lo comparó con las ecuaciones para la relatividad general y la mecánica cuántica. "Los físicos pueden explicar todo el universo con dos teorías y no están contentos con eso –dijo–. El rendimiento de resistencia es complicado, ¡pero no es más complicado que todo el universo!"[101]

La simple alternativa, sostuvo Marcora, es cualquier cosa que mueva la "marca de esfuerzo" –con la mente hacia arriba o hacia abajo– afectará cuán lejos o más rápido se puede correr. Todas las señales físicas usuales –deshidratación, músculos cansados, corazón palpitante– contribuyen a lo duro que se siente un esfuerzo. Los atletas entrenan sus cuerpos para adaptarse a esas señales y con el tiempo el esfuerzo de correr a un ritmo dado se reduce. Pero factores menos obvios, como la fatiga mental, también contribuyen a la intensidad de la carrera, por ejemplo, el tratar de mantener el ritmo de un maratón durante horas y horas es bastante agotador para el cerebro. Marcora dijo durante la conferencia que esto lleva a una idea radical: si se pudiera entrenar al cerebro para que se acostumbrara más a la fatiga mental, entonces, al igual que el cuerpo, se adaptaría y la tarea de mantener el ritmo sería más fácil. "Tengo un ojo para cosas que en un nivel superficial parecen locas –dijo–. Si le digo a alguien, está bien, voy a mejorar tu rendimiento de resistencia haciendo que te sientes frente a una computadora y hagas cosas con el teclado, pensarás que estoy loco. Pero si algo puede fatigarte y lo repites sistemáticamente a lo largo del tiempo, te adaptarás y mejorarás en la tarea. Ésa es la base del entrenamiento físico. Entonces mi razonamiento es simple: deberíamos poder obtener el mismo efecto usando la fatiga mental".

---

[101] Una diapositiva desconcertantemente compleja tomada de un artículo reciente: Chris Abbiss y Paul Laursen, "Models to Explain Fatigue During Prolonged Cycling", *Sports Medicine* 35, núm. 10, 2005.

Ésta fue una predicción inesperadamente audaz, así que arrinconé a Marcora durante un descanso después de su charla para obtener más información. Estaba diseñando un estudio para evaluar si el "entrenamiento de la resistencia cerebral" –hacer tareas informáticas por semanas que fatigaran mentalmente– podría, sin ningún cambio en el entrenamiento físico, hacer que la gente sea más rápida. Lo molesté por los detalles y le pregunté si podía probarlo. Pacientemente respondió mis preguntas, luego agregó una advertencia: "Las personas que han realizado estos estudios de fatiga mental no son agradables –dijo–. Es realmente malo. Te odian al final de la tarea".

En junio de 1889, cuando el calendario académico terminaba en la Universidad de Turín llegaba un fisiólogo llamado Angelo Mosso, que realizó una serie de experimentos a sus colegas profesores, antes y después de administrarles los exámenes orales de fin de año.[102] Ató dos kilogramos a una cuerda y pidió a los profesores que subieran y bajaran el peso cada dos segundos flexionando sus dedos medios y luego repitió la tarea utilizando descargas eléctricas para obligar a los dedos a contraerse. La cantidad de contracciones que lograron después de tres horas y media de presionar a sus estudiantes se redujo drásticamente en comparación a su rendimiento inicial, una clara indicación de que el "trabajo intelectual" había debilitado su resistencia muscular.

Los resultados de Mosso, que fueron recopilados en un influyente texto titulado *La fatica* ("Fatiga") en 1891, fueron la primera demostración científica de los efectos físicos de la fatiga mental. Al igual que los posteriores investigadores sobre la fatiga, como A. V. Hill y David Bruce Dill, Mosso estaba motivado por las preocupaciones sobre las condiciones del trabajo industrial. Para Mosso, hijo de clase trabajadora de un carpintero empobrecido, las condiciones en las minas de azufre y las granjas sicilianas, particularmente para los niños trabajadores, equivalían a una injusticia

---

[102] Angelo Mosso realizó una serie de experimentos: una traducción del italiano al inglés de 1904 de *La fatica* está disponible en https://archive.org/details/fatigue01drumgoog. Para mayor contexto, ver Camillo di Giulio *et al.*, "Angelo Mosso and Muscular Fatigue: 116 years After the First Congress of Physiologists: IUPS Commemoration", *Advances in Physiology Education* 30, núm. 2, 2006.

"peor que la esclavitud, peor que la mazmorra". Así que la fatiga mental minaba la fuerza física, Sostuvo que la fatiga física atrofia el crecimiento mental de los niños mineros que trabajan demasiado, de modo que "aquellos que sobreviven se vuelven malvados, malvados y crueles". Al medir rigurosamente los efectos de la fatiga esperaba alentar la aprobación de leyes para proteger a los vulnerables, por ejemplo: al limitar el día de trabajo de los niños entre las nueve y las once hasta un máximo de ocho horas.

A diferencia de los resultados de Marcora, 120 años después, los estudios sobre la fatiga mental de Mosso no fueron particularmente sorprendentes. Esto fue antes de que la idea de la "máquina humana" se hubiera afincado, por lo que la idea de que el rendimiento físico podría depender tanto de la fuerza de voluntad como de la fuerza muscular parecía natural. Sin embargo, a medida que pasó el tiempo, las ideas de Mosso fueron en su mayoría olvidadas y las discusiones sobre el papel del cerebro en la resistencia se eliminaron de los libros de texto de fisiología del ejercicio.[103] La antorcha pasó a los psicólogos, que a finales del siglo XIX comenzaron a centrar su atención en los deportes.[104]

Un estudio realizado en 1898 por el psicólogo Norman Triplett de la Universidad de Indiana, en el que exploró por qué los ciclistas viajan más rápido con otros que solos, a menudo es considerado como el debut de la psicología deportiva como una disciplina distinta. Además de la aerodinámica de la redacción –lo que Triplett denominó, la Teoría de la Succión y la Teoría del Refugio– consideró explicaciones psicológicas como la "preocupación mental" vinculada entre la mente y el músculo, así como la idea de que el ejercicio pesado "envenena" la sangre, que a su vez "entorpece el cerebro y disminuye su poder para dirigir y estimular los músculos". Incluso especuló que un ciclista detrás de otro podría quedar hipnotizado por el movimiento de la rueda frente a él, produciendo

---

[103] Las ideas de Mosso fueron en su mayoría olvidadas. Tim Noakes argumenta que las ideas de Mosso fueron reemplazadas por las de A. V. Hill: "Fatigue Is a Brain-Derived Emotion That Regulates the Exercise Behavior to Ensure the Protection of Whole Body Homeostasis", *Frontiers in Physiology*, 11 abril de 2012.

[104] La antorcha pasó a los psicólogos: Nick Joyce y David Baker, "The Early Days of Sports Psychology", *Monitor on Psychology,* julio-agosto de 2008.

un rendimiento, al aumentar la "exaltación muscular".[105] Esta área de investigación no se desarrolló inmediatamente: el primer laboratorio de psicología deportiva, fundado en 1925 en Estados Unidos, en la Universidad de Illinois, desapareció en 1932 debido a la falta de interés y financiamiento. Sin embargo, en la segunda mitad del siglo XX, la psicología del deporte se estableció como un subcampo legítimo, con su propio cuerpo de conocimientos completamente separado sobre el papel del cerebro en la resistencia.

Cuando estaba en la universidad, en la década de 1990, nuestro equipo de atletismo reía en sesiones grupales con un psicólogo deportivo que nos presentó un arsenal de técnicas destinadas a ayudarnos a realizar una visualización óptima, tal como relajación, etcétera. Memorizamos una técnica de diálogo interno de cinco pasos para detener los pensamientos negativos que pueden surgir durante una carrera: reconocer, rechazar, relajar, rehacer, reanudar. Eso es lo que le gritaríamos a cualquiera que comenzara a desviarse del ritmo durante un entrenamiento largo y agotador. Era una broma para nosotros. Ninguno de nosotros intentó aplicar estas técnicas con seriedad, porque la victoria, lo sabíamos, era el resultado directo de bombear la mayor cantidad de oxígeno a los músculos más aptos.

Esta división, entre la psicología y la fisiología sobre el ejercicio es lo que Marcora, entrenado como fisiólogo del ejercicio, esperaba abordar –acabando su periodo sabático y a mitad de su carrera en psicología–. Una teoría verdaderamente universal de la resistencia, pensó, debería ser capaz de utilizar el mismo marco teórico para explicar cómo los factores mentales y físicos (por ejemplo, el diálogo con uno mismo y las bebidas deportivas) alteran el rendimiento. Y en el modelo psicobiológico –que se le ocurrió–, el vínculo entre las técnicas de psicología deportiva de la vieja escuela y los resultados fisiológicos reales, de repente parece mucho más loables. Después de todo, la percepción del esfuerzo –el controlador maestro de la resistencia, en opinión de Marcora– es una construcción fundamentalmente psicológica.

---

[105] Un estudio de 1898 del psicólogo Norman Triplett de la Universidad de Indiana: "The Dynamogenic Factors in Pacemaking and Competition", *American Journal of Psychology* 9, núm. 4, 1898.

Por ejemplo, un famoso experimento de 1988 realizado por psicólogos de la universidades de Mannheim y de Illinois pidieron a los voluntarios que sostuvieran un bolígrafo en sus dientes, como un perro con un hueso, que requería activar algunos de los mismos músculos involucrados en la sonrisa; o en sus labios, como si estuvieran chupando un popote, lo que activaba los músculos fruncidos. Luego se les pidió que calificaran lo graciosa que era una tira cómica titulada *Far Side*. Efectivamente, los participantes calificaron las caricaturas como más divertidas, en una escala aproximadamente de 10 puntos, cuando estaban (más o menos) sonriendo.[106] Esto ilustra lo que se conoce como la hipótesis de "retroalimentación facial", una idea que se remonta a Charles Darwin: así como las emociones desencadenan una respuesta física, esa respuesta física puede amplificar o quizás incluso crear la emoción correspondiente. Experimentos relacionados han extendido este hallazgo a grupos de estados mentales vinculados: sonreír, por ejemplo, te hace más feliz, pero también mejora los sentimientos de seguridad y –curiosamente– la facilidad cognitiva, un concepto íntimamente ligado al esfuerzo.

¿Eso también se aplica al esfuerzo del ejercicio? Marcora usó electrodos EMG para registrar la actividad de los músculos faciales mientras los sujetos levantaban pesas o pedaleaban la bicicleta y lo que encontró fue un fuerte vínculo entre el esfuerzo reportado y la activación de los músculos que fruncían el ceño durante el ejercicio intenso.[107] Un estudio posterior de investigadores taiwaneses también relacionó los músculos de la mandíbula con el esfuerzo. No es coincidencia, entonces, que los entrenadores hayan instruido a los corredores "relajar la cara" o "relajar la mandíbula".[108]

---

[106] Un famoso experimento de 1988: Fritz Strack *et al.*, "Inhibiting and Facilitating Conditions of the Human Smile: A Nonobtrusive Test of the Facial Feedback Hypothesis", *Journal of Personality and Social Psychology* 54, núm. 5, 1988.

[107] Registro de la actividad de los músculos faciales: D. H. de Morree y S. M. Marcora, "The Face of Effort: Frowning Muscle Activity Reflects Effort During a Physical Task", *Biological Psychology* 85, núm. 3, 2010; y "Frowning Muscle Activity and Perception of Effort During Constant-Workload Cycling", *European Journal of Applied Psychology* 112, núm. 5, 2012.

[108] Estudio posterior realizado por investigadores taiwaneses: D.H. Huang *et al.*, "Frowning and Jaw Clenching Muscle Activity Reflects the Perception of Effort Du-

Uno de los defensores más famosos de la relajación facial fue el legendario entrenador de esprint Bud Winter, quien había perfeccionado sus ideas mientras entrenaba a pilotos durante la Segunda Guerra Mundial. "Mira su labio inferior", Winter instruyó a un reportero de *Sports Illustrated* que visitó una de sus prácticas en 1959, cuando su atleta estrella pasó como un rayo. "Si su labio inferior está relajado y se balancea cuando corre, su parte superior del cuerpo está suelta". Entonces Winter ofreció una demostración de primera mano, de la cara ideal para correr. "Así", dijo, sacudiendo su labio inferior libre de tensión con los dedos: "Tiene que estar suelto".[109]

De hecho, las sonrisas y otras expresiones faciales pueden tener efectos aún más sutiles, como lo demostró uno de los experimentos más notables de Marcora. Con sus colegas Anthony Blanchfield y James Hardy, de la Universidad de Bangor en Gales, pagó a 13 voluntarios para pedalear una bicicleta estacionaria a un ritmo predeterminado durante el mayor tiempo posible. Los experimentos hasta el agotamiento como éstos tienen un método bien establecido para medir los límites físicos, pero en este caso también había un componente psicológico oculto. Mientras los ciclistas pedaleaban, una pantalla frente a ellos, periódicamente, mostraba imágenes de caras felices o tristes en ráfagas imperceptibles de 16 milisegundos, diez a veinte veces más cortas que un parpadeo típico. Los ciclistas a los que se les mostraron caras tristes viajaron, en promedio, poco más de 22 minutos.[110] Aquellos a los que se les mostró caras felices cabalgaron durante tres minutos más e informaron una menor sensación de esfuerzo en los momentos correspondientes. Ver una cara sonriente, incluso subliminalmente, evoca sensaciones de alivio que se vuelven parte de la percepción de lo duro que se trabaja en otras tareas, como pedalear en una bicicleta.

ring Incremental Workload Cycling", *Journal of Sports Science and Medicine 13*, núm. 4, 2014.

[109] El legendario entrenador de esprint Bud Winter: Tex Maule, "It's Agony, Upsets and Hopes", *Sports Illustrated*, 15 de junio de 1959.

[110] Ciclistas a los que se les mostraron caras tristes: A. Blanchfield *et al.*, "Non-Conscious Visual Cues Related to Affect and Action Alter Perception of Effort and Endurance Performance", *Frontiers in Human Neuroscience*, 11 de diciembre de 2014.

Con estos resultados en mente, la idea de que la psicología deportiva también puede alterar el sentido del esfuerzo ya no parece tan descabellada. Para demostrarlo, Marcora y sus colegas probaron una simple intervención de diálogo interno, precisamente el enfoque del que mis compañeros y yo nos habíamos reído dos décadas antes. Hicieron que 24 voluntarios completaran una prueba de ciclismo hasta el agotamiento y luego le dieron a la mitad de ellos una guía simple sobre cómo usar el diálogo interno positivo antes de otra prueba de ciclismo dos semanas después. El grupo autodidacta aprendió a usar ciertas frases al principio de una carrera tales como ("¡sentirse bien!") y otras más tarde durante la carrera o entrenamiento como ("¡presiona esto!"), practicando las frases durante el entrenamiento para calcular cómo se sentían más cómodos y efectivos. Efectivamente, en la segunda prueba de ciclismo, el grupo autodidacta duró 18 por ciento más que el grupo de control y su índice de esfuerzo percibido aumentó más lentamente a lo largo de la prueba.[111] Al igual que una sonrisa o fruncir el ceño, las palabras en tu cabeza tienen el poder de influir en los mismos sentimientos que se supone que reflejan.

Mientras Marcora y sus compañeros resonaban las motocicletas por Europa y Asia central, gradualmente se fueron poniendo más en forma: perdiendo peso, aumentando la fuerza de agarre, ganando capacidad aeróbica. Pero también se iban cansando cada vez más. Cada día, antes y después de viajar, Marcora aplicaba una prueba de vigilancia psicomotriz a los participantes: tenían que tocar un botón lo más rápido posible en un pequeño dispositivo de mano en respuesta a una serie irregular de luces intermitentes. El tiempo de reacción había disminuido de 300 milisegundos en la mañana y después de nueve horas de estar sentados en una moto, yendo algunas veces por alguna esquina ciega en la carretera de montaña o tratando de evitar alguna cabra, a 350 milisegundos, una disminución significativa. La disminución fue más pronunciada cuando cruzaron la meseta tibetana, donde el aire comprimido

---

[111] Probó una simple intervención en un diálogo interno: A. Blanchfield *et al.*, "Talking Yourself Out of Exhaustion: The Effects of Self-Talk on Endurance Performance", *Medicine & Science in Sports & Exercise* 46, núm. 5, 2014.

aumentó los efectos de la fatiga mental; al final del recorrido los puntajes promedio de la Prueba de Vigilancia Psicomotriz aumentaron a 450 milisegundos.

Afortunadamente, Marcora tenía un potente antídoto. Escondido en su mochila de equipo de laboratorio llevaba goma de mascar energética militar, un chicle que contiene 100 miligramos de cafeína que se absorbe rápidamente a través del revestimiento interno de la boca. La mitad de los chicles eran el combustible estándar para cohetes; la otra mitad eran placebos especialmente preparados sin cafeína. Después de cada almuerzo, Marcora masticaba seis gomas de mascar, organizando y disfrazando las gomas para que incluso él no supiera si estaba tomando cafeína o no. Cuando resumió los datos después del viaje, los resultados fueron sorprendentes: la desaceleración en el tiempo de reacción entre el comienzo y el final del día se eliminó por completo en los días que su chicle contenía cafeína.

Los poderes de activación de la cafeína no son exactamente un secreto, incluso sin considerar el café, las píldoras de cafeína ya son uno de los suplementos legales más utilizados entre los atletas, pero los resultados ilustran cómo, en opinión de Marcora, todo se reduce a la percepción del esfuerzo.[112] Existen varias teorías sobre cómo la cafeína aumenta la fuerza y la resistencia. Algunos argumentan que mejora directamente la contracción muscular; otros sugieren que mejora la oxidación de grasas para proporcionar energía metabólica adicional. Para Marcora, la explicación más convincente se relaciona con la capacidad de la cafeína para cerrar receptores en el cerebro que detectan la presencia de adenosina, una molécula "neuromoduladora" asociada con la fatiga mental. Evitar la fatiga mental, a su vez, reduce la sensación de esfuerzo, lo que le permite esforzarse más y por mayor tiempo.

Lo que requiere conducir una motocicleta puede parecer muy diferente a las típicas pruebas de resistencia, pero de hecho son muy parecidas a las demandas encontradas por los soldados, señala

---

[112] Píldoras de cafeína: F. C. Wardenaar *et al.*, "Nutritional Supplement Use by Dutch Elite and Sub-Elite Athletes: Does Receiving Dietary Counseling Make a Difference?", *International Journal of Sport Nutrition and Exercise Metabolism* 2, núm. 1, 2017.

Marcora. En ambos casos, se deben mantener altos niveles de concentración y concentración durante horas a la vez, mientras se realiza actividad física moderada en equipos voluminosos y mal ventilados. Y en ambos casos, incluso un breve lapso puede ser fatal. Como resultado, gran parte de los fondos para la investigación de Marcora, desde la goma de mascar hasta el "entrenamiento de resistencia cerebral", provienen del Ministerio de Defensa de Gran Bretaña, que están interesados en formas de combatir la fatiga mental y física.

Estrechamente vinculado a la atención sostenida, requerida por los motociclistas de aventura y soldados, hay otro proceso cognitivo llamado "inhibición de la respuesta": la capacidad de anular conscientemente tus impulsos. Ésta es una de las habilidades que el psicólogo de la Universidad de Stanford Walter Mischel probó a fines de la década de 1960 con su famosa prueba del malvavisco. Los experimentadores ofrecieron a los niños en edad preescolar una opción entre un obsequio de inmediato o dos obsequios si esperaban durante 15 minutos. Durante décadas de seguimiento, los niños que resistieron más tiempo a la tentación terminaron con mejores puntajes en las pruebas, más educación y menor índice de masa corporal.[113] Otros estudios han relacionado la baja inhibición de la respuesta con un mayor riesgo de resultados, como el divorcio e incluso la adicción al *crack*.

Nadie ha comprobado si los niños que tomaron el examen de malvavisco eran más propensos a convertirse en campeones atletas de resistencia, pero deberían hacerlo. Para los motociclistas y soldados, la inhibición de los impulsos es importante porque debes reprimir el impulso de dejar que tu mente divague y los maratonistas y otros atletas de resistencia enfrentan un desafío similar. Pensémoslo de esta manera: si se colocara un dedo en la llama de una vela, la respuesta natural sería quitarlo tan pronto como se comience a sentir calor. La esencia de empujar hasta los límites en los deportes de resistencia es aprender a anular ese instinto para

---

[113] Su famosa prueba del malvavisco: Walter Mischel *et al.*, "Delay of Gratification in Children", *Science* 244, núm. 4907, 1989; también B. J. Casey *et al.*, "Behavioral and Neural Correlates of Delay of Gratification 40 Years Later", PNAS 108, núm. 36, 2011.

que se pueda mantener el dedo un poco más cerca de la llama y mantenerlo allí, no por segundos, sino durante minutos o incluso horas.

Marcora y sus colegas probaron esta idea en un experimento en 2014, utilizando una técnica llamada tarea de Stroop para evaluar la inhibición de la respuesta de los participantes. La tarea consiste en palabras que parpadean en una pantalla en varios colores; tienes que presionar un botón en particular en respuesta a cada color. Lo difícil es que las palabras en sí mismas son colores: es posible que veas la palabra verde en letras azules y debes superar tu impulso inicial para presionar el botón correspondiente al verde en lugar del azul. En el experimento, los participantes realizaron la tarea dos veces: la primera con las palabras y los colores que no coincidían, que requiere inhibición de la respuesta, y la segunda vez con las palabras y los colores combinados, como control. En ambos casos, después de 30 minutos de la tarea cognitiva, corrieron en una cinta eléctrica por 5 kilómetros lo más rápido posible.[114]

Los resultados fueron claros. A pesar de que los sujetos no tenían conocimiento de la fatiga mental, justo después de la prueba de inhibición de respuesta, comenzaron más despacio a correr los 5 kilómetros; calificaron su nivel de esfuerzo más alto durante toda la carrera y terminaron con tiempos 6 por ciento más lento. Eso sugiere que la inhibición de la respuesta es realmente un componente mental importante de la resistencia y que es un recurso limitado que se va acabando si se usa demasiado. Sostener el dedo con la llama (o simplemente enfocarse en una tarea complicada de la computadora) requiere esfuerzo mental y ese esfuerzo es tan real como el esfuerzo de mover las piernas.

Durante mucho tiempo ha sido un cliché que los mejores atletas se definen tanto por sus mentes superiores como por sus músculos. Con la inhibición de la respuesta, tenemos una manera de probar esto, lo cual hizo un equipo de la Universidad de Canberra y el Instituto Australiano del Deporte, trabajando junto con Marcora.

---

[114] Prueba de inhibición de la respuesta: B. Pageaux *et al.*, "Response Inhibition Impairs Subsequent Self-Paced Endurance Performance", *European Journal of Applied Physiology* 114, núm. 5, 2014.

Reclutaron a 11 ciclistas profesionales de élite y los compararon con nueve ciclistas amateurs entrenados. Todos los voluntarios completaron dos pruebas de 20 minutos, una precedida por una tarea de Stroop de 30 minutos para su inhibición de respuesta, la otra igualmente precedida por una tarea de control en la cual tenían que mirar una cruz negra en una pantalla blanca durante 10 minutos.

El primer hallazgo interesante fue que los profesionales fueron significativamente mejores en la tarea de Stroop, acumulando un promedio de 705 respuestas correctas durante la prueba de 30 minutos, en comparación con 576 para los aficionados.[115] En otras palabras, a la lista de rasgos mensurables que distinguen a los profesionales del resto de nosotros: el tamaño de su corazón, el número de capilares que alimentan sus músculos, su umbral de lactato, etcétera, ahora podemos agregar la inhibición de la respuesta.

El segundo hallazgo interesante fue cómo actuaron los ciclistas tiempo después de haber completado la tarea de Stroop inhibidora de la respuesta. Los principiantes, ya agotados por el esfuerzo mental de concentrarse en todas esas letras intermitentes, dieron como resultado 4.4 por ciento menos de energía que en su ruta de control. Los profesionales, por otro lado, no bajaron el ritmo en absoluto. Fueron capaces de resistir los efectos de la fatiga mental, al menos en las dosis producidas por una tarea de Stroop de 30 minutos y el ciclo tan rápido como cuando habían empezado frescos.

Hay dos formas de explicar estos hallazgos. Una es que los profesionales nacieron con una inhibición de la respuesta superior y resistencia a la fatiga mental, y ésa es una de las razones por las que terminaron como atletas de élite. La otra es que los largos años de entrenamiento ayudan a la mente a adaptarse para resistir la fatiga mental, al igual que el cuerpo se adapta para resistir la fatiga física. ¿Cuál es? Considero que un poco de ambos y la poca evidencia que existe apoyan la idea de que estos rasgos son en parte heredados, pero también se pueden mejorar con el entrenamiento. Y esto, a

---

[115] Los profesionales fueron significativamente mejores en la tarea de Stroop: K. Martin *et al.*, "Superior Inhibitory Control and Resistance to Mental Fatigue in Professional Road Cyclists", *PLoS One* 11, núm. 7, 2016.

su vez, plantea la gran pregunta: ¿cuál es la mejor manera de aumentar su resistencia mental? En la conferencia en Bathurst de 2011, Marcora propuso que los desafíos cognitivos especialmente diseñados como la tarea de Stroop cuando son repetidos una y otra vez, constituyen una forma de "entrenamiento de resistencia mental" que puede darles una ventaja a los atletas. Como describiré en el capítulo 11, visité un campo de entrenamiento cerebral de la Universidad de Ken y luego probé la técnica durante doce semanas mientras me preparaba para un maratón. Marcora también ha llevado a cabo una serie de pruebas de la técnica financiadas con fondos militares y los resultados iniciales sugieren que se trata de algo grande.

Los estudios descritos en este capítulo dejan claro que no podemos hablar acerca de los límites de la resistencia sin considerar el cerebro y la percepción del esfuerzo. Pero no significa necesariamente que la teoría psicobiológica de Marcora sea correcta. De hecho no todos están de acuerdo de que esta teoría sea nueva. Cuando yo le pregunté a Tim Noakes en 2010 acerca de las ideas de Marcora, las puso como una variación menor de su propio modelo de gobernador central: "La única distinción de nuestro modelo y su modelo –y obviamente, tiene que diferenciarlo– es que todo es conscientemente controlado", dijo.

La distinción entre consciencia e inconsciencia se convertido en un debate amargo entre las dos áreas, pero las diferencias no son tan grandes como aparentan. Marcora de hecho argumenta que la decisión de acelerar, desacelerar y parar es siempre consciente y voluntaria. Pero tales "decisiones", reconoce, pueden ser efectivamente forzadas en uno por un sentido del esfuerzo intolerable. Y crucialmente, pueden aun ser influenciados por un número de factores de los que no estás consciente, como claramente ha sido demostrado con su propio experimento con imágenes subliminales. Noakes y sus colegas, por otro lado, no discuten la importancia del esfuerzo, motivación y tomar la decisión consciente. Cuando corres un maratón, no es el gobernador central lo que te previene correr los primeros 100 metros (un hecho demostrado con almas entusiastas, que de hecho, corren al comienzo de los maratones y después pagan el precio).

Es verdad que, aunque hay verdaderos contrastes entre las teorías de Noakes y Marcora, se hacen más obvias respecto de los límites del agotamiento total –un estado rara vez experimentado en la mayoría de la gente–. Imagínate yendo al gimnasio y preparar la cinta de correr a 10 millas por hora y has decidido correr tanto como puedas. Para la mayoría de la gente, la decisión de bajar de ésta sería totalmente voluntaria, un resultado simple de que el esfuerzo se vuelve más grande de lo que están dispuestos a tolerar. Pero, si estuvieras corriendo la milla final del maratón olímpico, cabeza con cabeza de tu rival por la medalla de oro, es difícil de aceptar que el corredor que afloja primer lo haga porque el esfuerzo sea demasiado grande o porque no está lo suficientemente motivado. Noakes argumentaría que el cerebro del corredor está anulando su deseo consciente, reduciendo el reclutamiento de muscular para prevenir cualquier lesión a órganos críticos –y ese proceso no sólo es inconsciente, sino que contradice las decisiones conscientes del corredor–. Para cualquiera que haya corrido seriamente, la última explicación es la que se siente bien.

Por supuesto, la otra opción es que tales escenarios de esfuerzo y motivación –verdaderamente máximos– empujen a simples límites físicos: que A. V. Hill habría argumentado hace casi un siglo, es la fatiga muscular o los límites del suministro de oxígeno que detienen a alguien en la última milla de los Juegos Olímpicos. Cuando comencé a planear este libro, en 2009, iba a ser todo sobre Tim Noakes y de cómo sus ideas habían cambiado la visión de resistencia convencional centrada en el cuerpo. Luego descubrí el trabajo de Marcora y me di cuenta de que ninguna explicación de resistencia podía ser completa sin considerar la psicología involucrada. Y luego, mientras profundizaba más, conocí a algunos de los fisiólogos que no creen en ninguno de ellos y cuyas opiniones sobre la resistencia humana todavía están basadas en el corazón, los pulmones y los músculos, tal como el fisiólogo Andrew Jones de la Universidad de Exeter, quien ayudó a Paula Radcliffe a llevar un récord mundial de maratón y cuyos datos de laboratorio Breaking2 sugieren que Eliud Kipchoge es capaz de correr durante menos de dos horas, y descubrí que ellos también tienen alguna evidencia poderosa para respaldar sus puntos de vista.

Entonces, ¿quién tiene razón? La respuesta corta es que los científicos actualmente están peleando por ello enérgicamente y a veces con amargura, sin un final próximo. La respuesta más larga, y para mí la más interesante, es que, como lo ilustra la comparación anterior, depende de entre correr en una cinta eléctrica en el gimnasio y competir en los Juegos Olímpicos. En la segunda parte del libro exploraremos cómo los factores específicos como el dolor, el oxígeno, el calor, la sed y el combustible definen los límites en diferentes contextos. Encontraremos situaciones que parecen confirmar la opinión de Noakes, como bebidas deportivas que aumentan tu resistencia incluso si no las bebes. Exploraremos si es realmente posible que una madre en pánico levante un auto sobre su hijo. Y veremos qué sucede cuando una inyección en la columna elimina temporalmente los límites impuestos por el cerebro, lo que permite a los atletas empujar sus músculos hasta el borde, un escenario de ensueño que resulta ser más bien una pesadilla.

Dos horas: 30 de noviembre de 2016

Un hombre sin hogar duerme en una puerta, su bolsa de dormir sucia de color marrón se encuentra cerrada hasta la nariz para evitar la llovizna. Junto a su cabeza, cuidadosamente guardados del clima, hay un par de tenis Nike impecables, de colores brillantes y con cordones fluorescentes amarillos. Pienso: es la cima de Portland. Corro algunas cuadras más hasta mi hotel en el centro, me ducho y me dirijo con David Willey al cuidadoso campus de la oficina megacentral del mundo de Nike para encontrar cómo, exactamente, la compañía planea dar un salto de medio siglo más allá de mi predicción cronológica del maratón.

Es suficientemente claro que el proyecto de Breaking2 no es sólo un capricho pasajero que ha preparado el departamento de marketing. A medida que avanzamos a través de la seguridad del Laboratorio de Investigación del Deporte de Nike, un área, la cual, nuestros acompañantes nos aseguran sin problemas, que está estrictamente fuera de límites, incluso para la gran mayoría de los empleados de Nike del mismo sitio, pasamos un mural gigantesco al final de un pasillo que aparenta una pista de dos carriles de cubierta de caucho. En un marcador con letra pixelada, se lee: "1:59:59". Alrededor de veinte personas han estado trabajando en el proyecto secreto, más o menos de tiempo completo, durante casi dos años, con un costo total que la compañía no revelará, pero claramente se extiende a millones, si no a decenas de millones, de dólares.[116]

¿Rompiendo la barrera la ciencia para alcanzar el plan? Lo que sea necesario, están dispuestos a intentarlo. En una serie de reuniones que se extendieron hasta tarde en la noche, escuchamos de los principales fisiólogos, biomecánicos y diseñadores de productos de la compañía sobre la duración que se ha contemplado, con el propósito de exprimir más los músculos agotados. Algunas de las ideas más locas afortunadamente se han dejado en el piso de la sala

---

[116] Acompañado por seguridad del Laboratorio de Investigación del Deporte de Nike: mi informe sobre el desarrollo de la carrera de Nike Breaking2, "Moonshot", publicado en junio de 2017, *Runner's World*. Para más comentarios e información: www.runnersworld.com/2-hour-marathon.

de montaje, tales como sujetar los brazos a los lados para ahorrar energía y movimiento desperdiciado. Una de las pruebas realizadas al ex corredor de élite Matt Tegenkamp, fue la de utilizar un cabestrillo elástico especialmente diseñado, lo cual mostraba un aumento en la eficiencia mensurable, sin embargo Matthew Nurse nos comentó –director del laboratorio– que "él no lo usaría". "Parecía un episodio de *Three Stooges*". Mientras tanto, el equipo del calzado había contemplado un "pico de pista desmontable para el maratón", incluido un prototipo con el talón completamente eliminado para ahorrar peso. Sólo había un problema: los corredores que lo probaban lo odiaban.

Al final, el equipo se concentró en cinco áreas clave: seleccionar a los mejores atletas, optimizar el rumbo y el entorno, ejecutar el mejor entrenamiento posible, proporcionar el combustible y la hidratación correctos, y proporcionar innovadores calzado y ropa. Para cada uno de estos pilares, nos explican cómo consideran que podrán mejorar las 2:02:57 de Dennis Kimetto. En algunos casos, el rendimiento es ciertamente marginal. Por ejemplo, cambiando pantalones cortos por mallas medianas, agregando hoyuelos con textura a la camiseta y pegando cinta aerodinámica a las pantorrillas; en conjunto, esta revisión de la vestimenta típica del maratonista podría ahorrar de acuerdo con el fisiólogo de indumentaria Dan Judelson, "de 1 a 60 segundos" en el transcurso de un maratón. "Pero incluso, si sólo fuera un solamente segundo, eso sería significativo. Nos sentiríamos realmente mal si no se probara todo y corrieran en 2:00:01."

El gran beneficio de lo que estoy reuniendo proviene de dos fuentes. En primer lugar, tienen un nuevo tenis con una suela acolchada contraintuitivamente gruesa hecha con una goma de espuma avanzada que rompe todos los récords anteriores de ligereza y resistencia. Incrustado en la suela hay una placa curva de fibra de carbono que agrega suficiente rigidez para evitar pérdida de energía que resultaría al correr con un tenis de malvavisco. Las pruebas independientes realizadas secretamente en la Universidad de Colorado, muestran que el calzado mejora la eficiencia en 4 por ciento en promedio, cifra impresionante que provocará una fuerte

controversia cuando el tenis se presente públicamente.[117] La gente
o no cree que sea posible una ganancia tan grande o si lo hacen,
creerán que debería prohibirse. Pero por ahora, los tenis no rompen ninguna regla existente y empiezo, por primera vez, a considerar seriamente la posibilidad de que la misión de Nike pueda tener
éxito.

El segundo gran factor es la argumentación. En mi análisis de
2014, había argumentado que el costo de superar la resistencia del
aire, incluso en un día perfectamente tranquilo, podría aumentar a
100 segundos en el transcurso de un maratón de dos horas.[118] Eso
puede parecer exagerado, hasta que se considera que los corredores
mantendrán un ritmo alrededor de 4:35 por milla, que para la mayoría de nosotros es esencialmente un esprint. Los estudios que se
remontan a la década de 1970 han sugerido que correr directamente detrás de otro corredor puede eliminar la mayor parte de este
esfuerzo extra, pero en la práctica es difícil mantenerse tan cerca
detrás de alguien.[119] Y para seguir un maratón de dos horas hasta
el final, se necesitaría a alguien o de preferencia, a varias personas, que puedan correr un maratón de dos horas, ya que las reglas
del récord mundial prohíben que los nuevos corredores entren a la
mitad de la carrera. La solución de Nike: renunciar a la idea de establecer un récord mundial oficial, de modo que puedan desplegar
un gran equipo para marcar el paso y que rotarían dentro y fuera
de la carrera, para llevar el ritmo de los elegidos hasta el final.

Nada de esto importa, por supuesto, si los atletas que corren la
carrera no están en forma y cerca del récord mundial. El equipo de
Breaking2, junto con expertos consultores externos como Andrew

[117] Pruebas realizadas secretamente en la Universidad de Colorado: el estudio se realizó
en el grupo de Rodger Kram: Wouter Hoogkamer et al., "New Running Shoe Reduces
the Energetic Cost of Running", presentado en la reunión anual del American College of
Sports Medicine en Denver, 31 de mayo de 2017.

[118] Cien segundos en el transcurso de un maratón de dos horas: C. T. Davies, "Effects of
Wind Assistance and Resistance on the Forward Motion of a Runner", Journal of Applied
Physiology 48, núm. 4, 1980.

[119] Correr directamente detrás de otro corredor puede eliminar esfuerzo: L. G. C. E.
Pugh, "The Influence of Wind Resistance in Running and Walking and the Mechanical
Efficiency of Work Against Horizontal or Vertical Forces", Journal of Physiology 213
1971, 255-76.

Jones, han pasado 18 meses llevando al laboratorio a varios de los mejores atletas del mundo para realizar pruebas exhaustivas, que incluyen los tres parámetros clave: VO$_2$máx, economía de carrera y el umbral del lactato, que Joyner recalcó en 1991.

Jones, un galés apuesto y de voz suave, es quizás mejor conocido por su trabajo con la gran maratonista Paula Radcliffe, a quien comenzó a aconsejar cuando era una adolescente precoz y él era un estudiante graduado. En 2002, cuando Radcliffe estaba preparándose para su debut en el maratón, le dijo que estaba lista para correr en 2:18, una audaz visión, ya que el récord mundial era de 2:18:47. Ella corrió en 2:18:56 en Londres. Más tarde ese año, antes del Maratón de Chicago, predijo un 2:17; ella corrió en 2:17:18. Finalmente, para la siguiente primavera, los valores del laboratorio indicaron 2:16, pero ella corrió en 2:15:25 en Londres, que sigue siendo el récord mundial. A. V. Hill hubiera estado orgulloso.

Las experiencias de Jones con Radcliffe le dan a él –y a mí, mientras escucho su informe en Beaverton– la confianza en el poder de las pruebas sobre la cinta eléctrica para predecir resultados aparentemente improbables. Pero también subrayan otros asuntos intangibles. "Su capacidad de hacerse daño no tenía precedentes", comento él. Por lo tanto, además de las pruebas sobre la cinta eléctrica, los recorridos de prueba en la pista y el análisis detallado de la historia de las carreras de los atletas, el equipo de Breaking2 también realizó más evaluaciones de nivel emocional. Consideraron la arrogancia de los atletas, su respuesta a los desafíos y otros elementos de actitud y visión, que podrían trabajar o romper con la misión.

Los tres hombres que han seleccionado, que están todos aquí en Beaverton para realizar más pruebas y comenzar su entrenamiento para la carrera, son una mezcla de opciones obvias y sorprendentes. A los 32 años, Eliud Kipchoge es el campeón olímpico, el tercer corredor de maratón más rápido de la historia y el mejor maratonista del planeta en este momento. Zersenay Tadese, un corredor de Eritrea de 34 años, es el poseedor del récord mundial para el medio maratón y, basado en estudio anterior, se encuentra entre los más eficientes corredores que se hayan probado en un laboratorio.

Lelisa Desisa, un etíope de 26 años, ha sido dos veces campeón del Maratón de Boston y ha demostrado ser una gran competidor en las carreras en pares.

En los siguientes días, observamos cómo el equipo científico pone a los corredores a prueba. Uno por uno –vestidos con pantalones cortos y camiseta– corren dentro de una cámara fría a 50 grados, con ocho termómetros inalámbricos pegados a varias partes de su cuerpo para evaluar su respuesta a las condiciones frías que se esperan el día de la carrera. Probaron diferentes versiones del prototipo del tenis, mientras que los científicos miden su eficiencia, para personalizar la rigidez de la placa de fibra de carbono para cada corredor. Cuando Kipchoge camina de puntillas con cuidado exagerado hacia la cinta de correr, uno de los científicos se acerca a la parte posterior de la máquina, listo para ser un observador si es necesario. Es sólo la segunda vez que Kipchoge corre en una cinta eléctrica –la primera vez fue durante el proceso de selección inicial– y es difícil no pensar en Bambi cayéndose sobre el hielo. Los datos del laboratorio de Kipchoge, más tarde nos confió Jones, fueron sorprendentemente ordinarios, probablemente porque se encontraba muy incómodo en la cinta de correr. Para el campeón olímpico, decidieron observar más allá de esta información de laboratorio mediocre.

Gracias a la barrera del idioma, es difícil leer lo que Tadese y Desisa piensan de todo esto. A través de intérpretes, responden de manera desafiante a nuestras preguntas, pero todo lo que realmente nos queda es la sensación de que piensan que correr un maratón de dos horas será realmente difícil, pero con ayuda (y probablemente con grandes cantidades de dinero) proveniente de Nike, están dispuestos a darle una oportunidad. Con Kipchoge, cuyo inglés es fluido, es diferente. A pesar de que es tan suave de voz, que tiene uno que inclinarse hacia adelante y entrecerrar los ojos para escucharlo, David y yo más tarde estuvimos de de acuerdo en que sus palabras, su comportamiento y el aura que destila revelan una confianza serena e imperturbable. Me pregunto, ¿es esto lo que hace ganar a uno una medalla de oro olímpica?, ¿o qué es lo que necesitas para llegar allí en primer lugar?

Después de una semana en Portland, los atletas se dispersan de regreso a sus hogares en Kenia, Eritrea y Etiopía. Los tres hombres, como la gran mayoría de los mejores corredores de distancia del mundo en estos días, nacieron, crecieron y entrenaron en las tierras altas del este de África a lo largo del gran Valle del Rift, a altitudes de al menos 6,000 pies sobre el nivel del mar. El aire delgado y pobre en oxígeno en estas alturas hace que correr sea más difícil y desencadena adaptaciones tales como un aumento en la cantidad de glóbulos rojos disponibles para transferir oxígeno de los pulmones a los músculos activos. De hecho, cualquier persona nacida en este ambiente lleva consigo rasgos de ahorro de oxígeno, como el aumento del volumen pulmonar por el resto de su vida. Shalane Flanagan, la segunda mujer maratonista más veloz en la historia de Estados Unidos, nació en Boulder (elevación de 5,430 pies); Ryan Hall, el maratonista masculino más rápido nacido de Estados Unidos, creció en Big Bear Lake (elevación 6,752).[120]

A fines de enero, un equipo de 12 personas de Nike se embarca en un viaje de dos semanas para visitar a Kipchoge, Desisa y Tadese en su ambiente de entrenamiento en casa. El contraste entre la búsqueda de alta tecnología de los beneficios marginales y la simple vida y la rutina elemental del entrenamiento de maratón africano es sorprendente. "Ver al campeón olímpico acarreando agua fría en un balde desde un pozo después de su entrenamiento es muy humilde", me dice Philip Skiba, uno de los consultores científicos externos que trabajan con el equipo Breaking2, cuando me reporté por teléfono durante el Maratón de Kenia.

El propósito del viaje era crear confianza en los atletas, pero también hay una agenda científica. El fisiólogo líder Brett Kirby y su equipo han montado un medidor improvisado de velocidad del viento para ayudar a los atletas a tener una idea de exactamente dónde necesitan correr para obtener el mayor beneficio del reclutamiento detrás de otros corredores. Tienen un dispositivo de ultrasonido portátil que calcula la cantidad de carbohidratos que se

---

[120] Shalane Flanagan, la segunda maratonista más rápida de carrera femenil: David Epstein notó que Flanagan y Hall se encontraron expuestos a muy temprana edad a la altura: *The Sports Gene,* Nueva York, Current, 2013.

almacena en los músculos de las piernas, que despliegan antes y después de carreras largas para evaluar qué tan rápido se están agotando estas reservas. Y también tienen sensores de oxigenación muscular que los atletas usan durante los entrenamientos duros a un ritmo de maratón de dos horas. Esta información, Jones me dice, sugiere que a este ritmo Kipchoge –como Clarence DeMar del Laboratorio de la Fatiga de Harvard de hace un siglo aproximadamente– se encuentra en un estado sostenible de "fisiología estable".

Uno de los puntos más urgentes en la agenda era averiguar qué y cuánto deben beber los atletas durante la carrera. En lugar de las mesas de ayuda cada cinco kilómetros, como es habitual en los maratones de las grandes ciudades, el equipo de Breaking2 planea montar en bicicletas junto a los atletas, estiman ahorrar unos siete segundos por entrega de botellas y distribuyendo bebidas cada tres kilómetros más o menos.[121] El objetivo es mantener a los atletas alimentados con 60 a 90 gramos de carbohidratos por hora, que es mucho más de lo que los atletas están acostumbrados. Ésta no es una tarea fácil, dado que es el equivalente en carbohidratos de comer aproximadamente cuatro tazas de espagueti cocido durante la carrera, por lo que se necesita práctica. Durante una carrera de 22 millas, los científicos conducen detrás de Desisa y le ofrecen bebidas periódicamente. En la sesión de seguimiento, Desisa informa haber sentido que había bebido "mucho" durante la carrera, pero, de hecho, había consumido sólo 400 de los 1,500 mililitros de bebida deportiva que le habían ofrecido.

Al final del viaje, el equipo se siente cautelosamente optimista al eliminar las diversas barreras fisiológicas (músculo, oxígeno, calor, sed, combustible) que se interponen entre los corredores y un maratón de dos horas. Mientras tanto, desde la perspectiva de Kipchoge, hay una transformación más sutil en curso. Cuando le hablo por teléfono a su campamento de entrenamiento cerca de la ciudad de Kaptagat, le pregunto qué está haciendo diferente para prepararse

---

[121] Mesas de apoyo cada cinco kilómetros: el IAAF Road Running Manual (www.iaaf. org) dice que "el agua estará disponible a intervalos adecuados de aproximadamente 5 km".

para la tarea épica que tiene por delante. Su carrera más reciente, después de todo, fue una victoria de medio maratón de 59:44 en Delhi; pronto tendrá que duplicar la distancia casi al mismo ritmo. El entrenamiento físico como el de años anteriores no cambiará, me dice, "pero mi mente será diferente". Para él, el desafío es principalmente mental y el escepticismo generalizado que ha recibido el intento es, de alguna manera, un fracaso de imaginación. Ya que "la mayoría de la gente decía que morirían antes de ver a un hombre correr en menos de dos horas", admite cuando pregunto qué piensan otros corredores en Kenia. "Pero creo que voy a demostrar que están equivocados."

Hacerlo, sin embargo, no será simplemente una cuestión de superar límites fisiológicos y mostrar fuerza psicológica. Kipchoge, inevitable e insoportablemente, tendrá que sufrir.

Parte II

LÍMITES

Capítulo 5

DOLOR

Desde el comienzo de la primera etapa del Tour de Francia 2014, que ese año atravesó por los páramos con grandes pendientes de Yorkshire, Jens Voigt estaba al ataque. A los 42 años, el veterano alemán era el participante más viejo de la carrera, compitiendo en su decimoséptimo tour consecutivo.[122] Pero su presencia parecía decir que no sería meramente ornamental. Él y otros dos ciclistas se separaron rápidamente del pelotón, abriendo un espacio mientras atacaban hacia la primera subida del día. Con más de 100 millas para llegar antes de la final, era muy poco probable que el trío lograra mantenerse por delante del pelotón, pero tales ataques descarados y llenos de probabilidades fueron exactamente lo que convirtió a un modesto oficial como Voigt en una figura de culto entre aficionados al ciclismo.

Sin embargo, en la punta de la primera cima la realidad se inmiscuyó. Sus dos compañeros de salida fácilmente lo dejaron con la distancia de varias bicicletas para reclamar los puntos para el mejor escalador y se dio cuenta de que no sería capaz de rebasarlos en subidas posteriores o al final. El director de su equipo, a través de

---

[122] La primera etapa del Tour de Francia 2014: Kenny Pryde, "Marcel Kittel Wins Opening Stage of Tour de France", *Cycling Weekly*, 5 de julio de 2014; Mike Fogarty, "'Now I Am Officially the Biggest Climber in the Tour de France'—Jens Voigt", firstendurance. com, 6 de julio de 2014.

la radio, sugirió que bajara el ritmo para conservar energía. "Dije, '¡No, no, no, al revés! Si quiero la camiseta de montaña, tengo que irme ahora'", recordó Voigt después de la carrera. Así que redobló sus esfuerzos, dejó a los otros dos participantes antes de la siguiente escalada y aunque finalmente fue alcanzado por el pelotón, terminó ganando la camiseta para el mejor escalador y el premio al ciclista más combativo de la etapa. En general, fue un desempeño *vintage* para el hombre cuya frase distintiva era estampada cuando un reportero de la televisión danesa le preguntó cómo lidió la fatiga de sus escapadas características, contestó: "¡Cállense, piernas!"[123]

Mientras que los grandes ciclistas a menudo se distinguen por lo extremo de su fisiología o su gracia en la silla de montar, la característica singular de Voigt, durante una carrera profesional de 18 años, ha sido su hambre por el sufrimiento. Su "reconocimiento abierto del dolor como un estado de ánimo para combatir, reprimir y finalmente superar", opinó *Cycling Weekly*, "es quizás parte de la razón por la que los fanáticos del ciclismo lo idolatran como el hombre duro del pelotón". Voigt mismo creía que sus luchas por lograr el éxito en las rigurosas academias deportivas de élite de su juventud de Alema oriental, dejaron una marca duradera: "Creo que a lo largo de todos estos años aprendí a establecer mi umbral de dolor más elevado que el de otras personas", reflexionó en su autobiografía (título: *Shut Up, Legs!*). "Creo que tengo un umbral de dolor que es 10 a 20 por ciento más alto que la mayoría de los demás. No sé si puedes probarlo científicamente, pero lo creo totalmente".[124]

En la imaginación popular (y los diccionarios), la resistencia y el sufrimiento están inextricablemente unidos. "Sin dolor, no hay ganancia" es un lema en la mayoría de los deportes, pero en los deportes de habilidad esta relación es más negociable, dice Wolfgang Freund, investigador de los Hospitales Universitarios Ulm en Alemania que estudia el dolor en los atletas. El incomparable futbolista argentino Diego Maradona, por ejemplo, "al menos tenía la ilusión

---

[123] Estampada cuando un reportero de la televisión Danish: "The Origin of *Shut Up, Legs!*", *Bicycling*, http://www.bicycling.com/video/origin-shut-legs.

[124] Umbral de dolor más elevado: "Jens Voigt: The Man Behind the Hour Attempt", *Cycling Weekly*, 17 de septiembre de 2014.

de que un brillante jugador de futbol no necesitaría sufrir", dice.
Sin embargo, para los ciclistas y otros atletas de resistencia, el dolor
es inevitable y la forma en que lo manejas está íntimamente ligada
a tu rendimiento. En 2013, Freund publicó un estudio revelador
sobre la tolerancia al dolor de los corredores de ultrarresistencia
que competían en el Trans Europe Footrace, un festival de dolor
épico en el que los participantes recorren 2,789 millas durante 64
días sin días de descanso. Freund pidió a 11 de los competidores
que mojaran las manos en agua helada durante tres minutos; al
final, calificaron el dolor como un promedio de 6 sobre 10. Por el
contrario, el grupo no atleta de control abandonó la carrera después de un promedio de tan sólo 96 segundos cuando su dolor
alcanzó un máximo de 10; incluso, sólo tres de ellos completaron
la prueba.[125]

Tales hallazgos refuerzan la idea de que, si todos lo demás son
iguales, la medalla de oro va para quien esté dispuesto a sufrir un
poco más que los demás. Freund no es el único que descubre que
los atletas bien entrenados pueden tolerar más dolor; otros han
demostrado que el entrenamiento físico regular, especialmente si
incluye entrenamientos desagradables de alta intensidad, aumentan
la tolerancia al dolor. Pero el vínculo entre lo que está sucediendo
en los músculos y lo que se siente en la cabeza resulta ser mucho
más indirecto de lo que podría suponerse. "El dolor es más que
una cosa", dice el doctor Jeffrey Mogil, director del Laboratorio de
Genética del Dolor de la Universidad de McGill. Es una sensación,
como la visión o el tacto; es una emoción, como la ira o la tristeza
y también es un "estado de funcionalidad" que impulsa a la acción,
como el hambre. Para los atletas, el papel del dolor depende de cómo estos diferentes efectos se mezclan en una situación específica.
A veces el dolor los frena hasta detenerlos; otras veces los lleva a
considerables alturas.

Gran parte de la carrera de Voigt se ha consumido sufriendo
por las grandes glorias de los líderes de su equipo: Jan Ullrich en

---

[125] Freund publicó un estudio elocuente: Wolfgang Freund *et al.*, "Ultra-Marathon Runners Are Different: Investigations into Pain Tolerance and Personality Traits of Partici-
pants of the TransEurope FootRace 2009", *Pain Practice* 13, núm. 7, 2013.

la Olimpiada de 2000; Ivan Basso, Andy Schleck y otros en Grand Tours. El ciclismo es un deporte con intrincadas tácticas en equipo, donde el impacto crucial de la aerodinámica y la topografía significa que el lugar es todo y los tiempos tienen poco significado. Pero hay una gran excepción: un desafío que elimina estos detalles extraños y simplemente cuestiona los siguientes: ¿Hasta dónde puedes pedalear la bicicleta en 60 minutos? ¿Y cuánto estás dispuesto a lastimarte por hacerlo? Entonces, mientras contemplaba su última temporada como profesional en 2014, era apropiado, si no inevitable, que Voigt eligiera hacer de su última carrera, un asalto en la hora, como se hace referencia reverencial al registro de 60 minutos de ciclismo. "La belleza de esto radica en su simplicidad –explicó–. Es una bicicleta, un ciclista, un engranaje. No hay tácticas, ni compañeros, ni bonificación en los segundos finales. ¡El registro de la hora es sólo acerca de cuánto dolor puedes tolerar! Es la hora de la verdad."[126]

El primer registro oficial de la hora, a 35,325 kilómetros (poco menos de 22 millas), se estableció en 1893 en la famosa pista del Velódromo Buffalo de París (así llamada porque el circo de Buffalo Bill había actuado en ese sitio).[127] El poseedor del récord inaugural fue el periodista y empresario Henri Desgrange, quien una década más tarde fundó el Tour de Francia. En los siguientes años, los intentos de participar durante la hora se convirtieron en un rito de iniciación para las leyendas del deporte y una fuente de historias interminables: los dos franceses que batieron el récord cinco veces en tres años antes de la Primera Guerra Mundial, siempre cuidadosos de no romper tanto el récord para que los futuros intentos de registro (y pagos correspondientes) no estuvieran fuera de su alcance; el inusual paseo de la estrella italiana Fausto Coppi en 1942 en Milán, en medio del caos y el bombardeo de la Segunda Guerra Mundial; el registro no oficial de Jacques Anquetil en 1967: no fue

---

[126] "La belleza de esto radica en su simplicidad": por Jens Voigt, *Shut Up, Legs!*, Londres, Ebury, 2016.

[127] El primer registro oficial de la hora: Michael Hutchinson, "Hour Record: The Tangled History of an Iconic Feat", *Cycling Weekly,* 15 de abril de 2015. Véase también Michael Hutchinson, *The Hour* Londres, Yellow Jersey, 2006, que relata su propia brecha en el registro.

ratificado porque se le pidió que proporcionara una muestra de orina posterior a la carrera para las pruebas de drogas –una innovación en ese momento– negándose indignado.

El récord más famoso de todos llegó en 1972, coronando el mejor año de carreras por el hombre que la mayoría de los fanáticos reconocen como el mejor ciclista de todos, el belga Eddie Merckx. El intento de Merckx en la hora, celebrado en el delgado aire de la Ciudad de México a fines de octubre, fue su carrera 139 del año. Ganó 51 de ellas, incluyendo los títulos generales del Tour de Francia y el Giro de Italia; donde tuvo un dolor durante el Tour –por el asiento de la bici– y que hizo que retrasara su riguroso programa de la carrera, lo suficiente como para hacer algunos breves preparativos para lograr el registro.[128]

Merckx decidió que si se había tomado la molestia de volar hasta un velódromo en la cima de una montaña, con una bicicleta especialmente construida, también podría acabar con los récords mundiales de distancias más cortas en el camino. ”Excelente”, respondió cuando sus amigos le advirtieron sobre lo irracionalmente rápido que tendría que comenzar. ”Debo sufrir durante los primeros kilómetros”. Y así fue que, después de unos días de retraso, empapado por la lluvia, Merckx se puso en marcha, tan rápido que sus tiempos en el 1 kilómetro y 5 kilómetros fueron de clase mundial, estableciendo nuevos récords mundiales en los 10 kilómetros y 20 kilómetros y ni siquiera iba a la mitad. Inevitablemente, el pedaleo se volvió lento cuando la angustia de Merckx aumentó y comenzó a retorcerse en el asiento. Terminó, al final, con 49,431 metros (poco menos de 31 millas), casi a media milla de la marca anterior, en poder del ciclista danés Ole Ritter. Cuando bajó de su bicicleta, como relata el periodista de ciclismo Michael Hutchinson, fue un desastre: ”No podía moverse. Él no podía hablar. Cuando finalmente juntó algunas palabras, fue para decir que había sido terrible. Nadie que no lo haya hecho podría saber cómo fue”.

---

[128] El registro más famoso de todos: Owen Mulholland, “Eddy and the Hour”, *Bicycle Fotheringham, Merckx: Half Man, Half Bike,* Chicago, Chicago Review Press, 2012; Patrick Brady, “The Greatest Season Ever”, Peloton, febrero-marzo de 2011.

Al ver las imágenes de archivo de la actuación de Merckx, está claro que su dolor era tremendamente real. Pero, ¿realmente sufrió más que Ritter o que Lagrange 80 años antes o que el periodista británico y fanático del ciclismo Simon Usborne cuando logró 42,879 metros mientras escribía un artículo sobre la hora en 2015 (la agonía es como la "muerte sin morir"; informó que esto lo dejó con la sensación de que envejecía unos 30 años),[129] o que cualquier otro hombre o mujer que decidiera pedalear lo más fuerte posible durante una hora? Como muchos fragmentos de sabiduría popular, al menos hay un núcleo de verdad aquí.

Entre los primeros en estudiar la percepción del dolor en atletas se encontraba Karel Gijsbers, un psicólogo de la Universidad de Stirling, en Escocia, quien (con un estudiante graduado) publicó un influyente artículo en el *British Journal of Medicine* en 1981. Puso a 30 nadadores de élite, del equipo nacional escocés, a través de una serie de pruebas de dolor y comparó sus resultados con 30 nadadores de nivel club y 26 que no eran atletas.[130] El protocolo implicaba cortar la circulación a los brazos de los sujetos con una manguera de presión sanguínea, luego hacer que apretaran y soltaran el puño una vez por segundo. El "umbral del dolor" se definió como el número de contracciones necesarias para producir una sensación que se registra como dolor en lugar de simplemente un malestar; la "tolerancia al dolor" se cuantificó como el número total de contracciones antes de que el sujeto renunciara.

El primer hallazgo fue que el umbral del dolor era esencialmente el mismo en los tres grupos, comenzando después de alrededor de 50 contracciones. Como Merckx, indudablemente atestiguará, los mejores atletas no son inmunes al dolor; lo sienten como todos los demás. Pero hubo diferencias dramáticas en la tolerancia al dolor: los nadadores del equipo nacional soportaron un promedio

[129] El periodista británico y fanático del ciclismo Simon Usborne: Simon Usborne, "As Sir Bradley Wiggins Attempts to Smash the Hour Record—Our Man Takes On the World's Toughest Track Challenge", *Independent*, 30 de mayo de 2015.

[130] Entre los primeros en estudiar la percepción del dolor en atletas: Vivien Scott y Karel Gijsbers, "Pain Perception in Competitive Swimmers", *British Medical Journal* 283, 1981, 91-93.

de 132 contracciones antes de pedir clemencia, en comparación con 89 en los nadadores del club y 70 en los que no eran atletas. Gijsbers sugirió que las diferencias deben ser el resultado de la exposición sistemática al dolor intenso pero intermitente durante el entrenamiento, tal vez mediante el aprovechamiento de sustancias químicas cerebrales como las endorfinas o quizás simplemente gracias a los mecanismos psicológicos de adaptación. "Se informa —dijo fríamente— que el dolor puede ser extrañamente satisfactorio para el atleta altamente motivado."

Estudios posteriores han confirmado la mayoría de estos hallazgos: los atletas, y especialmente los atletas de resistencia, están dispuestos a tolerar constantemente más dolor. Como el estudio de Wolfgang Freund sobre los corredores de TransEurope, los resultados plantean la pregunta sobre la gallina y el huevo: ¿los grandes atletas aprenden a soportar más dolor o su grandeza es consecuencia de una tolerancia al dolor naturalmente alta? Mientras que la verdad indudablemente se encuentra en algún lugar entre estas dos opciones, una curiosa nota de pie, en los resultados de Gijsbers, apunta hacia la primera. Volvió a probar a los nadadores de élite en tres diferentes épocas del año y descubrió que obtuvieron los puntajes más altos en la prueba de tolerancia al dolor en junio —durante su temporada de mayor actividad—, el más bajo en octubre, después de su temporada baja, y en algún momento durante su periodo de entrenamiento regular en marzo.

Estas variaciones de temporada sugieren que la tolerancia al dolor está relacionada con el tipo de capacitación que estás llevando a cabo y eso es exactamente lo que confirmaron los investigadores Martyn Morris y Thomas O'Leary, de la Universidad de Oxford Brookes en Gran Bretaña, en un estudio de 2017. Utilizaron el mismo protocolo de dolor que Gijsbers —apretar el puño sin circulación en el brazo, antes, durante y después de un periodo de entrenamiento de seis semanas durante el cual los voluntarios realizaron ciclismo continuo de intensidad media o entrenamientos de intervalos de alta intensidad. Los programas de entrenamiento se combinaron para requerir aproximadamente la misma cantidad de trabajo y ambos grupos aumentaron su capacidad física, como fue medido por medio del VO_2máx y el umbral de lactato, en la misma cantidad.[131]

Pero había dos diferencias clave entre los grupos. Primero, la tolerancia al dolor aumentó en 41 por ciento en el grupo de alta intensidad, mientras que dentro de los participantes de intensidad media no se observó ningún cambio. Esto muestra que ponerse en forma simplemente no aumenta mágicamente la tolerancia al dolor; de cómo ponerse en forma: tendrás que sufrir. En segundo lugar, a pesar de las ganancias de condición física similares, el grupo de alta intensidad vio mejoras mayores en el rendimiento de carrera, según lo medido por una serie de pruebas de tiempo hasta el agotamiento de diferentes intensidades. En una de las pruebas, el grupo de intervalo duró 148 por ciento más en la bicicleta, en comparación con un rendimiento de 38 por ciento para los que entrenaban en un rango de intensidad media. Curiosamente, las mejoras individuales en las pruebas que requerían hasta el agotamiento se correlacionaron con el rendimiento individual en tolerancia al dolor, lo que significa que los ciclistas que aprendieron a manejar más dolor de la prueba del torniquete fueron los mismos que lograron pedalear más rápido.

Éste es un hallazgo profundo: el dolor en el entrenamiento conduce a una mayor tolerancia del torniquete y esto predice un mejor rendimiento en la carrera. Muchos atletas, por supuesto, hacen este enlace intuitivamente. El triatleta Jesse Thomas, por ejemplo, aprendió a utilizar sus sesiones de masaje de tejido profundo como una forma de entrenamiento del dolor: "Cuando me duele terriblemente –explica–, en lugar de bloquear el dolor trato de aceptarlo, lo siento tanto como sea posible."[132] El estudio de Morris y O'Leary tendrá que ser replicado por otros grupos bajo diferentes condiciones antes de que sus resultados puedan confirmarse por completo. Pero sugiere que, al menos en atletas recreativos, la tolerancia al

---

[131] Martyn Morris y Thomas O'Leary: Martyn Morris *et al.*, "Learning to Suffer: High-But Not Moderate-intensity Training Increases Pain Tolerance: Results from a Randomised Study", presentado en la reunión anual del American College of Sports Medicine en Denver, 2 de junio de 2017.

[132] "Cuando me duele terriblemente": Jesse Thomas, "Damage Control", *Triathlete*, 12 de agosto de 2015.

dolor es tanto un rasgo que forma parte del entrenamiento como un factor limitante en la resistencia. Y deja una pregunta interesante y retadora para los futuros investigadores: ¿se puede volver uno más rápido, simplemente con entrenarse para tolerar o bloquear mejor el dolor?

La belleza de los registros de hora se debe en parte a su simplicidad. Pero incluso la idea más simple puede envolverse en sofocantes capas de regulaciones burocráticas e imposiciones, aparentemente arbitrarias. Después de que los avances aerodinámicos en la construcción de bicicletas y la posición del ciclista ayudaron al avance del récord en 10 por ciento, a 56 kilómetros, durante un periodo de tres años en la década de 1990, la Unión Internacional de Ciclismo (conocida como UCI por sus siglas en francés) decidió tomar medidas drásticas. En 2000 limpiaron los libros de récords y restauraron a Eddie Merckx como poseedor del récord, declarando que todos los intentos futuros tendrían que hacerse con bicicletas Merckx vintage con radios de alambre y marcos redondos.

Una de las nuevas y más curiosa estipulación fue que sólo se permitiría una persona en la pista dando retroalimentación al ciclista que intentara competir. Otro, prohibía la ayuda moderna del cronometraje e incluidos relojes de pulsera. Estas dos sorpresas, sin estar escritas en ningún reglamento oficial, provinieron de un oficial de la UCI, sobre un desprevenido Michael Hutchinson –periodista de ciclismo y campeón de crono– momentos antes del inicio de su propio intento de la hora en 2003. Tampoco se le permitió su monitor de ritmo cardiaco y aún más, el contador de vueltas digital junto a la pista estaba deshabilitado, una desventaja que Hutchinson sólo descubrió después de que la prueba había comenzado, lo que significaba que no tenía forma de calcular cómo o cuánto había pasado en bicicleta o cómo estaba respondiendo su cuerpo. Arrastrado por estas restricciones inesperadas, abandonó su participación después de 40 minutos.

Estas y otras reglas mataron el interés en el registro a esta carrera durante más de una década, hasta que la UCI volvió a flexibilizar las reglas en 2014. El afortunado momento fue lo que hizo posible que Voigt, de 43 años, intentara el récord como un viaje de jubilación, a pesar de haber estado más allá de su mejor momento. Podía usar una bicicleta moderna de contrarreloj para perseguir un récord retro que, para 2014, era de unos cientos de metros más largo que el recorrido de Merckx en 1972. Pero la mayoría de las reglas restrictivas sobre la retroalimentación externa (una persona en la pista, sin medidores de potencia, sin monitores de frecuencia cardíaca, etcétera) permanecieron vigentes. Incluso mirar hacia el marcador del estadio rompería con la posición de conducción aerodinámica. El viaje perfecto, entonces, sería como flotar durante 60 minutos en un tanque de despojo sensorial. Para medir su esfuerzo y cabalgar más allá de sus límites, Voigt tendría que aceptar el dolor, sentirlo y leerlo como un velocímetro cuidadosamente calibrado.

La idea de que el dolor en realidad puede ser útil, no es particularmente intuitiva. ¿Qué ciclista, remero o corredor no ha deseado, en algún momento, la inmunidad contra el dolor a mitad de la carrera? Y es cierto que, en algunos casos al menos, el bloqueo del dolor puede aumentar la resistencia. En 2010, un equipo de investigadores dirigido por Alexis Mauger, que entonces estaba en la Universidad de Exeter, en Gran Bretaña, demostró que dar a ciclistas bien entrenados 1,500 miligramos de acetaminofén –simplemente el viejo Tylenol– aumentó su rendimiento en una medida aproximada de dos por ciento en 10 millas, en comparación de cuando recibían un placebo.[133] Los ciclistas drogados pudieron empujar a una frecuencia cardiaca más alta y acumular niveles más altos de lactato en su sangre, mientras que su esfuerzo percibido se mantuvo igual que durante el paseo con placebo. Sentir menos el dolor hizo más fácil el esfuerzo, argumentaron los investigadores, permitiendo a los ciclistas acercarse a sus verdaderos límites fisiológicos.

Ésta es una de esas "nuevas" ideas de laboratorio que ha sido más o menos convencional en el pelotón, desde la época de los biciclos (*penny-farthing*). Los primeros poseedores del récord de hora no tenían dudas sobre la necesidad de ayuda farmacéutica. Cuando a Fausto Coppi, que estableció el récord en 1942, se le

---

[133] Simplemente el viejo Tylenol: A. R. Mauger *et al.*, "Influence of Acetaminophen on Performance During Time Trial Cycling", *Journal of Applied Physiology* 108, núm. 1, 2010.

preguntó si consumía drogas durante su carrera, dijo: "Sí, siempre que sea necesario". "¿Y cuándo es necesario?" "Casi siempre." Coppi, como Jacques Anquetil –una generación más tarde–, dependía principalmente de anfetaminas, que proporcionan un impulso en el momento.[134] Pero los analgésicos también tuvieron un papel. El francés Roger Rivière estableció los récords de hora en 1957 y 1958, pero sólo dos años más tarde, mientras bajaba por una empinada bajada durante el Tour de Francia, perdió el control y se volcó sobre una muro bajo, cayendo a 60 pies en un barranco; se fracturó dos vértebras, quedando paralizado por el resto de su corta vida (murió de cáncer a los cuarenta).[135] Según los informes, los médicos encontraron analgésicos en los bolsillos y en el torrente sanguíneo. Inicialmente afirmó que sus frenos habían fallado, pero más tarde admitió que había tomado Palfium, un opioide tres veces más potente que la morfina, para atenuar el dolor. Estaba tan entumecido, informó un amigo, que no había podido apretar el freno.

Hay otras razones para evitar resistir demasiado el dolor En una serie de experimentos que comenzaron en 2009, el investigador Markus Amann, entonces de la Universidad de Wisconsin, investigó qué sucedía con los ciclistas cuando no pueden sentir dolor en absoluto. Amann y sus colegas inyectaron fentanilo, un bloqueador de los nervios, en la espina dorsal de sus voluntarios, evitando que las señales viajen desde los músculos de las piernas hasta el cerebro y les pidieron que pedalearan 5 kilómetros tan rápido como pudieran en una bicicleta estacionaria.[136] Los efectos fueron dramáticos. A los voluntarios se les había dado un regalo con el que soñaban muchos atletas: la capacidad de presionar tanto como quisieran sin

[134] "Sí, siempre que sea necesario": citado en *The Economics of Professional Road Cycling*, ed. Daam van Reeth y Daniel Joseph Larson Cham, Springer International, 2016.

[135] Sobre la historia del francés Roger Rivière circulan varias versiones. Véase, por ejemplo, Nick Brownlee, *Vive le Tour! Amazing Tales of the Tour de France,* Londres, Portico, 2010.

[136] Inyectaron fentanilo en la espina dorsal de sus voluntarios: M. Amann *et al.,* "Opioid-Mediated Muscle Afferents Inhibit Central Motor Drive and Limit Peripheral Muscle Fatigue Development in Humans", *Journal of Physiology* 587, núm. 1, 2009.

sentir dolor, y aprovecharon la oportunidad para montarse en una ruina humeante. Al final de la prueba de crono, los ciclistas ni siquiera podían bajarse solos de las bicicletas. Algunos incluso no podían soltar los pies de los pedales, recuerda Amann "y ninguno fue capaz de caminar".

Pero los resultados contaron una historia diferente e inesperada. A pesar de su estado sobrehumano temporal, los participantes no pedalearon más rápido que cuando recibieron una inyección de placebo, gracias a la estimulación errática y demasiado ambiciosa. "Al principio, siempre se sienten increíble", explica Gregory Blain, uno de los colegas de Amann. "Están volando. Pero sabemos que van a colapsar." Después de un comienzo felizmente rápido, los ciclistas con nervios bloqueados comienzan a disminuir la velocidad. A mitad de camino, todavía se sienten bien, pero comienzan a parecer desconcertados, porque sus piernas ya no responden a las señales de su cerebro. Inconscientemente han presionado lo suficiente para que los mismos músculos fallen (un tema que exploraremos con más detalle, junto con algunas otras implicaciones del trabajo de Amann, en el próximo capítulo). Sin dolor, en otras palabras, son incapaces de controlarse.

Es tentador dejar la historia allí, como un cuento ordenado de Ricitos de Oro en el que un poco de dolor te ayuda a acelerar pero te vuelve demasiado lento. Pero a medida que el papel del dolor en el ejercicio de resistencia ha atraído más atención de la investigación, la historia ha dado algunos giros inesperados. En 2013, Alexis Mauger, quien dirigió el primer estudio de Tylenol junto con varios estudios de seguimiento relacionados con el tema, acudió a la publicación en línea de *Frontiers in Physiology* con un llamado a la acción. La fatiga a menudo se estudia en el laboratorio utilizando pruebas de "tiempo hasta el agotamiento", en las que el ritmo o la potencia de salida se fija y el sujeto pedalea o corre hasta que ella o él se den por vencido. Pero en el mundo real, argumentó Mauger, no sólo corremos hasta el punto del fracaso; nos marcamos el ritmo para ir lo más rápido posible *sin llegar al fracaso*. Este proceso de controlar la fatiga durante un periodo prolongado de tiempo (soportar el estante, en lugar de someterse a la guillotina) pone un mayor énfasis en controlar el dolor. No es coincidencia, entonces, que el dolor "sea referido con frecuencia por los atletas, entrenadores y comentaristas, pero haya recibido poca atención de parte de los investigadores", escribió.[137]

Para corregir este descuido, Mauger pidió más investigación sobre la relación fatiga-dolor y, en particular, sobre el uso de nuevas técnicas neurofisiológicas para modificar el dolor. La razón: incluso estudios aparentemente claros, como su experimento Tylenol se pueden interpretar de diferentes maneras. Tylenol, después de todo, combate la fiebre además de aliviar el dolor. ¿Podrían sus beneficios de impulso a la resistencia, ser el resultado de su capacidad para ayudar a prevenir que uno se sobrecaliente, en lugar de parar los efectos del dolor? Es imposible estar seguro respecto a esto.

Tomando su propio consejo, Mauger comenzó a experimentar con otras formas de alterar el dolor. En un ensayo probó dos formas diferentes de aplicar corriente eléctrica directamente a los músculos: electroestimulación nerviosa trascutánea (TENS) y por corriente interferencial (IFC).[138] Ambas herramientas son comunes en las clínicas de terapia física, aunque ninguna está respaldada por evidencia particularmente sólida. Sus poderes para bloquear el dolor se basan en la teoría de la compuerta del dolor, que se propuso por primera vez en la década de 1960. Si golpea uno la espinilla contra una silla, el primer instinto será frotar la espinilla con la mano. ¿Por qué? Porque la sensación de frotarse, la cual no es dolorosa, compite con el dolor del hematoma por las mismas vías de señalización neuronal que informan al cerebro. Cuanto más se frote, menos ancha será la banda para las señales de dolor. TENS e IFC son, en efecto, una forma de frotamiento hípereficiente, dise-

---

[137] Llamado a la acción de Alexis Mauger en *Frontiers in Physiology*: "Fatigue is a pain the use of novel neurophysiological techniques to understand the fatigue-pain relationship", 13 de mayo de 2013.

[138] Electroestimulación nerviosa trascutánea (TENS) y por corriente interferencial (IFC): A. H. Astokorki *et al.*, "Transcutaneous Electrical Nerve Stimulation Reduces Exercise-Induced Perceived Pain and Improves Endurance Exercise Performance", *European Journal of Applied Physiology* 117, núm. 3, 2017; A. H. Astokorki *et al.*, "An Investigation into the Analgesic Effects of Transcutaneous Electrical Nerve Stimulation and Interferential Current on Exercise-Induced Pain and Performance", ponencia presentada en la Endurance Research Conference de la Universidad de Kent en 2015.

ñado para desencadenar señales nerviosas no dolorosas que desplazan a las dolorosas.

En una conferencia realizada en 2015 en la Universidad de Kent sobre investigación de la resistencia (donde Mauger ahora trabaja en el Grupo de Investigación de la Resistencia), él presentó sus hallazgos iniciales. Para sorpresa de casi todos: "Realmente no esperaba que sucediera nada en particular, para ser honesto", admitió Maguer, la administración a los bíceps, tanto de TENS como IFC, mejoraron significativamente el tiempo hasta el cansancio entre los voluntarios que sufrían una contracción del músculo del brazo, mientras que una prueba simulada sin corriente no lo logró. "Una de las cosas realmente interesantes de este estudio –agregó Mauger–, fue que no encontramos ningún cambio en el RPE (clasificación del esfuerzo percibido)." Desenredar las sensaciones de dolor y esfuerzo durante el ejercicio, que la mayoría de nosotros cree de forma intercambiable, ha demostrado ser notablemente difícil, pero en este caso, la mejora en la resistencia parecía estar claramente relacionada con la supresión del dolor en lugar del esfuerzo.

Como se puede deducir, basado en la discusión del capítulo 4, Samuele Marcora, colega de Mauger de la Universidad de Kent, tiene una visión diferente de la importancia relativa del dolor en comparación con el esfuerzo. En la misma conferencia, Marcora presentó sus propios datos sobre la primacía del esfuerzo. En primer lugar, para establecer el rango de posibles dolores, él y sus colegas Walter Staiano y John Parkinson pidieron a los voluntarios que completaran una prueba de "presión fría", un protocolo estándar utilizado en la investigación del dolor (como el estudio de Wolfgang Freund en ultracorredores, mencionado anteriormente): sumerges tu mano en un cubo de agua helada y la mantienes allí el mayor tiempo posible, mientras se clasifica periódicamente el dolor en una escala de 0 a 10. Típicamente, el dolor aumenta constantemente hasta que alcanzas un 10 insoportable, hasta hacerte parar.[139]

[139] La primacía del esfuerzo: W. Staiano *et al.*, "The Sensory Limit to Exercise Tolerance: Pain or Effort?", ponencia presentada en la Endurance Research Conference de la Universidad de Kent en 2015.

Con esta experiencia de dolor máximo –fresca en sus mentes–, los participantes completaron una prueba de ciclismo de tiempo hasta el agotamiento a un ritmo moderadamente difícil. Durante la prueba, nuevamente calificaron el dolor en la escala de 0 a 10 y también evaluaron el esfuerzo usando la escala de Borg de 6 a 20. Cuando los ciclistas alcanzaron el agotamiento, después de aproximadamente 12 minutos, sus índices de dolor aproximadamente eran de 4.8, lo que corresponde a un dolor moderado. Sus clasificaciones sobre el esfuerzo, por otro lado, eran de 19.6 promedio, que es casi tan alto como puede serlo. En este contexto, entonces, parece ser el esfuerzo, más que el dolor, lo que llama la atención.

Entonces, ¿cómo concilias estos resultados, aparentemente contradictorios? En primer lugar, debe asegurarse de estar hablando de lo mismo cuando usa la palabra *dolor*. Con ese fin, Mauger y Marcora hicieron equipo para probar una forma de estimulación cerebral eléctrica llamada TDCS (estimulación transcraneal de corriente directa), que consiste en pasar una corriente débil directamente a través de las diversas regiones del cerebro para cambiar la excitabilidad de las neuronas.[140] El potencial de TDCS para mejorar el aprendizaje, el estado de ánimo, la función motora e incluso (como veremos en el capítulo 11) la resistencia, ha ganado una ola propagandística en los últimos años. Cuando se dirige a la corteza motora del cerebro, también tiene propiedades supresoras del dolor, que es en lo que Mauger y Marcora estaban interesados.

Llevaron a cabo dos experimentos paralelos de TDCS: el primero fue una prueba completa de ciclismo hasta el agotamiento y el segundo fue una prueba de frío (CPT) de ocho minutos. En ambos casos, los participantes completaron cada prueba tres veces más: una vez con un TDCS real, la otra con TDCS falsa –sin corriente eléctrica– y una tercera sin la intervención. En la prueba de frío (CPT), la estimulación cerebral dio como resultado puntuaciones de dolor más bajas desde el principio y las puntuaciones finales fueron, en promedio, un punto más bajo (7.4 contra 8.4 en la prueba simulada

[140] Mauger y Marcora se unieron: L. Angius *et al.*, "The Effect of Transcranial Direct Current Stimulation of the Motor Cortex on Exercise-Induced Pain", *European Journal of Applied Physiology* 115, núm. 11, 2015.

y 8.6 en la prueba de control). Pero en la prueba de ciclismo, los puntajes de dolor fueron idénticos en los tres ensayos. Los resultados sugieren que el dolor que experimentas en ejercicio extremo sostenido es fundamentalmente diferente –desde la perspectiva de tu cerebro– al dolor que experimentas mientras sumerges la mano en agua helada. Todo placer es similar, como podría haber dicho León Tolstói, pero cada dolor duele de una manera única.

Las puertas del Velódromo Suisse en Grenchen, una pequeña ciudad a medio camino entre Zúrich y Ginebra, se abrieron a las 5:30 p.m. el 18 de septiembre de 2014. El tiempo había sido precisamente calculado para permitir que la presencia colectiva de 1,600 fans calentaran y humedecieran el aire del edificio justo a la temperatura correcta, antes de que Voigt iniciara su intento por lograr un récord; después de 90 minutos: el aire caliente es menos denso y, por lo tanto, ofrece una ventaja aerodinámica, pero demasiada calidez puede provocar el sobrecalentamiento del ciclista. Éste era el tipo de detalles que al equipo de Voigt había estado inquietando interminablemente y el resultado de toda esta cuidadosa preparación fue que él sabía que era capaz de lograr un récord, pero también sabía cuán pequeño era su margen de error: "Puedes tener una ponchadura. Puedes comenzar demasiado rápido. Puedes simplemente tener un mal día. Incluso, puedes tener dos ponchaduras".

Ésos eran los pensamientos de Voigt mientras que –en los vestuarios, con la ayuda de dos asistentes– entraba con dificultad en un traje diseñado de piel ajustado. Con un estadio repleto, más de cuatro millones de fanáticos del ciclismo en todo el mundo que lo miraban por televisión y otros conectados a la transmisión de Internet en vivo, era fácil entender por qué se sentía extremadamente ansioso durante los últimos minutos. Y sin embargo, ésta fue una ventaja crucial para un hombre a punto de probar los límites de su propia tolerancia al dolor durante una hora completa. Como un soldado herido en un campo de batalla o como un kudu acorralado por un león hambriento, los atletas en plena competencia exhiben un fenómeno llamado "analgesia inducida por el estrés", que les permite ignorar los niveles de dolor que de otro modo los debilitaría. Finalmente, se disparó la pistola de arranque y al ritmo del technopunk de República de mediados de los noventa "Ready to Go", Voigt se acomodó en el asiento y comenzó a pedalear.

Algunas de las historias más épicas y hazañas "bunianescas" en deportes, involucran atletas que desafiaron el dolor para llegar al punto ganador o superar a su oponente: en las finales de la Copa Stanley de 1964, el ganador de hockey, el jugador Bobby Baun de los Maple Leafs de Toronto, patinó sobre un tobillo fracturado al inicio del juego; Willis Reed enfrentando a Wilt Chamberlain en la final de la NBA de 1970 jugó con un desgarre en el muslo; el medallista de oro Kerri Strug se había torcido un tobillo en los Juegos Olímpicos de 1996. De hecho, jugar con una extremidad rota no es tan raro, incluso cuando hay mucho en juego: por ejemplo, el mariscal de campo de los Eagles de Filadelfia, Donovan McNabb, tuvo el mejor juego de pases de su carrera con un tobillo roto en 2002; el centro de los Boston Bruins, Gregory Campbell, jugó un turno breve después de que un golpe le rompió el peroné durante los *playoffs* de 2013; en 2015, David Bruton Jr., *safety* de los Broncos de Denver, jugó 95 pases con un peroné roto después de una choque en el primer cuarto.

Y no son sólo moretones causados por deportes de contacto. En los Juegos Olímpicos de Invierno de Vancouver 2010, la esquiadora eslovena Petra Majdič, de esquí de fondo, se resbaló durante su calentamiento y cayó 10 pies en un arroyo cubierto de rocas. Sin darse cuenta de que se había roto cinco costillas, esquió con un dolor insoportable en su ronda de clasificación, cuartos de final, semifinales (durante el cual una de las costillas rotas perforó un pulmón, causando su colapso) y finales, donde obtuvo una improbable e increíble medalla de bronce. Y entonces, finalmente, ella fue al hospital.[141]

No hay duda de que estos atletas son duros. Pero su heroísmo también está, hasta cierto punto, habilitado por las circunstancias. La forma en que la mayoría de nosotros pensamos en el dolor fue famosamente expresado por el filósofo francés René Descartes en *El tratado del hombre* de 1664: te golpeas el dedo con un martillo y

---

[141] Petra Majdič ganó medalla de bronce pero fue al hospital: David Epstein, "The Truth About Pain: It's in Your Head", *Sports Illustrated,* 8 de agosto de 2011.

esto envía un mensaje que, en el imaginario de Descartes, suena como una campana en tu cerebro. Bajo este punto de vista, hay una correspondencia uno a uno entre el daño o la lesión y entre el sufrimiento y el dolor que se siente. El problema con esta visión es que la misma lesión puede provocar reacciones dramáticamente diferentes en distintas personas, o incluso en la misma persona en diferentes momentos. En el extremo opuesto, los amputados con síndrome del miembro fantasma experimentan un dolor real que no tiene una fuente física.

Como resultado, comenzando con las observaciones de soldados heridos durante la Guerra Civil de Estados Unidos, los doctores y los investigadores del dolor han concluido que el dolor es fundamentalmente un fenómeno subjetivo dependiendo de la situación.[142] Por ejemplo, el estrés, el miedo y la ansiedad activan una impresionante variedad de sustancias químicas cerebrales, que incluyen endorfinas (medicamentos opiáceos de marca registrada) y endocannabinoides (el cannabis del cuerpo), para entorpecer o bloquear por completo el dolor que podría ser abrumador en otras circunstancias. En términos evolutivos, el dolor puede cumplir una función valiosa, indicando que se detenga y permita que una lesión sane. "Pero si eres un ciervo perseguido por un lobo y te tropiezas y te rompes una pierna", dice Mogil, investigador del dolor de McGill, "debes olvidarte de ese dolor hasta más adelante".

El romperse la pierna e ir tras de un nuevo y mejor maratón –debería decirse– que difieren mucho en la naturaleza y el grado de dolor que producen. La paleta de dolor es infinitamente variable y los atletas lo muestran ampliamente. Incluso sin costillas rotas, un esquiador de velocidad como Majdič, cuyo evento dura menos de cuatro minutos, se encontrará con una avalancha de metabolitos que irritan los músculos desde del interior. Un ultracorredor podría participar durante horas a un ritmo aparentemente fácil, pero eventualmente se verá afectado por microdesgarros acumulados en

---

[142] Soldados heridos durante la Guerra Civil de Estados Unidos: Silas Weir Mitchell trató a los soldados en un hospital especial para "muñones y enfermedades nerviosas" e hizo observaciones importantes sobre el síndrome del miembro fantasma y el dolor relacionado con los nervios. Véase, por ejemplo, su biografía de la American Physiological Society en http://www.the-aps.org/fm/presidents/SWMitchell.html.

sus músculos que envían una ráfaga de alto voltaje de dolor a través de las pantorrillas y cuádriceps a cada paso. Y en algún lugar entre estos dos extremos, el peor de ambos mundos, según los que lo han intentado, se encuentra en la participación en la hora.

Parte del horror de la hora radica en su entorno: sin escenarios, sin competidores, sin cambios de ritmo, y casi sin retroalimentación externa de ningún tipo. La falta de distracción te priva de una manera poderosa de alterar la forma en que el cerebro percibe el dolor, la versión psicológica de frotar un hematoma para interferir con las señales de dolor en el músculo. Pero la duración de la carrera también se encuentra en un filo fisiológico. Hay muchas maneras de delinear el límite entre el ejercicio de alta intensidad, corto e incómodo y los esfuerzos más largos y agradables. Uno de los más comunes es el umbral de lactato, en el punto en el que trabajas lo suficiente para que los niveles de lactato en la sangre comiencen a subir inexorablemente. Un concepto desarrollado recientemente es el *poder crítico*, el cual se refiere al punto más allá del cual los músculos ya no pueden permanecer en un equilibrio sostenible del "estado estable", el cual es un fetichismo de los investigadores del Laboratorio de la Fatiga de Harvard. Sesenta minutos de ejercicio total, para un atleta bien entrenado, lo pone en la brecha insoportable entre estos dos marcadores, explica Mark Burnley, un fisiólogo en el Grupo de Investigación de la Resistencia de la Universidad de Kent. "Los participantes de la hora tienen que ejercitar por encima del umbral de lactato, pero muy ligeramente por debajo de la potencia crítica, en otras palabras, conducir con la tasa metabólica más alta que también sea estable". Entonces, bien hecho, la hora es literalmente el episodio más largo de ejercicio de alta intensidad que se puede soportar.

Para el último paseo profesional de Voigt, el rey del dolor se encontraba atacando la última prueba deportiva de temple mental, el desafío más doloroso resultó ser el causado por la posición incómoda y desconocida provocado por el asiento de la bici. Había comenzado rápidamente, cubriendo las vueltas de 250 metros en poco más de 17 segundos y pronto construyó un margen cómodo por delante de su objetivo previo a la carrera, al promediar 17.9 segundos por vuelta. Los primeros 10 minutos se sintieron fáciles; después de 20 minutos, mientras la fatiga comenzaba, él redujo ligeramente la velocidad, buscando el filo de la sostenibilidad. A la mitad del camino, su coxis estaba tan lastimado que comenzó a levantarse de la silla cada diez vueltas para aliviar la presión, un evidente paso aerodinámico en falso, para un ciclista cuyos patrocinadores le habían proporcionado un traje especial, guantes resistentes al viento, e incluso calcetines que minimizan la fricción.

En este caso, Voigt estaba lo suficientemente adelantado al récord como para que las llagas causadas por su silla anularan el esfuerzo. Para el momento en que pasó las doscientas vueltas, el triunfante sintetizador de "The Final Countdown" de la banda Europe estimulaba su último empujón, tenía el récord tan cerca como para dejar vagar sus pensamientos brevemente. Había orgullo sobre su logro, la alegría de que todo había ido de acuerdo con el plan, alivio de que casi había terminado, todo mezclado con la tristeza de que sus días de estrellato estaban terminando. Finalmente, la pistola sonó para indicar el final de la hora, y el dolor que había estado empujando hasta los márgenes de su conciencia se vino abajo: "Todo dolía. Me dolía el cuello por mantener la cabeza baja en esa posición aerodinámica. Me dolían los codos de sostener mi parte superior del cuerpo en esa posición. Mis pulmones dolían después de arder y gritar por oxígeno durante tanto tiempo. El corazón por las constantes palpitaciones. Mi espalda estaba en llamas ¡y luego estaba mi trasero! Estaba real y verdaderamente en un mundo de dolor".

El marcador leyó 51,110 metros, eclipsando el récord anterior por 1,410 metros, casi una milla. El récord de Voigt duró seis semanas antes de caer ante un desconocido austriaco llamado Matthias Brändle, de 24 años, casi dos décadas más joven que Voigt. Después cayó el récord tres veces más en 2015, la última vez fue de un verdadero peso pesado, el ex ganador del Tour de Francia y cinco veces campeón olímpico Bradley Wiggins, quien llevó el récord a 54,526 metros. Voigt fue ciertamente afortunado en su sincronización, a la confluencia del cambio de reglas de la UCI y su inminente retiro. Pero su nombre es y siempre se mantendrá en una de las listas más exclusivas del ciclismo.

¿Sufrió Voigt realmente más que el resto de nosotros? Si bien todavía hay muchas lagunas en la investigación, parece que los mejores atletas realmente se han empujado a un lugar más oscuro, quedándose allí más tiempo, de lo que la mayoría de la gente está dispuesta a tolerar. Pero la comparación más interesante no es entre Voigt y Joe Sixpack, sino entre Voigt y Wiggins y el resto del pelotón de élite. Los estudios de verdaderos atletas élite son pocos y distantes entre sí, siendo casi imposible recopilar datos sobre el calor de la batalla cuando los atletas están empujando aún más. Recuerda la foto de Tim Noakes del campeonato del maratón olímpico y del hombre al que acababa de superar por tres segundos: ¿permitió realmente el medallista de plata escapar a la inmortalidad, porque estaba con demasiado dolor? Los experimentos que Alexis Mauger y Samuele Marcora han hecho tratando de desenmarañar la diferencia entre "dolor" y "esfuerzo" me hacen pensar que el dolor, en la mayoría de los contextos, es una luz de advertencia en el tablero. Te instruye (a veces con mucha insistencia) a reducir la velocidad y en la mayoría de los contextos prestas atención a esa advertencia sin siquiera darte cuenta de que lo estás haciendo. Pero no es un límite absoluto. Para eso, tenemos que buscar en otro lado.

Capítulo 6

MÚSCULO

En una cálida noche en Tucson de julio de 2006, Tom Boyle y su esposa, Elizabeth, esperaban integrarse –desde el estacionamiento de un centro comercial en South Kolb Road– a una vía de seis carriles rápidos. El automóvil frente a su camioneta, un Camaro, rechinó sus neumáticos para aprovechar un espacio en el tráfico que pasaba y de repente hubo una lluvia de chispas. "¡Oh, Dios mío! –exclamó Elizabeth–. ¿Ves eso?" El automóvil se había enterrado contra un ciclista que se desplazaba por el camino equivocado a lo largo de South Kolb y ahora arrastraba tanto al ciclista como a la bicicleta por el camino que se encontraba debajo. Boyle saltó de su camioneta y comenzó a correr mientras el Camaro, a unos ocho o 10 metros de distancia, finalmente se detuvo.[143]

Ya sabes cómo va esta historia. Boyle encontró al ciclista, Kyle Holtrust, de 18 años, sujeto bajo las ruedas delanteras del automóvil. "Tan pronto como llego al automóvil, el joven estaba gritando y puedo decir que estaba muy adolorido", recordó Boyle más tarde. Entonces él levantó el auto. "¡Señor, señor, más alto, más alto!", gritó Holtrust. Cuando estuvo lo suficientemente alto, Boyle le gritó al

---

[143] En una cálida noche en Tucson: Alexis Huicochea, "Man Lifts Car off Pinned Cyclist", *Arizona Daily Star,* 28 de julio de 2006; para más detalles. véase Jeff Wise, *Extreme Fear: The Science of Your Mind in Danger,* Nueva York, Palgrave Macmillan, 2009.

conductor del Camaro, que salió de un atolladero y sacó a Holtrust. Luego bajó el auto y sostuvo a Holtrust en sus brazos hasta que llegó el personal de emergencia. El joven sobrevivió y la hazaña de Boyle ingresó dentro de los múltiples –pero difíciles de verificar– anales sobre la "fuerza histérica".

Cuando tus piernas te fallan, es natural culpar a tus piernas. Lo mismo es cierto cuando se levanta un piano, como pedalear una bicicleta por Alpe d'Huez, o se agarra con la punta de los dedos una fisura angosta en una roca saliente: hay momentos en que se siente como si los músculos fueran simple y claramente puestos al límite. En pruebas prolongadas de resistencia, esta sensación se enturbia por todas las otras sensaciones que inundan la sinapsis: corazón palpitante, pulmones raspados, fuerza de voluntad desfalleciente, etcétera. En resumen, todos los esfuerzos. Por otro lado, obtenemos una imagen mucho más clara: o puedes levantar el automóvil o no puedes. Es por eso que hazañas como la de Boyle son tan confusas: dentro del prolongado debate sobre si podemos usar cada onza de fuerza que poseen nuestros músculos, éstas parecen demoler todo lo que creemos saber.

Los músculos tienen límites, por supuesto. Ya en el siglo XIX, los fisiólogos conectaban patas de rana y las hacían bailar con descargas eléctricas hasta que los músculos dejaban de responder. Y, en esos impetuosos días antes de que las universidades tuvieran juntas de ética de la investigación, faltaba un pequeño paso para intentar experimentos similares en humanos. Investigadores como Angelo Mosso, el fisiólogo italiano que fue pionero en el estudio de la fatiga mental (como se vio en el capítulo 3), intentaron comparar la fuerza que sus participantes podían producir voluntariamente con sus músculos, a la que podían producir cuando se los estimulaba eléctricamente. Si las contracciones involuntarias eran más fuertes que las voluntarias, se pensaba, demostraría que tenemos algún tipo de mecanismo de protección, un gobernador central para la fuerza, en efecto, para asegurarnos de no rasgar nuestros tendones y arrancar nuestros músculos fuera del hueso. Pero en ese punto, las técnicas

de medición no fueron lo suficientemente avanzadas como para resolver la cuestión de una manera u otra.[144]

Hubo, sin embargo, otros indicios de capacidad muscular man-
tenidos en reserva. En 1939, por ejemplo, investigadores alemanes
publicaron los resultados de sus experimentos con un medicamento recientemente desarrollado llamado Pervitin, que muestra
que la resistencia en una prueba de ciclismo podría triplicarse sin
cambios aparentes en el metabolismo o la circulación. Su conclusión fue que "el punto final de cualquier actuación nunca es un
punto fijo absoluto sino que es cuando la suma de todos los factores negativos, como la fatiga y el dolor muscular, se sienten con
más fuerza que los factores positivos de motivación y fuerza de
voluntad".[145]

La droga era una versión temprana de metanfetamina cristalina
y los oficiales militares alemanes estuvieron muy interesados por
los resultados. Pervitin fue puesta a prueba –más tarde ese año–
en los conductores militares desplegados en la invasión a Polonia,
que desencadenó la Segunda Guerra Mundial; convencidos de su
utilidad, los nazis lo distribuyeron a todas las ramas del ejército.
Entre abril y julio de 1940, más de 35 millones de tabletas de Pan-
zerschokolade (chocolate de tanque) alimentaron la Blitzkrieg en
toda Europa, lo que provocó rumores duraderos de una superpas-
tilla nazi que dio a los soldados poderes extraordinarios. (Los os-
curos efectos secundarios de metanfetamina cristalina se volvieron
más claros con el tiempo y las autoridades alemanas restringieron
su uso en 1941, aunque permaneció ampliamente utilizado hasta el
final de la guerra y permaneció como parte del baúl de guerra del
ejército de Alemania Oriental hasta 1988.)[146]

---

[144] Las técnicas de medición no fueron lo suficientemente avanzadas: para una revisión
histórica, véase S. C. Gandevia, "Spinal and Supraspinal Factors in Human Muscle Fatigue", *Physiological Reviews* 81, núm. 4, 2001.

[145] El punto final de cualquier actuación: Michio Ikai y Arthur Steinhaus, "Some Factors
Modifying the Expression of Human Strength", *Journal of Applied Physiology* 16, núm.
1, 1961.

[146] "Pervitin fue puesta a prueba": Fabienne Hurst, "The German Granddaddy of Crys-
tal Meth", *Der Spiegel,* 30 de mayo de 2013; Andreas Ulrich, "Hitler's Drugged Sol-
diers", *Der Spiegel,* 6 de mayo de 2005.

Tom Boyle no estaba usando metanfetaminas cristalinas cuando levantó el automóvil, pero ciertamente tenía adrenalina corriendo por sus venas. En una serie de experimentos a finales de la década de 1950, los investigadores Michio Ikai (un antiguo alumno de A. V. Hill) y Arthur Steinhaus probaron algunas de las formas en que las situaciones extremas, como las experiencias cercanas a la muerte, pueden mejorar la fuerza. Instruyeron a sus participantes a flexionar los antebrazos lo más fuerte posible una vez por minuto, cada vez que la manecilla de segundos de un temporizador eléctrico pasaba a la una en punto, durante 30 minutos. Los impulsos de adrenalina, informaron en el *Journal of Applied Physiology*, produjeron un incremento en fuerza estadísticamente insignificante de 6.5 por ciento; mientras que las tabletas de anfetamina aumentaron la fuerza de manera más alta, en 13.5 por ciento. Mejor aún, tener a uno de los investigadores, "parado directamente detrás del participante que no ha sido advertido", y disparar –unos segundos antes– una pistola calibre .22 antes de la contracción programada, aumentará la fuerza de esa contracción en un promedio de 7.4 por ciento.

Estos resultados a menudo salen a relucir como evidencia de que las acciones de fuerza sobrehumana son posibles bajo las correctas circunstancias. Lo que rara vez se menciona es que Ikai y Steinhaus también afirmaron ver aumentos de fuerza promedio de 26.5 por ciento después de una hipnosis, con grandes aumentos que persistían incluso después de que se rompiera el estado hipnótico. El poder de estos trances fue tan grande que cuando el hipnotizador tocó a un sujeto escéptico con una pluma fuente, mientras le decía que era un atizador al rojo vivo, "la ampolla que apareció en una hora tardó una semana en sanar y sirvió para convencer el tema de la realidad de la hipnosis". Los aumentos en la fuerza, argumentaron los investigadores, ocurrieron porque la hipnosis (o drogas o miedo) permitieron a los participantes superar sus profundas inhibiciones. Por ejemplo, una persona "inclinada por el atletismo, pero genuinamente femenina" había sido de niña constantemente advertida por su madre de no exagerar al esforzarse y durante la preparatoria era llamada "Miss Football" por ser demasiado atlética. La hipnosis, según Ikai y Steinhaus, le permitió dejar atrás las inhibiciones y aumentar su fuerza a 50 por ciento. Vale la pena señalar que, más de medio siglo después, estos hallazgos no se han repetido en condiciones controladas.

También hay una diferencia clave entre levantar un automóvil una vez y producir contracciones "máximas" una y otra vez. En 2014, un equipo dirigido por Israel Halperin en la Universidad Memorial de Newfoundland, probó un experimento similar, con participantes que realizaban flexiones de bíceps máximos de cinco segundos (contra una resistencia inamovible) cada 15 segundos. A un grupo se le dijo que estarían haciendo seis contracciones; a otro le dijeron que harían 12, y a un tercer grupo simplemente se le dijo que siguiera hasta que se le indicara que se detuviera. Pero una vez que comenzó el experimento, los tres grupos tenían que hacer 12. En teoría, las instrucciones no debían haber cambiado, porque a los participantes se les decía explícita y repetidamente que *no* debían llevar la cuenta: y que cada contracción supuestamente tenía que ser tan difícil como fuera posible, sin nada en reserva.[147]

En la práctica, sin embargo, las expectativas importaban. Durante unas cuantas repeticiones, aquellos que pensaban que sólo estaban haciendo seis producían un poco más de fuerza que el grupo de control de 12 repeticiones, y aquellos que no tenían información sobre cuánto tiempo continuarían, producían menos fuerza que los otros grupos. No es sorprendente que la fuerza promedio disminuyera con cada repetición subsecuente, hasta la última (y la sexta, en el grupo engañado), cuando pudieron dar una señal de "patada de llegada" para ejercer más fuerza. El patrón, en general, se parecía mucho al patrón en forma de U observado en los récords mundiales de carrera a distancia e igual que mi propia estimulación de terminación rápida en las carreras de 5,000 metros. Incluso, en pocas palabras, supongamos que haciendo contracciones máximas se nos pide explícitamente que no tengamos nada en reserva, aun así medimos nuestro ritmo, un hallazgo que ayuda a explicar por qué Ikai y Steinhaus fueron aparentemente capaces de acceder a

[147] Israel Halperin en la Universidad Memorial: I. Halperin *et al.*, "Pacing Strategies During Repeated Maximal Voluntary Contractions", *European Journal of Applied Physiology* 114, núm. 7, 2014.

reservas de fuerza ocultas, pero esto no puede explicar cómo un humano puede levantar un carro.

En la competencia de 1983 del World's Strongest Man (El Hombre más Fuerte del Mundo), en Christchurch, Nueva Zelanda, un pesista de potencia canadiense, llamado Tom Magee (después conocido como MegaMan durante una breve carrera profesional dentro de la Federación Mundial de Lucha) levantó 1,180 libras de queso cheddar local; "suficiente", dijo el comentarista de televisión, inexpresivo, "para llenar una gran cantidad de ratoneras".[148] Esa hazaña, sostenida por dos enormes cubos de queso conectados por una barra flexible a 18 pulgadas del suelo, sigue siendo el levantamiento –verificado– más pesado de la historia; los registros que utilizan barras y placas estándar son un poco más ligeros.[149] En contraste, un típico Camaro, incluso despojado de las carreras de resistencia, pesa al menos 3,000 libras.[150] Incluso si suponemos que las situaciones de vida o muerte pueden agregar una fuerza adicional, aun así parece una brecha muy grande.

Una estimación comúnmente citada sobre la diferencia entre la fuerza voluntaria y fuerza verdadera máxima proviene de Vladimir Zatsiorsky, un experto en biomecánica que pasó tres décadas en el Instituto Central de Cultura Física en Moscú, el centro de investigación científica para el sistema deportivo soviético, antes de mudarse al estado de Penn a principios de la década de 1990. En su tratado de 1995, titulado en inglés *Science and Practice of Strength Training (Ciencia y práctica del entrenamiento de la fuerza),* una biblia de entrenamiento densa que todavía tiene seguidores de culto,

---

[148] Para llenar una gran cantidad de ratoneras: World's Strongest Man es la mayor competencia de atletismo de fuerza. Puede (y debe) verse la competencia en la que Tom Magee levantó 1,180 libras en 1983, en YouTube: https://www.youtube.com/watch?v=u8DECs 72W4E.

[149] Existen muchos récords estándar diferentes dependiendo del uso de equipo, como las correas de elevación, de los cuales ninguno se ajustó a los elevadores de queso para Magee. El récord de la IPF, International Powerlifting Federation (Federación Internacional de Potencia) había sido de 397.5 kilogramos hasta que el inglés Eddie Hall logró levantar 500 kilogramos (1,102 libras) durante el campeonato de 2016... antes de colapsar a causa del estallido de los vasos sanguíneos de su cabeza.

[150] Pesa al menos 3,000 libras: el primer Camaro, de 1967, pesó 2,920 libras; para 2010, la curva del peso había aumentado a 3,737 de Martin, "Model Bloat: How the Camaro Gained 827 Pounds Over 37 Model Years", *Jalopnik,* 28 de enero de 2009.

Zatsiorsky informó que la mayoría de nosotros puede reunir aproximadamente 65 por ciento de fuerza máxima teórica. Los levantadores de pesas élite pueden hacerlo mejor, con más de 80 por ciento
de su máximo en entrenamientos y con el impulso psicológico de
una gran competencia pueden elevar, según uno de los estudios de
Zatsiorsky, 12.5 por ciento adicional en comparación con su mejor
entrenamiento.[151] Si conectas estos números, te darás cuenta de que
Magee, con el temor de Dios zumbando en sus circuitos, podría
haber levantado otras doscientas libras de queso, pero menos de la
mitad de un Camaro.

Entonces, ¿cómo determinó Zatsiorsky la "verdadera" máxima
fuerza entre los levantadores de pesas? O bien está perdido entre
la bruma del tiempo o enterrado en las oscuras revistas deportivas
soviéticas de mediados del siglo xx. Algunos expertos son muy escépticos: Guillaume Millet, un investigador francés que dirige el
Laboratorio de Fatiga Neuromuscular de la Universidad de Cal-
gary, dice que las cifras de Zatsiorsky son "absolutamente locas".
Cuando contacté a Zatsiorsky en 2016 tenía 83 años, hacía tiempo
que se había retirado de Penn State, pero todavía era muy activo
como investigador: fue incluido como coautor de no menos de siete
artículos de revistas académicas —publicadas entre enero y septiembre de ese año— que tratan con detalles sobre el control motor. Pero
no pudo completar ningún detalle acerca de sus números de fuerza
máxima. "Desafortunadamente", me dijo en un correo electrónico,
"no recuerdo quién mencionó estos hechos primero". Eso no significa automáticamente que estén equivocados; después de todo, una
de las razones por las que surgen tantas "explicaciones científicas"
de fuerza sobrehumana es porque suenan plausibles. Pero la plau-
sibilidad no es lo mismo que la prueba.

Si bien nadie ha logrado confirmar o refutar definitivamente
los hallazgos de Zatsiorsky, no es por falta de intentos. La idea de
que todos tenemos una reserva oculta de fuerza muscular ganó
vigencia a principios del siglo xx a medida que proliferaban los

[151] De acuerdo con uno de los estudios de Zatsiorsky: V. M. Zatsiorsky, "Intensity of
Strength Training Facts and Theory: Russian and Eastern European Approach", *National Strength and Conditioning Association Journal* 14, núm. 5, 1992.

experimentos con electricidad: como escribieron un par de investigadores daneses en 1923, "todos los que tienen experiencia de tener sus músculos estimulados por medio de electricidad saben que
es posible de esta forma obtener contracciones de una fuerza
que es completamente imposible de reproducir voluntariamente".[152] Pero en realidad medir esta reserva era desafiante, porque la
mayoría de los movimientos humanos usan varios grupos musculares diferentes activados por diferentes vías nerviosas, a diferencia del tic de un solo músculo crudo producido por una descarga
eléctrica.

No fue sino hasta 1954 que un fisiólogo británico, alegremente
excéntrico, llamado Patrick Merton ideó una solución. Ponía una
pinza en el antebrazo de un participante, generalmente el suyo, dejando la otra mano libre para tomar medidas, de modo que sólo el
pulgar podía moverse y en una sola dirección específica activada
por el músculo aductor del pulgar. Cuando comparó la fuerza voluntaria máxima del pulgar con la fuerza producida por una serie
creciente de descargas eléctricas sostenidas al nervio asociado, repetida hasta cincuenta veces por segundo, llegó a dos conclusiones
sorprendentes. Primero, la fuerza producida por los choques se sintió mucho mayor. (También duelen: "El considerable dolor causado
se reduce al mínimo si la piel debajo del electrodo estimulante no
se rompe", anotó.) Y segundo, la fuerza real era esencialmente la
misma. La supuesta reserva de fuerza muscular, en otras palabras,
era una ilusión; un resultado, concluyó Merton, que chocaba con la
creencia generalizada de que "los lunáticos, las personas que sufren
de tétanos o convulsiones o bajo hipnosis y los que se ahogan son
excepcionalmente poderosos".[153]

Merton reforzó su caso con un giro novedoso. Mientras los

---

[152] Como un par de investigadores daneses escribieron: T. E. Hansen y J. Lindhard, "On
the Maximum Work of Human Muscles Especially the Flexors of the Elbow", Journal
of Physiology 57, núm. 5, 1923.

[153] Un fisiólogo británico alegremente excéntrico llamado Patrick Merton: P. A. Merton,
"Voluntary Strength and Fatigue", *Journal of Physiology* 123, núm. 3, 1954; Alan J. Mc-
Comas, "The Neuromuscular System", en Exercise Physiology: People and Ideas, ed.
Charles M. Tipton, Oxford-Nueva York. Oxford University Press, 2003; John Rothwell
y Ian Glynn, "Patrick Anthony Merton. 8 October 1920-13 June 2: Elected FRS 1979",
Biographical Memoirs of Fellows of the Royal Society 52, 2006, 189-201.

participantes contraían voluntariamente sus músculos pulgares, superpuso una breve sacudida eléctrica. Si la contracción voluntaria fuera relativamente débil, la fuerza saltaría significativamente cuando se añadiera la contracción nerviosa; pero para las contracciones voluntarias más fuertes, el tamaño del tirón se hizo progresivamente más pequeño. Y para las contracciones máximas, la breve descarga eléctrica no añadió ninguna fuerza en absoluto, lo que sugiere una vez más que no quedaba ningún músculo adicional sin usar.

En los años transcurridos desde entonces, experimentos similares se han repetido muchas veces bajo condiciones diferentes. Además de desencadenar contracciones musculares con descargas eléctricas, los investigadores ahora usan pulsos de estimulación magnética directamente en la corteza motora del cerebro para producir contracciones musculares cortas en otras partes del cuerpo (otra técnica pionera, por el intrépido Merton, utilizando descargas eléctricas más dolorosas, en su propio cráneo), y así intentar descubrir dónde y cómo se produce la fatiga. En general, según Roger Enoka, que dirige el Laboratorio de Neurofisiología del Movimiento de la Universidad de Colorado Boulder, el consenso moderno de esos estudios hace eco de los hallazgos de Merton: la mayoría de las personas sanas pueden alcanzar "puntajes de acción voluntaria" cercanos a 100 por ciento. En el laboratorio de Mark Burnley, en la Universidad de Kent, los puntajes típicos de las contracciones de los cuádriceps tienen un total de 92 a 97 ciento, y poco menos de 90 por ciento sugiere que algo salió mal con la prueba. En condiciones normales, en otras palabras, estamos utilizando casi toda la fuerza que nuestros músculos tienen para ofrecer.

Sin embargo, hay dos posibles brechas, señala Enoka. Una es que no se puede mantener 100 por ciento de activación indefinidamente, por lo que la idea de una reserva muscular oculta tiene más sentido para los ciclistas, remeros y corredores que para los que mueven un piano. La otra diferencia está entre mover el pulgar y levantar el peso de un automóvil, un movimiento que requiere un patrón de activación sincronizado engañosamente complejo que involucra al menos trece grupos musculares diferentes. Es posible que esas acciones complejas en el mundo real dificulten el alcance de la activación voluntaria total en todos los grupos musculares relevantes, lo que significa que podría haber alguna reserva accesible en situaciones estresantes. Esta perspectiva no ha sido probada, dice Enoka, y no es claro que tal prueba sea posible con la tecnología actual (por eso las afirmaciones de Zatsiorsky son tan intrigantes).

Teniendo en mente esa laguna, las hazañas de elevación del Camaro de Tom Boyle siguen siendo al menos plausibles, especialmente cuando el factor en algunos es física básica pero a menudo descuidada. Boyle, después de todo, no levantó el auto del suelo. A lo sumo, levantó el eje delantero, lo que implicaría levantar menos de la mitad del peso del automóvil gracias a la ventaja de palanca que proporciona el levantamiento desde la parte delantera. Pero incluso eso puede ser una sobreestimación si se considera el sistema de suspensión del automóvil. Piensa en lo que sucede cuando cambias una llanta de refacción: el gato levanta sólo una rueda del suelo, elevando (a un peso aproximado) un cuarto del peso del auto, que para un Camaro está en el rango de las 750 libras. Y Boyle pudo no haber necesitado realmente levantar la rueda delantera (o ruedas) en el aire para liberar al ciclista; sólo tenía que liberar suficiente peso al joven para permitir que el conductor del automóvil lo sacara de debajo del auto.

Sin ver los detalles exactos del rescate, es imposible saber cuánta fuerza requirió la situación. Pero 360 kilos podrían haber sido suficientes. Y Boyle es (como lo describió el periodista Jeff Wise) "nada afeminado": mide 1.95 metros y pesa 125 kilos y ha cargado más de 300 kilos en el gimnasio. Agrega la reserva de 20 por ciento de Zatsiorsky para levantadores de pesas experimentados, y obtendrás un potencial de "fuerza real" de 380 kilos. De las muchas historias de fuerza sobrehumana, ésta es la que más se acerca a pasar la prueba de olfateo. Lo que haya pasado esa noche, parece claro, el horror de la situación le permitió a Boyle trascender sus límites normales: no fue hasta que llegó a casa esa noche que notó que había apretado su mandíbula con tanta fuerza durante el levantamiento que se había roto ocho dientes.

Para cuando Stéphane Couleaud llegó a la ciudad alpina de Donnas, había estado corriendo durante casi 34 horas.[154] Había atravesado 95 millas de senderos vertiginosos a través de las cimas y senderos que rodean el Valle de Aosta —el valle en el lado italiano es el punto donde las fronteras italiana, francesa y suiza se juntan—, temblando y sudando al entrar y salir de las frías lluvias y los micro-climas del valle, mientras que el sol se levantó, se puso y se levantó nuevamente. La ruta lo había llevado arriba (y abajo) más de 41,000 pies, como un Everest y medio. Y él no se encontraba ni a medio camino.

Couleaud, un experimentado corredor de montaña que en 2009 estableció un récord con una travesía de 10 días en los Pirineos, se encontraba en el séptimo lugar en una de las carreras de ul-trasenderos más difíciles del mundo, la Tor des Géants. Según los estándares reconocidamente deformados del mundo de ultarre-sistencia, la distancia de 205 millas de la carrera es relativamente tranquila. (¿Quieres una locura? Prueba un doble Ironman tria-tlón, que comienza nadando por 47 millas, seguido de un paseo en bicicleta de 2,200 millas y una carrera de 524 millas y después te toma unos 20 días en terminar… si eres el ganador.) Pero la topografía castigadora de la carrera, con senderos que tuercen los tobillos y casi 80,000 pies de ascenso y descenso, que rodean cua-tro de las montañas más altas de los Alpes (Mont Blanc, Grand Paradis Monte Rosa y el Matterhorn), es lo que hace distinguirlo. Sin descansos programados, los mejores corredores generalmente completan el curso en alrededor de 80 horas, haciendo una pausa de unas pocas horas de sueño. Si hay una carrera que exprime has-ta la última contracción nerviosa de tus adoloridos cuádriceps, es ésta la indicada.

[154] Cuando Stéphane Couleaud llegó a Donnas: las desventuras de Couleaud en el Tor des Géants las relata él mismo en su blog stephanecouleaud.blogspot.com, en la entra-da titulada "Tor de Géants 2001-Edizione 2-11 / 14 sept.", del 4 de octubre de 2011. Para conocer más sobre Couleaud, véase la ponencia de Guillaume Millet, "Fatigue and Ultra-Endurance Performance", dictada en la Endurance Research Conference de la Universidad de Kent en septiembre de 2015, junto con el relato de la experiencia del propio Millet en el Tor des Géants. Véanse los resultados completos del estudio cien-tífico en Jonas Saugy et al., "Alterations of Neuromuscular Function after the World's Most Challenging Mountain Ultra-Marathon, PLoS One 8, núm. 6, 2013.

En la estación de socorro en Donnas, Couleaud hizo una pausa para reposar y tomar un breve descanso, pero primero, un par de investigadores lo llevaron a una serie de pruebas de 30 minutos. Su composición corporal se midió con un sistema de bioimpedancia ZMetrix; una enfermera extrajo sangre y midió la circunferencia de sus muslos y pantorrillas para verificar si había inflamación; pasó zumbando a través de una prueba cognitiva computarizada; completó una serie de contracciones máximas de las piernas, con y sin estimulación eléctrica, para evaluar la disminución de la fuerza muscular y la activación voluntaria, equilibrándose, primero con los ojos abiertos y luego con los ojos cerrados, en una placa de medición de fuerza, hasta que, mientras su cuerpo luchaba por ajustar su presión sanguínea, se desmayó hasta el lujo del descanso. Había completado las mismas pruebas antes de que comenzara la carrera y las completaría nuevamente al final, si es que lo lograba.

Uno de los cerebros detrás de esta cruel experiencia fue Guillaume Millet, quien además de su papel de investigador era un esquiador de campo traviesa y un excelente corredor de ultra-senderos: había terminado en tercer lugar en la Tor des Géants el año anterior. Durante más de una década, Millet había estado estudiando la fatiga muscular en el extremo opuesto del espectro de los espasmos máximos cortos de Merton, tratando de cuantificar y explicar la pérdida de fuerza en desafíos progresivamente más largos y más extremos: un maratón de esquí, una carrera de cinco horas en una cinta eléctrica, una carrera en una cinta de correr por 24 horas, el Ultrasendero de Mont Blanc de 100 millas, y ahora el Tor des Géants. (El estudio de Tor des Géants fue, de hecho, dirigido por el hermano de Guillaume, Grégoire, un fisiólogo deportivo de la Universidad de Lausana, que pasó a superar el logro de Guillaume al terminar en segundo lugar en la carrera de 2012.)

La medida básica de la fatiga que usa Millet es simple: ¿qué tan grande es la fuerza más grande que puedas producir con un músculo en deterioro? No es sorprendente que haya encontrado que la fuerza producida por dos grupos clave de músculos en las piernas, el cuádriceps y las pantorrillas, se vuelven progresivamente más débil a medida que aumenta la distancia de una carrera, hasta cierto punto. En el momento en que hayas estado allí durante unas 24 horas, los músculos de tus piernas estarán entre 35 y 40 por ciento más débiles y no perderán más de eso. De hecho, los participantes de Tor des Géants, que les tomo más de 100 horas, en promedio, para completar la carrera, terminaron perdiendo sólo 25 por ciento de la fuerza que tenían sus piernas antes de la carrera, un resultado que, en la superficie, tiene poco sentido. "Está bien –bromea Millet–, así que si corro 200 millas, ¡estoy menos fatigado que si corro 100 millas!"

Este hallazgo contraintuitivo ya insinúa –por sí mismo– que los músculos de las piernas no son lo que en última instancia limita a los atletas de ultrarresistencia. Y que hay algunos detalles más sutiles. Los datos de estimulación eléctrica permitieron a Millet estimar qué parte de la pérdida de fuerza se debe a la fatiga en los músculos mismos, y cuánto es "central", lo que refleja una disminución en la producción cerebral o pérdidas en la transmisión a través de la médula espinal. Para las carreras de ultrarresistencia, resulta que los músculos en sí mismos sólo pierden 10 por ciento de su capacidad de producción de fuerza; el resto es central, lo que refleja una disminución progresiva en la activación voluntaria del músculo por el cerebro. "El cerebro puede hacer más, pero no es así", dice Millet. Pero, agrega: "eso no significa necesariamente que el cerebro sea *responsable* de esta disminución".

Cuando Millet comparó la fatiga muscular después de tres horas de correr con duraciones similares de ciclismo y esquí de fondo, descubrió que la activación voluntaria disminuyó en 8 por ciento en la carrera, pero no cambió en el ciclismo o el esquí. ¿Y cuál es la diferencia entre estas tres actividades? Las fuerzas de impacto al correr provocan daños microscópicos que alteran las propiedades de los músculos de las piernas, a diferencia de las dos actividades libres de impactos. Aunque la activación voluntaria es, por definición, una reducción en la señal de comando del cerebro, parece responder a lo que está sucediendo en tus músculos. Tenemos fibras nerviosas especiales que envían información de los músculos al cerebro sobre la presión, el calor, el daño, las alteraciones metabólicas y cualquier cantidad de otros datos e integramos esta información en nuestras acciones sin siquiera darnos cuenta. Tratar de hacer una clara división entre "fatiga cerebral" y "fatiga muscular", en otras palabras, es inevitablemente una simplificación excesiva, porque están inseparablemente unidos.

Quizás más importante, el vínculo entre la fatiga de la pierna, ya sea central o periférica, y el rendimiento real de la carrera no es nada sencillo. "Está bien, entonces estoy perdiendo 40 por ciento de mi fuerza máxima", dice Millet. "¿Es ésa la explicación de por qué mi velocidad se reduce? No... al menos no directamente". Si compites en una carrera de 100 millas, al ritmo que estarás corriendo en las 95 millas requerirá mucho menos de 60 por ciento de tu producción muscular máxima. Si un oso salta detrás de un árbol, descubrirás que aún puedes correr, lo que significa que, sea lo que sea lo que haya dictado tu ritmo, no fue la incapacidad de tus músculos para entregar más fuerza. Ésa es la misma observación que hizo Samuele Marcora en su estudio de 2010 "mente sobre el músculo": sus participantes pedalearon a 242 vatios hasta que ya no pudieron continuar, pero de alguna manera pudieron generar 731 vatios en cinco segundos de esprint. En el punto de agotamiento, en un desafío de larga duración, las piernas simplemente no están dispuestas a seguir, pero no son incapaces.

Entonces, si no es fatiga muscular, ¿qué es? Tanto Marcora como Millet argumentan que una variedad de factores influyen en la decisión del cerebro de acelerar, disminuir la velocidad o detenerse. En ultracarreras como la Tor des Géants, talentos relativamente poco geniales, como la capacidad de devorar prodigiosos alimentos ricos en calorías y seguir corriendo sin vomitar, son absolutamente cruciales. Si no se puede hacer eso, un tanque de combustible vacío será el factor limitante. En las carreras montañosas, el daño muscular microscópico infligido con cada zancada se magnifica por las contracciones musculares discordantes a medida que vas cuesta abajo (un drama que se desarrolla en un micronivel en las primeras millas de descenso del Maratón de Boston cada mes de abril). Si tus piernas no están endurecidas contra los rigores del descenso, los músculos realmente limitarán tu velocidad, pero como resultado del daño estructural, el dolor asociado y la pérdida de coordinación, en lugar de una fatiga ordinaria.

Para Stéphane Couleaud, estos y muchos otros factores se aparecían perfectamente durante la segunda mitad de la carrera, sin ampollas, sin problemas estomacales y mientras sus piernas continuaron llevándolo cuesta arriba y abajo de los senderos de montaña, sin quejarse. Para el momento en que se detuvo durante tres minutos para tomar una cerveza y un poco de comida sólida en la cabaña alpina debajo de 9,000 pies de Champillon, había subido al cuarto lugar y había avanzado 12 horas más que el año anterior. El problema, cuando llegó, parecía menor al principio: se sentía demasiado caliente. En la aldea de Bosses, se quitó la camiseta, los pantalones cortos y los zapatos saltando a una fuente para refrescarse durante cinco minutos. De regreso en el camino, siguió presionando el ritmo mientras avanzaba la noche. Cuando le llegó un mensaje de texto, en el que le informaban que uno de los corredores que tenía por delante estaba descalificado, lo que lo llevó a la tercera posición. Las noticias lo animaron, pero también lo llenaron de una sensación de urgencia y se apresuró, a pesar de los destellos de mareo y sobrecalentamiento.

En ese punto, recuerda: "sabía que estaba cayendo". Durante el descenso a la penúltima cabaña, a sólo siete millas de la meta –una sección del sendero que conocía de memoria– se perdió cinco veces. Y cuando llegó, tomó una decisión catastróficamente mala, retirando la comida, la bebida caliente y la cama ofrecida por el encargado de la cabaña y regresando en la noche, después de beber un vaso de agua, sin siquiera llenar sus botellas. "No pude pensar y razonar", dice. "Mi cerebro no funcionó correctamente".

Quince minutos más tarde, se desplomó. Había estado corriendo durante 85 horas y 30 minutos, deteniéndose para descansar por un total de sólo tres horas y 20 minutos. Millet, un año antes, durante su propia carrera, había hecho algo similar, teniendo menos de tres horas para dormir durante un esfuerzo de 87 horas; se encontraba alucinando al final, incapaz de distinguir entre despertar y dormir. Couleaud no tuvo tanta suerte, aunque con el clima, moderado por los estándares de la montaña, era afortunado. Sin embargo sus piernas ya no lo podían sostener, se las arregló para envolverse con su manta de plumas –sin romperla– y que contenía una luz de emergencia, encendiendo el faro a modo intermitente, después marcó a Millet en su teléfono celular. Era pasada la medianoche, por lo que Millet ya había apagado su teléfono. "Cuando recibí el mensaje a la mañana siguiente, pensé que estaba muerto", recuerda Millet. "El mensaje era apenas claro, como si alguien estuviera muriendo." Noventa minutos después llegó otro corredor y envolvió a Couleaud con su chaleco Gore-Tex y otra manta de emergencia. Eventualmente, Couleaud se despertó con un violento temblor de un médico acompañado por un guía de montaña; lo llevaron a su caminoneta cuatro por cuatro, a media hora de distancia, hasta regresarlo después a la civilización.

"Rara vez corremos hacia la muerte", dice Millet. Factores como el calor excesivo, las drogas y la privación prolongada del sueño –el probable culpable de la terrible experiencia de Couleaud– pueden alterar el delicado equilibrio del cuerpo, pero "nuestro cerebro nos protege, casi siempre, contra nuestro propio exceso".

La mayor parte de la vida, por supuesto, se desarrolla en algún lugar entre los extremos: ni levantando un automóvil, ni corriendo por las montañas durante 80 horas seguidas. Entonces, ¿dónde se encuentra el cruce entre los actos de fuerza muscular limitada y las pruebas de voluntad prolongada? Para explorar esta pregunta, el investigador noruego Christian Frøyd, que trabaja bajo la supervisión de Guillaume Millet y Tim Noakes, sometió a los voluntarios a una serie de pruebas de tiempo de 3, 10 y 40 minutos.[155] Las "pruebas contrarreloj" fueron un tanto inusuales: en lugar de la típica bicicleta estática o cinta de correr, los participantes tuvieron que patear las piernas con fuerza cada dos segundos mientras estaban atados a un dispositivo de medición de fuerza llamado dinamómetro. La ventaja de esta configuración era que el aparato permitía pruebas de fuerza voluntaria máxima, con o sin una descarga eléctrica adicional, cada minuto. Dado que los músculos comienzan a recuperarse de la fatiga

---

[155] El investigador noruego Christian Frøyd: C. Frøyd et al., "Central Regulation and Neuromuscular Fatigue During Exercise of Different Durations", *Medicine & Science in Sports & Exercise* 48, núm. 6, 2016.

en pocos segundos, ésta es la única forma de obtener mediciones de fatiga confiables que no estén divididas por el tiempo que lleva bajarse de una bicicleta y entrar en un dinamómetro.

Los resultados, que fueron publicados en 2016, se hicieron eco de algunos de los patrones –en los datos de ultrarresistencia– de Millet: la fatiga muscular predominó en las rutas más cortas, mientras que la fatiga central fue cada vez más importante en las más largas. De hecho, las mediciones de fuerza máxima tomadas durante las rutas más largas mostraron que la fatiga, en los músculos, pronto alcanzaba un nivel bastante estable, aproximadamente a 80 por ciento de la fuerza total, que persistió hasta que los participantes lanzaron su patada final, terminando la prueba. Eso sugiere que la importancia de la fatiga puramente muscular en eventos largos ha sido, en todo caso, sobreestimada por estudios previos. Si los músculos de tus piernas realmente se disparan al final de una carrera de una hora, es en gran parte porque has dado un gran paso en la recta final.

El detalle más interesante en el estudio de Frøyd es el ritmo. En las rutas de 10 y 40 minutos, al igual que en la milla y en los récords mundiales de 5,000 y 10,000 metros, los participantes aceleraron para terminar con una mejora. En la ruta de tres minutos, por otro lado, lucharon para evitar simplemente frenar demasiado, lo cual no es casualidad, está la regla de oro en las carreras de 800 metros.

Cuando David Rudisha, un joven de 23 años de la tribu masai de Kenia, estableció el actual récord de 800 metros de 1:40.91 en los Juegos Olímpicos de Londres 2012, corrió su primera vuelta en 49.28 segundos y su segunda vuelta en 51.63 segundos, una desaceleración de 2.35 segundos. Eso es típico de las carreras élite de 800 metros, según el análisis de Ross Tucker acerca del ritmo mundial: en todos los récords que se remontan al primer récord moderno de 1912, la segunda vuelta ha sido en promedio 2.4 segundos, más lenta que la primera vuelta.[156] Sólo dos veces en ese tiempo se estableció un récord de 800 metros con una segunda vuelta más

[156] El análisis sobre el récord del ritmo mundial de Ross Tucker: "Men's 800m: Anyone's Race and a Discussion of 800m Pacing Physiology", *Science of Sport,* 22 de agosto de 2008.

rápida, que es lo opuesto a lo que se ve en las carreras más largas. De hecho, la mejora de tres segundos en el récord, desde la década de 1960, se debe casi por completo a que los corredores aceleraron su ritmo en una primera vuelta; la segunda vuelta se ha mantenido casi constante, lo que sugiere algún tipo de límite fisiológico para correr sobre las piernas fatigadas.

Es muy poco probable que estos patrones ocurran puramente por casualidad y los datos de Frøyd ofrecen algunas pistas sobre lo que sucede. Puso electrodos en los músculos cuádriceps de los participantes, para medir los impulsos eléctricos que pasaban del cerebro al músculo, como una forma aproximada a la fuerza a la que el cerebro exigía contracciones. En las rutas de 10 y 40 minutos, estas señales EMG reflejaron la fuerza real producida por los músculos, con un fuerte aumento tanto de EMG como de la fuerza cerca del final de las pruebas. Pero en las pruebas de tres minutos, los patrones fueron diferentes: mientras la fuerza disminuía gradualmente, la señal de EMG seguía aumentando. En una prueba de tres minutos (y supuestamente en carreras de 800 metros), el cerebro aún exige un esprint cuando se está cerca de la línea de la meta; los músculos simplemente no pueden obedecer. Si se busca el punto medio entre el papel del músculo en levantar un automóvil y el papel del cerebro en la ejecución de una ultra, ésta es una definición tan buena como cualquiera: ese punto agonizante, a unos 600 metros en una carrera de 800 metros, donde no te retiene nada, pero puedes sentir que te estás volviendo más lento de todos modos.

Los corredores tienen una frase para esa sensación, aunque no aparece en los diccionarios: como para arreglar esto "pensé que iba a ganar la carrera, pero empecé a maniobrar en la última vuelta". Se deriva del *rigor mortis,* la rigidez del cuerpo después de la muerte y es una de esas palabras que captura perfectamente una sensación de otro modo desconcertante. A veces, cuando observas una carrera de distancia media, puedes ver el momento exacto en el que alguien comienza a *inmovilizarse* (otro eufemismo usado comúnmente) a medida que su paso se acorta y sus movimientos se vuelven espasmódicos. Si has estado bajo esa situación, no puedes evitar sentir simpatía.

Entonces, ¿por qué tus músculos te fallan cuando maniobras? La explicación tradicional ha sido durante mucho tiempo la de que están inundados de ácido láctico, que se produce cuando trabajas tan duro que los suministros de energía aeróbica alimentados con oxígeno no pueden satisfacer la demanda. Después de todo, la maniobra típicamente ocurre en eventos que duran entre uno y 10 minutos, lo que corresponde a la duración cuando se producen los niveles más altos de lactato en la sangre.[157] Y la severidad de la maniobra puede disminuirse muy levemente al ingerir bicarbonato de sodio, que contrarresta el aumento de la acidez de la misma manera que reacciona con el ácido acético (es decir, el vinagre) en los modelos de volcanes de las escuelas primarias. (La desventaja del dopaje con bicarbonato de sodio, mientras estamos en el tema de los volcanes, es una potencial diarrea explosiva.)

Mientras que esta percepción de la "quemadura láctica" todavía es generalizada, el lactato se ha sometido a una rehabilitación en los círculos científicos gracias principalmente a George Brooks, un investigador de la Universidad de California, Berkeley.[158] Brooks y otros han demostrado que el lactato desempeña un papel complejo en los músculos, que sirve como una fuente crucial de combustible de emergencia durante el ejercicio intenso. Los mejores atletas, lejos de ser inmunes al lactato, en realidad pueden reciclarlo en combustible de manera más eficiente que los atletas menores. Además, si el problema era realmente el lactato, se podría reproducir la sensación de maniobra, inyectando lactato en tus músculos, pero resulta que no es tan simple.

En un estudio de 2014, Markus Amann y Alan Light, junto con colegas de la Universidad de Utah, intentaron inyectar tres metabolitos diferentes asociados con el ejercicio intenso –lactato, protones

---

[157] Músculos inundados de ácido láctico: Simeon P. Cairns, "Lactic Acid and Exercise Performance", *Sports Medicine* 36, núm. 4, 2006. En términos absolutos, los niveles más altos de lactato pueden ocurrir algunos minutos después de un ejercicio completo de 30 a 120 segundos. Véase Matthew Goodwin et al., "Blood Lactate Measurements and Analysis During Exercise: A Guide for Clinicians", *Journal of Diabetes Science and Technology* 1, núm. 4, 2007. No obstante, desde la perspectiva de un atleta realmente no importa lo que suceda una vez terminada la carrera.

[158] Gracias a George Brooks: Gina Kolata, "Lactic Acid Is Not Muscles'Foe, It's Fuel", *New York Times,* 16 de mayo de 2006.

y trifosfato de adenosina o ATP– en los músculos de los pulgares de diez voluntarios afortunados.[159] Las concentraciones que usaron variaron desde las "normales" que siempre circulan en el cuerpo hasta los niveles más altos asociados con el ejercicio moderado, vigoroso y extremo. Por sí solos, ninguno de los tres metabolitos tuvo ningún efecto discernible. Lo mismo sucedió cuando se inyectaron por parejas, a pesar del hecho de que el lactato, más protones, es lo que produce el ácido láctico.

Pero cuando inyectaron los tres metabolitos juntos, los voluntarios de repente tuvieron la extraña sensación de fatiga extrema e incomodidad concentrada en sus pulgares. En dosis bajas, las sensaciones reportadas por los voluntarios fueron en su mayoría cosas como "cansancio" y "presión"; a medida que las dosis aumentaban, las sensaciones aumentaban en intensidad y cambiaban a palabras relacionadas al dolor como "dolor" y "calor". Los resultados sugieren que la quemadura láctica no es literalmente la sensación de ácido disolviendo los músculos; en cambio, es una señal de advertencia creada en el cerebro por las terminaciones nerviosas que se desencadenan sólo en presencia de los tres metabolitos clave.

Como vimos en el capítulo anterior, Amann ha usado fentanilo para bloquear estas señales nerviosas, de modo que sus participantes son incapaces de sentir esta quemadura de lactato-protón-ATP. El resultado, en pruebas de ciclismo, es que los sujetos comienzan rápido e inicialmente se sienten bien, pero eventualmente se encuentran con problemas ya que sus músculos dejan de responder adecuadamente. La teoría de Amann es que la retroalimentación entre el lactato-protón-ATP es la forma en que el cerebro asegura que los músculos en sí nunca superen un nivel crítico de estrés e interrupción. Si desactiva este sistema de protección, por ejemplo con fentanilo, entonces será capaz de empujar sus músculos más cerca de sus límites reales. En ese punto, los niveles elevados de otros metabolitos, como el fosfato, comienzan a interferir directamente con la capacidad de las fibras musculares para contraerse.

[159] Prueba de inyectar tres metabolitos diferentes: K. A. Pollak *et al.*, "Exogenously Applied Muscle Metabolites Synergistically Evoke Sensations of Muscle Fatigue and Pain in Human Subjects", *Experimental Physiology* 99, núm. 2, 2014.

¿Es posible alcanzar esos verdaderos límites musculares sin fentanilo? Sí, en un esprint corto y absoluto, de menos de un minuto más o menos, sin dudas. El nivel de la segunda vuelta, en corredores de 800 metros de clase mundial, me parece una señal de que éstos también están golpeando límites musculares no negociables al igual que, por el contrario, el final rápido que aparece en las carreras que duran más de dos minutos, como evidencia de que el cerebro tiene el control en estos eventos más largos. ¿Hay alguna excepción? Y en las circunstancias correctas, ¿podrías empujar los músculos al límite, incluso en una prueba prolongada de resistencia? Probablemente no suceda en un laboratorio de fisiología del ejercicio y tal vez ni siquiera en las mejores competencias deportivas, pero eso no significa que sea imposible.

En 2012 David Epstein, entonces colaborador de *Sports Illustrated,* contó la dura experiencia de Rhiannon Hull, una talentosa corredora de fondo que compitió por la legendaria pista de la Universidad de Oregon y sus programas de esquí de fondo.[160] Seis semanas después de mudarse a Costa Rica en 2011, ella y su hijo de seis años, Julian, se dirigieron a una playa local en un día nublado cuando nadie más estaba cerca y una ola de mar los apartó de la costa. Para cuando dos surfistas adolescentes los descubrieron y lograron remar hasta el rescate, Hull, una maratonista delgada de 1.58 de estatura "que a los treinta y tres años todavía corría dos veces al día y quien había estado sosteniendo a su hijo en el agua durante casi media hora (él estaba 'parado sobre mamá)", recordó más tarde. Mientras los dos surfistas remaban más cerca, la cabeza de Hull periódicamente se sumergía bajo las olas mientras luchaba por mantener a Julian levantado. Llegaron justo cuando ella lanzó al niño hacia arriba una última vez. Uno de los surfistas agarró a Julian y lo subió a la tabla de surf. Enseguida se volvió hacia Hull, pero ella nunca volvió a salir a la superficie.

Es interesante, y en cierta manera un tanto morboso, preguntarse: si ningún surfista hubiera venido a rescatarla, ¿habría podido aguantar más tiempo o habría sucumbido antes? Cualquiera de los

---

[160] David Epstein relató la dura prueba de Rhiannon Hull: "Distance Runner Rhiannon Hull", *Sports Illustrated*, 12 de marzo de 2012.

casos es plausible y ambos indicarían que la llegada (o no llegada) del rescate, como la línea de meta que se avecina en una carrera, desbloqueó una reserva controlada por el cerebro. Pero el final improbable de su saga, salvar a su hijo pero perderse, hace que sea tentador creer que la respuesta se encuentra equilibrada exactamente en medio, que después de una vida de empujar sus músculos lo más cerca posible de sus límites Rhiannon Hull finalmente derramó la medida completa y exacta de su prodigiosa resistencia.

Por supuesto, nunca lo sabremos.

Capítulo 7

OXÍGENO

Flotando sobre su espalda en las plácidas aguas tropicales, William Trubridge tomó un respiro profundo y comenzó a mordisquear frenéticamente el cielo de las Bahamas. Con cada trago parecido al de una carpa, tomó aire en su boca para luego tragarlo, esto le permitió meter un litro extra en sus pulmones ya inflados, mismos que tienen una capacidad medida de 8.1 litros (la persona promedio puede inhalar de tres a cuatro litros). Finalmente, con los ojos cerrados, rodó hacia el frente, sumergió la cabeza bajo el agua y se zambulló. Su descenso fue cuidadoso y sin prisas: brazadas lánguidas y pataleos de rana lo llevaron a 30 pies bajo la superficie, donde la presión del agua es dos veces más alta que la presión del aire en la superficie. A medida que la presión comprimió el aire en sus pulmones, su flotabilidad disminuyó. A 40 pies de profundidad, la gravedad se había invertido: ahora era más denso que el agua, sumergiéndose más y más profundo sin el mayor esfuerzo. Una pesa de una libra alrededor de su cuello mantenía su cabeza apuntando hacia abajo.[161]

---

[161] William Trubridge respiró hondo: un video del récord de buceo transmitido por TVNZ está está disponible en https://www.tvnz.co.nz/one-news/sport/other/full-dive-watch-kiwi-william-trubridge-set-new-free-diving-world-record. Escúchese "Trubridge Breaks World Free Diving Record", Radio New Zealand, 22 de julio de 2016.

En un estudio de televisión en Nueva Zelanda, donde era hora del desayuno, los padres de Trubridge miraban con inquietud. Dos años antes, en 2014, Trubridge había intentado romper su propio récord de buceo libre: sin aletas, sin trineos de buceo, sin respiradores. La televisión de Nueva Zelanda transmitió en vivo el intento de Trubridge cuando se sumergió a una profundidad de 102 metros (335 pies), tomó un marcador que había sido puesto con velcro al marcador de profundidad y luego volvió a subir. No lo había logrado, se desmayó luego de haber sido llevado por buceadores de seguridad durante los últimos 30 pies hasta la superficie.[162] En 2006 un desvanecimiento similar sucedió a 40 pies bajo la superficie, lo que detuvo su respiración por más de 20 segundos y que, según algunas versiones, le quitó permanentemente su sentido del gusto (una pérdida que ahora atribuye a un "spray nasal poco confiable").[163] Ahora estaba intentando otra vez bucear a 102 metros, sumergiéndose en picada dentro de las aguas protegidas de una caverna de agua salada frente a las costas de Isla Larga de las Bahamas, mientras nuevamente la televisión transmitía en vivo.

Cuando Trubridge tenía 18 meses, sus padres habían vendido su casa en el norte de Inglaterra y compraron un velero para llevar a la familia en una larga odisea a través del Atlántico, del Caribe y, finalmente, a través del Pacífico hasta Nueva Zelanda. "Así que fui criado en el barco", recordó más tarde. "Siempre estaba en el agua, jugando, buceando."[164] Ahora, a los 36 años, Trubridge era la criatura acuática más condecorada del mundo, habiendo establecido 17 récords mundiales en las diversas disciplinas del deporte. (En este deporte, más que cualquier otro, excepto en el salto BASE, el calificador "vivo" importa: la buceadora rusa Natalia Molchanova, cuyos 41 récords mundiales eclipsaron

---

[162] Dos años antes, en 2014, Trubridge lo había intentado: Liam Hyslop, "Kiw Freediver William Trubridge no puede realizar un récord", Stuff.co.nz, 3 de diciembre de 2014.

[163] Spray nasal poco fiable: Michele Hewitson, "Michele Hewitson Interview: William Trubridge", *New Zealand Herald*, 25 de octubre del 2014; Nicolas Rossier, "One Breath: The Story of William Trubridge", *Huffington Post*, 6 de septiembre de 2012.

[164] "Así que fui criado en el barco": citado en *One Breath / The Story of William Trubridge*, cortometraje documental de Nicolas Rossier, de 2012.

el miserable total de Trubridge, desapareció en la costa de España mientras daba una clase de apnea en 2015.) A medida que se acercó a su meta de profundidad, su reloj de buceo sonó para alertarlo; con los ojos todavía cerrados, extendió una mano, agarró el marcador y comenzó a patalear hacia arriba. Ahora, con sus pulmones comprimidos al tamaño de los puños, comenzó la parte difícil, una lucha contra la atracción de la gravedad que lo llevaba hacia abajo. A mitad de camino, sintió que su consciencia se desvanecía a medida que se le acababa el oxígeno. En Auckland, su madre, también parecía estar a punto de desmayarse mientras luchaba por responder a las preguntas sin sentido que le hacía el presentador matutino.

Trubridge volvió a orientarse y siguió pataleando. Finalmente, después de 4 minutos y 14 segundos sumergido, salió a la superficie, jadeó profundamente y luchó para quitarse la pinza nasal. "Estoy bien", murmuró, mostrando la señal de mano requerida para indicar que todo estaba bajo control. Segundos pasaron en agonizante suspenso hasta que, por fin, los jueces levantaron tarjetas blancas para indicar una apnea exitosa. La multitud, tanto en las Bahamas como en el estudio de Auckland, estalló en aplausos.

No hay límite más fundamental ni resistencia ni para la vida misma que el oxígeno. Comprendemos su importancia visceralmente, en los estallidos de agotamiento físico y el pánico creciente al no poder respirar. Pero, ¿realmente la falta de oxígeno nos detiene? Las hazañas de los buceadores como William Trubridge y las de los montañistas que ascienden a los lugares más altos de la tierra, donde el aire contiene un tercio de oxígeno que a nivel del mar, sugieren que el ladrido de la asfixia puede ser peor que su mordida. Al estudiar a esos aventureros extremos, los científicos están aprendiendo a diferenciar cuándo el cuerpo quiere más oxígeno y cuándo lo *necesita*; sus hallazgos están reconfigurando nuestra comprensión del papel que desempeña el oxígeno en los límites de la resistencia a nivel del mar. La necesidad de respirar (que en realidad es impulsada por la acumulación de dióxido de carbono en lugar de la falta de oxígeno) resulta ser una señal de advertencia que se puede elegir ignorar hasta cierto punto.

Durante siglos, los viajeros europeos regresaron de viajes por todo el mundo con historias inverosímiles de buceadores de perlas en el Caribe, Asia y el Pacífico Sur, sobre cómo podían sumergirse a más de 100 pies durante tres o cuatro minutos (en algunos historias menos plausibles hasta quince).[165] Pero esas culturas con una tradición de buceo habían desaparecido en gran medida durante siglo XX, víctimas de nuevas técnicas de pesca y de cultivo de perlas. En 1949, cuando un piloto italiano de la fuerza aérea llamado Raimondo Bucher apostaba 50,000 liras a que podía sumergirse a casi 100 pies en un solo aliento, la mayoría de los científicos pensaban que tal hazaña sería fatal.[166] Después de todo, el volumen de un gas es inversamente proporcional a su presión, por lo que a una profundidad de 100 pies, donde la presión sería cuádruple, sus pulmones colapsarían a una cuarta parte de su tamaño normal.

Pero Bucher lo logró, agarrando con éxito el bastón de un buzo que esperaba en el fondo del océano frente a la isla de Capri y dando inicio a la era moderna de la competencia de apnea, un deporte cuyo enfoque en profundidades cada vez mayores sigue siendo controvertido entre aquellos que ven en el buceo libre como un medio de explorar el océano bajo sus propios términos en lugar de una forma de ruleta rusa bajo el agua. En la actualidad hay una variedad confusa de disciplinas de apnea dependiendo de la ayuda permitida, como aletas y pesas. En la disciplina "sin límites", que permite trineos pesados para la inmersión y globos autoinflados que aceleran la vuelta a la superficie, el temerario austriaco Herbert Nitsch tiene el récord de poco más de 700 pies, establecido en 2007. Intentó los 800 pies en 2012, pero se desmayó cuando iba saliendo a la superficie y sufrió el equivalente de varios infartos, lo que conllevó consecuencias neurológicas duraderas que afectaron sus capacidades para caminar y hablar.[167] (En su sitio web, Nitsch

---

[165] Cuentos improbables de buceadores de perlas: en su libro *Deep: Freediving, Renegade Science, and What the Ocean Tells Us About Ourselves,* publicado en 2014, James Nestor ofrece una excelente visión general de la historia, la fisiología y la cultura de la apnea.

[166] Raimondo Bucher apostaba 50,000 liras: las cuentas varían sobre los detalles de inmersión de Bucher; los que aquí se indican son los que informa Nestor en *Deep.*

[167] Intentó los 800 pies: Stephan Whelan, "Herbert Nitsch Talks About His Fateful Dive and Recovery", DeeperBlue.com, 6 de junio de 2013.

afirma que este intento fallido es un récord mundial, pero la asociación internacional de apnea no valida récords, a menos que el
buceador haya completado con éxito un protocolo de seguridad
después de salir a la superficie.)

El récord de Trubridge de buceo a 335 pies, sin más ayudas que
el peso de una libra de peso alrededor de su cuello, es la más fácil
de comprender. Pero hay una categoría aún más simple reconocida
por la asociación de buceo libre: la apnea estática, que consiste simplemente en contener la respiración el mayor tiempo posible. Flotar
boca abajo en una piscina con un observador a tu lado evitando
complicaciones de buceo libre como la presión del agua y el malestar por la descompresión, conservando así el oxígeno necesario
para nadar hacia abajo y hacia arriba, lo cual permitirá ir directo a
los límites sin tener que adivinar si tendrás suficiente oxígeno que
quede para regresar a la superficie. Este último punto es a la vez una
bendición y una maldición, como la diferencia entre las expediciones de South Pole de Shackleton y las caminatas de ida de Henry
Worsley. Saber que podía detenerse en cualquier punto, sin necesidad de volver sobre sus pasos, era lo que le permitía a Worsley empujarse tan fatalmente lejos. El actual poseedor del récord en apnea
estática es un francés llamado Stéphane Mifsud, quien un lunes por
la tarde en 2009 logró mantenerse sumergido en su piscina local
durante unos –difíciles de afrontar– 11 minutos y 35 segundos.

(A pesar de la aparente simplicidad de la disciplina, el estado
del récord no se encuentra sin alguna controversia. Un buzo ser-
bio llamado Branko Petrović ahora tiene el récord Guinness con
11:54, pero no cumplió con las reglas de la asociación internacional de apnea al no anunciar su intento y de no recibir ayuda
al final de la apnea.[168] Mifsud mismo fue acusado por los medios
especializados en buceo de hacer trampa, tal vez inhalando oxígeno a través de los respiraderos en la piscina antes de su intento
para obtener el récord. El récord de retención de la respiración
después de inhalar oxígeno puro, una hazaña hecha famosa por el

---

[168] El récord no deja de ser controvertido: Christophe Leray, "New World Record Sta-
tic Apnea (STA)", Freedive-Earth, http://www.freedive-earth.com/blog/new-world-re-
cordstatic-apnea-sta.

mago David Blaine por haberse sumergido durante 17 minutos en 2008, ahora está impuesto en los 24:03 por el practicante de apnea español Aleix Segura. Pero incluso Segura, después de su actuación, admitió que las respiraciones asistidas por oxígeno eran simplemente "un espectáculo y un campo experimental en lugar de una verdadera apnea o buceo libre como deporte, que es lo que a todos nos importa".[169])

Mifsud se entrena como un atleta de resistencia, poniendo en práctica meses de atletismo, ciclismo y natación, incluidos los extenuantes triatlones Ironman.[170] Sólo después de que el entrenamiento físico aeróbico se ha desarrollado, se mueve a lo que llama la etapa de "aprendiz de pez", añadiendo respiraciones de 30 segundos a su ciclismo y repitiendo esto 20 veces con un descanso de 15 segundos entre cada una. Eventualmente, vuelve al agua pasando hasta dos horas, de un entrenamiento de seis, sin respirar. Su capacidad pulmonar es notablemente de 11 litros. Pero él, Trubridge y casi todos los demás están de acuerdo en que, al final de la competencia en cualquier disciplina de apnea, las barreras son principalmente mentales, no físicas. Para el momento en que se ha estado bajo el agua durante nueve o 10 minutos, el dolor es como el de acostarse en la parrilla de un asador. Su corazón late cada tres segundos y, erróneamente, la necesidad de respirar casi desaparece. "Tienes que encontrar la fuerza mental para continuar", dice. "Me digo que si siento dolor, significa que todavía estoy vivo".

Hay una razón por la que el récord de Mifsud se estableció en una piscina, y no sólo para asegurarse que no hizo trampa. Algo cercano a la magia ocurre cuando sumerges tu rostro en el agua, un reflejo vestigial que compartimos con todos los mamíferos, tanto terrestres como acuáticos. En 1894, el fisiólogo –y ganador del Premio Nobel– Charles Richet comenzó a publicar los resultados

---

[169] Un espectáculo y un campo experimental: Stephan Whelan, "Incredible New Guinness World Record—24 Minute O2 Assisted Breath-Hold", DeeperBlue.com, 3 de marzo de 2016.

[170] "Mifsud entrena como un atleta de resistencia": Laura Maurice, "Stephane Mifsud recordman du monde d'apnee : 'La ou la vie s'arrete'", *Le Républicain Lorrain,* 2 de abril de 2015; Guillaume Mollaret, "Onze minutes en apnee pour Mifsud, l'homme poisson", *Le Figaro,* 9 de junio de 2009.

de una serie de horripilantes experimentos en los que ataba las tráqueas de los patos y cronometraba cuánto tardaban en morir.[171] Algunos fueron estrangulados al aire libre y vivieron durante un promedio de siete minutos; otros fueron sumergidos bajo el agua y sobrevivieron durante un promedio de 23 minutos. Richet (quien, además de ganar un Premio Nobel por su trabajo en reacciones anafilácticas, fue un dedicado investigador de lo paranormal, acuñando el término *ectoplasma* casi un siglo antes de la película *Ghostbusters*) concluyó que sumergirse en el agua había desencadenado un conjunto de respuestas automáticas, incluyendo una disminución dramática de los latidos del corazón, que conservaban el oxígeno.[172]

Estas respuestas ahora se conocen colectivamente como *reflejo de inmersión de los mamíferos,* o en la formulación más poética del investigador sueco-estadounidense Per Scholander, *interruptor maestro de la vida.*[173] Cuando una foca se sumerge, su frecuencia cardiaca cae inmediatamente a un décimo de su valor habitual, ayudándola a permanecer bajo el agua por más de 45 minutos.[174] Scholander encontró una respuesta similar, aunque menos extrema, en voluntarios humanos, incluso cuando los hizo realizar un entrenamiento vigoroso mientras se encontraban en el fondo de un tanque de madera lleno de agua y sostenían unas pesas de plomo, lo que normalmente haría que su ritmo cardiaco se disparara.[175] Durante sus apneas de récord el pulso de Trubridge cae los

[171] Charles Richet, " De la resistance des canard a l'asphyxie ", *Journal de physiologie et de pathologie générale,* 1899, 641-50.

[172] Acuñó el término *ectoplasma:* Jan Dirk Blom, A *Dictionary of Hallucinations,* Nueva York, Springer, 2010.

[173] Interruptor maestro de la vida: P. F. Scholander, "The Master Switch of Life", *Scientific American* 209, 1963, 92-106.

[174] Bajo el agua por más de 45 minutos: de las 87 inmersiones observadas en un estudio de focas de Weddell, 86 fueron aproximadamente de 45 minutos o más cortas, mientras una fue, aparentemente, de 82 minutos. Michael Castellini *et al.,* "Metabolic Rates of Freely Diving Weddell Seals: Correlations with Oxygen Stores, Swim Velocity and Diving Duration", *Journal of Experimental Biology* 165, 1992, 181-94.

[175] En el fondo de un tanque de madera lleno de agua: C. Robert Olsen, "Some Effects of Breath Holding and Apneic Underwater Diving on Cardiac Rhythm in Man", *Journal of Applied Physiology* 17, núm. 3, 1962.

veinte otros apneistas han hecho récords de adolescentes, por debajo del mínimo que los fisiólogos alguna vez suponían necesarios para mantener la conciencia.[176]

Otra parte clave del reflejo de inmersión es la vasoconstricción periférica masiva: los vasos sanguíneos de tus brazos y piernas se comprimen hasta casi a quedar cerrados, enviando sangre de vuelta al torso, donde mantiene el suministro crucial de oxígeno para el corazón y el cerebro durante el mayor tiempo posible. Este cambio en el volumen sanguíneo en el torso también ayuda a que los pulmones resistan el colapso bajo la presión de inmersiones profundas, ya que los fluidos (a diferencia del aire) son casi incompresibles. Todo lo que se necesita para activar estos cambios es sumergir la cara en agua fría; de hecho, los sensores parecen estar principalmente alrededor de la nariz, dando credibilidad a la idea de que salpicar agua fría en la cara realmente puede calmar a alguien.[177]

Hay también respuestas más sutiles, como el "bazo de ventilación". El bazo actúa principalmente como un filtro de sangre, pero también contiene una reserva de glóbulos rojos ricos en oxígeno que pueden utilizarse en casos de emergencia. En las focas, el órgano es básicamente un tanque de buceo natural: puede contener más de 20 litros de glóbulos rojos y que durante las inmersiones se contrae como una esponja exprimida, reduciéndose en 85 por ciento al hacer circular la sangre.[178] Los seres humanos no están tan espléndidamente dotados, pero se benefician con una infusión de sangre rica en oxígeno aportada por el bazo, no sólo durante las inmersiones, sino durante cualquier ejercicio prolongado hasta el agotamiento. En un estudio, se comparó a los miembros del equipo nacional de apnea de Croacia con sujetos sin entrenamiento,

---

[176] El pulso de Trubridge cae en los veinte: ha registrado un pulso de 27 durante el entrenamiento en tierra firme, aunque en realidad no ha medido valores similares durante el buceo (comunicación personal).

[177] Los sensores parecen estar principalmente alrededor de la nariz: W. Michael Panneton, "The Mammalian Diving Response: An Enigmatic Reflex to Preserve Life?", *Physiology* 28, núm. 5, 2013.

[178] El bazo en las focas es básicamente un tanque de buceo natural: Sarah Milton, "Go Ahead, Vent Your Spleen!", *Journal of Experimental Biology* 207, 2004, 390.

algunos de los cuales (por razones no relacionadas con el estudio) se les había extirpado el bazo.[179] Completaron una serie de máximo cinco apneas, separadas entre sí por dos minutos de recuperación y con sus rostros sumergidos en agua fría para estimular el reflejo. En los participantes con bazos, tanto entrenados como no entrenados, sus tiempos mejoraron progresivamente después del primer intento gracias a la infusión de sangre adicional, con beneficios que duraron más de una hora. En los sujetos sin bazo, los tiempos se mantuvieron sin cambios a lo largo de los cinco intentos.

Para los apneistas experimentados, el monitoreo de esas sutiles respuestas corporales proporcionan un indicador crucial de cómo va su apnea. Hanli Prinsloo, un entrenador sudafricano de buceo libre, divide el progreso de una inmersión en cuatro etapas. Primero es una sutil "fase de conciencia", donde el impulso de respirar comienza a afirmarse en tu conciencia. Si superas esta parte, comenzarás a sentir contracciones involuntarias en el diafragma como respuesta a la acumulación de dióxido de carbono en la sangre en lugar de la falta de oxígeno. Esto puede ignorarse de manera segura (pero temporal) si se está dispuesto a sufrir. Luego viene la bienvenida descarga de sangre fresca que da el bazo, lo que ofrece un impulso psicológico y te permite extender la inmersión. Finalmente, cuando el cerebro, necesitado de oxígeno, siente que su suministro está realmente amenazado, te desmayas, ingresando al equivalente neuronal del modo de espera para conservar energía. Tienes que sentir el progreso de las primeras tres etapas para asegurarte de que la etapa cuatro no pase bajo el agua (o mejor aún, dice Prinsloo, jamás). Si lo haces, tu laringe se cerrará en reacción refleja para mantener el oxígeno fuera de tus pulmones. Pero si alguien no te saca a la superficie en cuestión de minutos, eventualmente darás un último grito de asombro buscando oxígeno y te ahogarás.

El hecho de que las personas puedan sumergirse a 300 metros o sostener la respiración durante casi 12 minutos nos dice que los

---

[179] Equipo nacional de apnea de Croacia: Darija Baković *et al.*, "Spleen Volume and Blood Flow Response to Repeated Breath-Hold Apneas", *Journal of Applied Physiology* 95, núm. 4, 2003.

límites absolutos del oxígeno no son tan constrictivos como se sienten y que estamos protegidos por una capa tras otra de mecanismos de seguridad de reacciones reflejas. Hay una curiosa nota al pie de este proceso. Los reflejos de buceo son controlados por el sistema nervioso autónomo, que guía una amplia gama de funciones corporales como la frecuencia cardíaca, la respiración y la digestión, que están fuera de nuestro control consciente. Pero si conectas un monitor de ritmo cardiaco a una foca, descubres que su ritmo cardiaco comienza a desplomarse justo *antes* de zambullirse en el agua.[180] Lo mismo ocurre en humanos, aunque nuestras respuestas son menos pronunciadas y mucho más variables. De hecho, una vez que hayas entendido el comportamiento con algunas pruebas de práctica, tu ritmo cardiaco comenzará a descender tan pronto como recibas instrucciones para sumergir tu cabeza, incluso si la orden se suspende y te mantienes seco. Tim Noakes llamaría a esto "regulación anticipatoria": el cerebro usa el conocimiento que se recolecta conscientemente, como una inmersión o una línea de llegada inminentes, para activar o desactivar los mecanismos de seguridad que de otro modo serían puramente inconscientes.

Eso no significa que el cerebro siempre lo haga bien. La Divers Alert Network, que rastrea los accidentes tanto en el buceo como en el buceo libre alrededor del mundo, reportó 57 accidentes fatales por apnea en 2014. Eso es más de los 20 a 30 casos por año reportados hace una década, pero abajo del nivel más alto, de 70 en 2012. Incluso cuando aquellos que vuelven vivos a la superficie a veces pagan un precio a largo plazo: secuelas de paros cardiacos, como la pérdida del sentido del gusto de William Trubridge o las dificultades de Herbert Nitsch al caminar y hablar. La razón por la que tenemos mecanismos de defensa tan elaborados contra la falta de oxígeno es que las consecuencias son muy graves.

Los apneistas ofrecen una ilustración gráfica de cómo el cuerpo humano se adapta cuando su suministro de oxígeno está

---

[180] La frecuencia cardiaca de las focas comienza a desplomarse justo antes de zambullirse: véase W. Michael Panneton, "The Mammalian Diving Response: An Enigmatic Reflex to Preserve Life?", *Physiology* 28, núm. 5, 2013.

completamente desconectado. Pero para comprender cómo lidiamos con los diversos grados de escasez de oxígeno, es útil considerar el extremo topográfico opuesto. Si sales del océano en la Bahía de Monterey, California, y guardas tu snorkel y tus aletas y comienzas a caminar tierra adentro, el aire a tu alrededor se volverá cada vez más delgado. Eso es porque estás ascendiendo a través de un océano masivo de aire, la atmósfera, así que, cuanto más alto llegas, menos presión caerá sobre ti desde lo alto. Cuando llegues a la ciudad de Mariposa, en las laderas de Sierra Nevada a 1,916 pies sobre el nivel del mar, la cantidad de oxígeno en cada respiración habrá disminuido en 6 por ciento, casi imperceptible. En la carretera de Mammoth Lakes, a 7,880 pies, se ha reducido 24 por ciento, y lo notarás. Y para cuando subas a la cumbre cercana del Monte Whitney, a 14,504 pies de altura y con 41 por ciento menos de oxígeno de lo normal, hay una buena probabilidad de que tengas un dolor de cabeza terrible.

Una de las primeras descripciones de la enfermedad de altitud proviene de una historia china escrita alrededor del año 30 antes de Cristo. Describe un viaje entre China y el actual Afganistán a través de la "Gran Montaña del Dolor de Cabeza" y su prima menor, la "Pequeña Montaña del Dolor de Cabeza", durante la cual los viajeros (así como sus asnos y ganado) sufrían dolores de cabeza y vómitos, signos clásicos de enfermedad de montaña aguda.[181] Sin embargo, no fue hasta 1648, cuando el especialista francés Blaise Pascal delegó a su cuñado llevar un barómetro lleno de mercurio desde el punto más bajo de la ciudad de Clermont hasta la cima de una colina cercana, así que el vínculo crucial entre la elevación y el aire más delgado se hicieron evidentes. Durante los siguientes siglos, los científicos gradualmente reconstruyeron el papel del oxígeno en la respiración y las consecuencias de no obtener suficiente. Un hito inicial notable, tres siglos antes de que los atletas comenzaran a dormir en cámaras hipóxicas, Robert Hooke probó la primera cámara de altitud artificial del mundo en 1671,

---

[181] Una de las primeras descripciones de la enfermedad de altitud: para una descripción histórica de la enfermedad de altitud, véase John West, *High Life: High Life: A History of High-Altitude Physiology and Medicine,* Nueva York, Oxford University Press, 1998.

encerrándose dentro de un barril sellado con cemento y siendo sumergido en el agua, dentro de otro barril hermético, para después utilizar fuelles y válvulas para expulsar el aire interno del barril, hasta que sus oídos comenzaron a explotar.

La invención de los globos aerostáticos ofrece una forma más sencilla (aunque no menos peligrosa) de estudiar los efectos de la altitud. A los pocos años del primer vuelo tripulado en 1783, fisiólogos y aventureros ascendían a alturas extremas e informaban curiosas reacciones al aire más ligero: corazones acelerados, dificultad para respirar, mareos e incluso, a veces, entumecimiento y parálisis. En 1799, un globo que cargaba un caballo (por razones que la historia no registra) ascendió hasta que el caballo comenzó a sangrar por la nariz y las orejas. Una observación clave fue que los operadores experimentados de globos aerostáticos parecían menos propensos a sufrir estos problemas, lo que sugiere que la exposición repetida al aire ligero desencadenó alguna forma de adaptación. Para cuando se lanzó el globo francés *Zenith* en 1875, sus pasajeros sabían ya lo suficiente como para llevar consigo oxígeno suplementario para respirar. Aun así, los tres hombres a bordo se desmayaron cuando superaron los 26,000 pies. Dos horas más tarde, uno de ellos se despertó cuando el globo caía en picada hacia la tierra y descubrió que sus compañeros, con los ojos medio cerrados, la boca abierta y llena de sangre, habían muerto. La muerte por globo no era infrecuente en aquel entonces, debido a incendios, aterrizajes accidentados y otros contratiempos, pero el incidente de *Zenith* demostró que a una altitud lo suficientemente elevada el aire en sí mismo podía ser letal.

Mientras tanto, los alpinistas escalaban picos cada vez más altos: Mont Blanc, a casi 16,000 pies, en 1786; Chimborazo, un estratovolcán de 21,000 pies en Ecuador que se creyó por un tiempo como el punto más alto del mundo en 1880 (y que implicaba problemas similares, ya que Chimborazo todavía tiene la distinción de ser el punto más alejado del centro de la Tierra, ya que el planeta es más grueso cerca del ecuador). Fue durante una fallida expedición a Chimborazo en 1802 que el naturalista alemán Alexander von Humboldt identificó por primera vez el vínculo entre la falta de oxígeno y los síntomas debilitantes de la enfermedad de altitud.

El pico más alto de todos, ahora lo sabemos, es el Monte Everest, a 8,848 metros (29,029 pies). A principios de los años veinte, cuando comenzaron las primeras expediciones británicas a la montaña, los alpinistas comprendieron que la exposición gradual a elevaciones más altas podía limitar la enfermedad de la altitud. A diferencia de los rápidos ascensos en globo, era casi imposible *no* aclimatarse en cierto grado, dada la ardua, y en aquel entonces aun sin cartografiar, caminata de cinco semanas necesaria para llegar al pie de la montaña. Pero incluso con ese conocimiento, todavía no estaba claro si el ascenso era físicamente posible. La cima del Everest, los científicos habían determinado, ofrecería apenas un tercio de oxígeno respecto al nivel del mar. ¿Podrían hombres y mujeres permanecer conscientes bajo tales condiciones y además ejercer la fuerza muscular suficiente para escalar a través del hielo y la nieve?

En 1924, en la tercera expedición británica en cuatro años, el soldado convertido en alpinista Edward Norton llegó a los 28,126 pies, a menos de mil pies de la cima del Everest.[182] Regresó porque, además de la falta extrema de aliento, ya veía doble en este punto y, como resultado, tenía grandes dificultades para descubrir dónde pisar en el traicionero terreno. Dos días más tarde, los compañeros de expedición de Norton, George Mallory y Andrew Irvine, hicieron otro intento por llegar a la cumbre, esta vez transportando estorbosos tanques de oxígeno portátiles sobre sus espaldas para combatir la altitud. Mallory fue el hombre que, cuando un reportero del *New York Times* le preguntó por qué volvería al Everest por tercera vez, había respondido con su célebre frase: "Porque está allí".[183] Hasta el día de hoy, nadie está seguro de si Mallory e Irvine lograron llegar a la cumbre o no;

---

[182] Edward Norton llegó a la cima del Everest: la historia de Norton se relata en *Everest: Expedition to the Ultimate,* el libro que en 1979 publicó Reinhold Messner sobre su propio ascenso y el de Habeler.

[183] "Porque está ahí": George Leigh Mallory, "Climbing Mount Everest Is Work for Supermen", *New York Times*, 18 de marzo de 1923.

de cualquier forma, nunca regresaron. No fueron los primeros en morir en el Everest: dos cargadores locales ya habían perecido en esa expedición, uno de una hemorragia cerebral provocada por la altitud y, dos años antes, siete cargadores habían muerto en una avalancha, durante la expedición británica anterior. Ellos no serían los últimos.

"A nadie le importa la posibilidad de que se conviertan en repollo."[184] Éste fue el miedo que acechaba en el aire en una despejada tarde de mayo de 1978 cuando Reinhold Messner dictó notas a su grabadora miniatura a 26,000 pies sobre el nivel del mar. Él y su compañero de escalada, Peter Habeler, entraron a una tienda de acampar con incrustaciones de hielo en el Collado Sur del Everest, preparándose para un ascenso hacia la cumbre a la mañana siguiente. Pilas de nieve los rodeaban dentro de la tienda, esperaban a que se derritieran sobre la débil llama de su cocina; sus sacos de dormir estaban congelados, rígidos. La conversación comenzó a fluir.

"Bueno, te diré mucho esto –dijo Habeler–. Regresaré antes de que empiece a enloquecer."

"¡Yo también!"

"Si noto algún síntoma que pueda significar daño cerebral, me retiro de esto".

"Si nuestra habla se ve afectada o notamos cualquier alteración del equilibrio o algo así, entonces sin duda debemos dar marcha atrás", coincidió Messner.

Desde una perspectiva geográfica, no se estaban aventurando a lo desconocido. Para aquel entonces, siguiendo los pasos de Edmund Hillary y Tenzing Norgay en su primer ascenso en 1953,[185] un total de 60 hombres y dos mujeres ya habían alcanzado la cima del Everest; pero todos ellos habían usado oxígeno suplementario, una ayuda que Messner sintió que disminuiría tanto el logro

---

[184] "A nadie le importa la posibilidad": citado en Reinhold Messner, *Everest*.

[185] Sesenta hombres y dos mujeres: el recuento exacto de las cumbres del Everest depende de a quién le creas. Esos números incluyen a los tres escaladores de la expedición china de 1960 (cuyos reclamos fueron recibidos con escepticismo generalizado en ese momento), pero no incluye a Mick Burke, quien fue visto por última vez a unos cientos de metros de la cima en1975 aunque nunca regresó.

como la experiencia. "Incluso las montañas más altas comienzan a reducirse si son sitiadas por cientos de cargadores, atacadas con clavijas y aparatos de oxígeno", argumentó. "Al buscar un tanque de oxígeno, un escalador degrada el Everest al nivel de un pico de seis mil metros." Él y Habeler habían decidido, en cambio, hacer su intento sin oxígeno adicional para ver hasta dónde podían llegar los humanos bajo sus propios medios. "Quiero subir hasta que llegue a la cima de la montaña", escribió Messner, "o hasta que no pueda continuar".

Los dos hombres tenían buenas razones para estar preocupados acerca de sus posibilidades. Después de más de medio siglo, nadie había logrado superar sin oxígeno la altura alcanzada por Edward Norton en 1924. Los fisiólogos habían debatido sobre lo que se necesitaría para alcanzar esos últimos 1,000 pies y sus conclusiones no fueron alentadoras. En 1929, el eminente científico italiano Rodolfo Margaria fue parte, junto con tres desafortunados estudiantes, de una agotadora serie de experimentos que involucraron hacer ciclismo en una cámara de altitud a presiones progresivamente decrecientes. Al trazar una media a través de los datos, descubrió que serían incapaces de continuar una vez que la presión cayera a 300 milímetros de mercurio. Dado que la presión estimada en el pico del Everest era de 240 milímetros de mercurio, llegó a la conclusión de que alcanzarla sin oxígeno sería imposible. Una década más tarde, un análisis similar, hecho por Yandell Henderson en Yale, se basó en medidas de campo realizadas por alpinistas de todo el mundo y por quienes estaban aclimatados a expediciones científicas cerca de las cimas, llegando a las mismas conclusiones: cerca de la cumbre, Henderson escribió: "la tasa de ascenso debe acercarse a cero: en otras palabras, un mínimo de progreso en una cantidad ilimitada de tiempo".[186]

Messner, un italiano barbudo y malhumorado de la provincia de habla alemana de Tirol del Sur, ya era una figura controvertida en los círculos de alpinismo. En su primera expedición al Himalaya, él y su hermano Günther abrieron una nueva ruta hacia la cumbre de Nanga Parbat, la novena montaña más alta (y de

---

[186] "La tasa de ascenso debe acercarse a cero": citado en John West, *High Life*.

entre las más mortales) del mundo.[187] Pero Günther, que sufría malestares por la altitud, murió en una avalancha de hielo mientras bajaba; los miembros de la expedición acusaron posteriormente a Reinhold (quien perdió siete dedos de los pies por congelación) de poner su sed de gloria por encima de la seguridad de su hermano. Reinhold Messner fue uno de los primeros defensores de escalar al "estilo alpino", haciendo hincapié en los ascensos rápidos, con equipos ligeros y pequeños autosuficientes en lugar de las "tácticas de asedio", favorecidas por las grandes expediciones de la época. En 1975, él y Habeler completaron el primer ascenso al estilo alpino de una cima de 8,000 metros (poco más de 26,000 pies), escalando el Gasherbrum I en sólo tres días y sin oxígeno.

El siguiente gran objetivo fue claro, Messner y Habeler se impusieron un lema: "El Everest por lo justo" o nada en absoluto. La publicidad que rodeaba el intento (otro talento de Messner que molestó a otros escaladores) despertó mucha controversia. Los expertos, informó el *New York Times*, fueron "casi unánimes en declarar un ascenso sin oxígenocomo una forma de suicidio".[188] Pero no todos eran tan escépticos. Unos días antes de su vuelo a Nepal, Messner recibió una carta del hijo de Edward Norton: "Mi padre ciertamente creyó –decía– que, dadas las condiciones adecuadas, el Everest podría escalarse sin oxígeno".

La advertencia, "dadas las condiciones adecuadas", fue crucial. Como todos los escaladores del Himalaya, pronto se aprende que las condiciones climáticas y de nieve, son tan importantes para el éxito como lo son la preparación y la aclimatación. En su primer ascenso hacia la cumbre, Habeler desarrolló una intoxicación alimenticia en el Campamento III y tuvo que descender; Messner siguió adelante con dos sherpas, pero los tres hombres se encontraron con una violenta tormenta en el South Col y quedaron atrapados en su tienda de acampar durante dos días gracias a vientos de hasta 125 millas por hora y temperaturas que cayeron a menos

[187] Reinhold y su hermano Günther: Brad Wetzler, "Reinhold Don't Care What You Think", *Outside,* octubre de 2002.

[188] Un ascenso sin oxígeno es como un suicidio: Raymond A. Sokolov, "The Lonely Victory", *New York Times,* 7 de octubre de 1979.

40 grados. Cuando Messner y Habeler regresaron al South Col para su último intento, más de dos semanas después, incluso ellos habían empezado a dudar si su objetivo era alcanzable.

Efectivamente, la mañana del 8 de mayo amaneció con mucho viento y nublada. Una ráfaga de aguanieve golpeó a los dos hombres en la cara cuando finalmente salieron de su tienda de campaña, después de la terrible experiencia de haberles tomado dos horas para vestirse. Decidieron seguir adelante de todos modos, la nieve cada vez más profunda, los obligaba a trepar desafiantes rocas sin nieve. Para ahorrar aliento, se comunicaron en lenguaje de señas, dibujando mensajes con sus picos sobre la nieve; una flecha que apuntaba hacia arriba o hacia abajo. Para cuando llegaron a la parte final, ocho horas más tarde, apenas se arrastraban hacia adelante, colapsando en la nieve para descansar cada diez o quince pasos. Finalmente, temblando de emoción y con lágrimas corriendo por sus mejillas mientras jadeaban en busca de aire, yacían en la cima. La descripción de Messner de ese momento: "No soy más que un pulmón único, estrecho y jadeante, flotando sobre las brumas y las cumbres".

La escalada exitosa hizo que los fisiólogos volvieran a evaluar la viabilidad teórica de una hazaña que, después de todo, ahora era claramente factible en la práctica. Una importante expedición de investigación al Everest tres años más tarde midió las respuestas fisiológicas hasta la cumbre; otro estudio hizo que ocho voluntarios pasasen cuarenta días en una cámara de altitud simulando un ascenso total al Everest mientras los provocaban y presionaban hasta llevarlos al agotamiento. Las cifras sugerían, como era de esperarse, que el ascenso libre de oxígeno de Messner y Habeler era, apenas por poco, posible. Poco después otros repitieron la hazaña (según la base de datos del Himalaya, en junio de 2016, habían habido 197 ascensos libres de oxígeno hasta la cima, de un total de entre 4,469 y 7,646 de personas que subieron), incluyendo el propio Messner, que regresó para un exitoso intento individual desde el lado del Tíbet en 1980.[189]

---

[189] Otros repitieron la hazaña: según lo citado por Alan Arnette, "Everest by the Numbers: 2017 Edition", AlanArnette.com, 30 de diciembre de 2016.

Sin embargo, para los fisiólogos, seguía siendo una intrigante coincidencia que la capacidad de los humanos para sobrevivir en el aire menos denso apenas llegara a alcanzar su límite absoluto en el punto más alto del planeta. "Si algún biólogo evolutivo puede pensar en una razón para esto", escribió el veterano fisiólogo de altitudes John West en los *Annals of the New York Academy of Sciences* de 2000, "sería muy interesante saberlo".[190] Coincidencias suceden, por supuesto. Pero dado a todo lo que hemos aprendido sobre cómo las líneas de llegada y otros puntos finales influyen en los circuitos de seguridad del cuerpo, no puedo evitar sospechar que, si las fuerzas tectónicas nos hubieran dado un pico de 30,000 pies en lugar de los 29,029 del Everest, alguien, eventualmente, escalaría sin oxígeno suplementario.

En enero de 2013, a mediados del verano en Australia, donde vivíamos mi esposa y yo en ese momento, comencé a entrenar para mi primer maratón. Estuve corriendo seriamente por más de veinte años, dándome o tomando algunas interrupciones, así que tenía una muy buena idea de cómo iba a responder al régimen. Tuve un buen grupo de entrenamiento, un gran entrenador y la motivación extra de saber que escribiría mis experiencias para *Runner's World*, además estaba probando el protocolo de entrenamiento de resistencia cerebral de Samuele Marcora (que describiré en el capítulo 11). Estuve enfermo el otoño anterior y perdí mucha de mi capacidad, por lo que en marzo decidí controlar mi progreso ingresando a un medio maratón de bajo perfil. Mi tiempo de 1:15:08 no fue terrible, pero fue un poco decepcionante. A los 37 años, ya no estaba en mi mejor momento, pero sólo unos años antes había podido correr tiempos similares en el entrenamiento con carreras de media y alta exigencia. Claramente, todavía tenía trabajo que hacer para prepararme para el gran día.

Un mes después, más fuerte y en mejor forma, entré en un medio maratón como parte final de mi acondicionamiento físico. Éste fue espectacular: me sentí bien, llevé un buen ritmo y terminé sabiendo que me había exigido tanto como había podido. Mi

[190] John West, "Human Limits for Hypoxia: The Physiological Challenge of Climbing Mt. Everest", *Annals of the New York Academy of Sciences* 889, 2000, 15-27.

tiempo fue mejor, 1:12:55, pero no por mucho. Esta vez tuve más dificultades para encontrar excusas. Había acumulado tres meses de kilometraje consistente y entrenamientos duros, no excesivamente entusiastas, pero sin lesiones ni retrocesos significativos. Si me hubieras pedido una estimación antes de la carrera, habría dicho 1:10:00. Me desilusioné, pero finalmente (ésta es la ventaja de ser un *geek* científico de la carrera) se me ocurrió una coartada plausible: la altitud.

Por aquel entonces estaba viviendo en Canberra, una ciudad en el interior, a la modesta elevación de poco más de 1,900 pies. Normalmente, las personas no comienzan a pensar en los efectos del aire sino hasta que superan los 3,000 pies; de hecho, en algunos estudios de entrenamiento de altitud, el grupo de control de baja altitud vive a más de 3,000 pies.[191] Pero poco después de mi decepcionante medio maratón, entrevisté a algunos científicos en el Instituto Australiano del Deporte (IAD), que tienen su sede en Canberra. Una fisióloga llamada Laura Garvican me contó una historia sobre cuando se construyó por primera vez el IAD y estaban calibrando todos los sofisticados equipos de prueba en los laboratorios. A pesar de sus mejores esfuerzos, los valores de VO_2máx que midieron siguieron siendo ligeramente más bajos que los mismos atletas habían registrado en otros laboratorios. Eventualmente comenzaron a preguntarse si la altitud podría estar teniendo un efecto después de todo, por lo que decidieron probarlo usando una cámara presurizada para variar la altitud efectiva.

El estudio, publicado en 1996, encontró un patrón curioso. En sujetos sin entrenamiento no hubo diferencia entre el nivel del mar y Canberra.[192] Por otra parte, en ciclistas entrenados, el VO_2máx disminuyó en un promedio de 6.8 por ciento a 1,900 pies;

---

[191] El grupo de control a baja altitud vive a más de 3,000 pies: véase, por ejemplo, Christoph Siebenmann *et al.*, "'Live High-Train Low' Using Normobaric Hypoxia: A Double-Blinded, Placebo-Controlled Study", *Journal of Applied Physiology* 112, núm. 1, 2012.

[192] "El estudio, publicado en 1996, encontró un patrón curioso": C. J. Gore *et al.*, "Increased Arterial Desaturation in Trained Cyclists During Maximal Exercise at 580 m Altitude", *Journal of Applied Physiology* 80, núm. 6, 1996.

el efecto pareció ser causado por una disminución en la cantidad de oxígeno transportado por la sangre a los músculos utilizados en la actividad. Los atletas de resistencia tienen corazones que bombean tan poderosamente que su sangre apenas tiene tiempo de cargarse de oxígeno mientras pasa por los pulmones. Incluso a nivel del mar, alrededor de 70 por ciento de los atletas masculinos comienzan a experimentar caídas mensurables en los niveles de oxígeno arterial durante el ejercicio total, es decir, cuando el corazón está bombeando con más fuerza.[193] (El patrón es aún más pronunciado en mujeres y atletas de mayor edad). Si consideras los niveles de oxígeno ambiental un poco más bajos a una altura leve como la de Canberra, y además la baja de los niveles de oxígeno en la sangre, esto puede afectar la cantidad de oxígeno que obtienen tus músculos.

Ese mismo patrón se encuentra entre los mejores corredores del mundo e, incluso, entre aquellos que crecieron en altitudes mucho más altas. Cuando investigadores de la Universidad de Columbia Británica viajaron a las tierras altas de Kenia para evaluar la capacidad pulmonar y de procesamiento de oxígeno en los incomparables corredores de larga distancia del país, encontraron, como en otros países, una prevalencia similar de "hipoxemia arterial inducida por el ejercicio", es decir, niveles reducidos de oxígeno en la sangre durante el ejercicio intenso. "Éstas son las personas más aptas del mundo", me dijo el investigador de UBC, Bill Sheel, "pero su gasometría arterial se parece a la de alguien que podría presentarse en una competencia de la Unión Internacional de Ciclismo".

Podría asumir, entonces, que mi VO$_2$máx era probablemente un poco menor debido a la altitud, pero no era inmediatamente obvio porque eso me haría correr más despacio a distancias como la de un medio maratón. Después de todo, un buen corredor de larga distancia podría mantener un promedio de 85 por ciento de su VO$_2$máx en un transcurso de 13.1 millas; un maratonista pue-

---

[193] Los atletas masculinos comienzan a experimentar: K. Constantini *et al.*, "Prevalence of Exercise-Induced Arterial Hypoxemia in Distance Runners at Sea Level", *Medicine & Science in Sports & Exercise* 49, núm. 5, 2017.

de mantener alrededor de 80 por ciento.[194] Fuera del laboratorio, raramente operamos justo en los límites del VO_2máx, porque el esfuerzo es demasiado grande para sostenerlo por más de 10 minutos. En ningún momento durante mis medios maratones estaba directamente *limitado* por la incapacidad de entregar más oxígeno a mis músculos. Lo mismo es cierto para las carreras de larga distancia. Los estudios de entrenamiento han encontrado que los aumentos en el VO_2máx no son necesariamente proporcionales a los aumentos en el rendimiento de la carrera.[195] Entonces, ¿por qué el VO_2máx es importante, si acaso lo es?

No estaban equivocados A. V. Hill y sus sucesores. El VO_2máx realmente es un buen indicador del rendimiento. Éste no puede elegir al ganador de un grupo de atletas bien emparejados (o de entrenadores emparejados, en todo caso). Pero en un grupo diverso de personas se puede suponer de manera confiable que aquellos con un VO_2máx más alto superarán a aquellos con valores más bajos en las pruebas de resistencia, incluso en largas distancias, como en un medio maratón, en el que nadie alcanza su VO_2máx.[196] No es una coincidencia que el esquiador noruego Bjørn Dæhlie, que durante muchos años mantuvo la marca no oficial del VO_2máx más alto del mundo, también fue en un momento el deportista olímpico de invierno más condecorado de la historia, con doce medallas, ocho de ellas de oro. Según los informes, fue capaz de procesar y utilizar 96 mililitros de oxígeno por kilogramo de peso corporal por minuto; un adulto saludable típico podría administrar 40.

Vale la pena tomar los números exactos de prueba como un grano de sal. Cuando le pregunté a Stephen Seiler, un prominente

---

[194] Mantener un promedio del 85 por ciento de su VO_2máx: Ben Londeree, "The Use of Laboratory Test Results with Long Distance Runners", *Sports Medicine* 3, 1986, 201-13.

[195] Los aumentos en el VO_2max no son proporcionales al rendimiento:Niels Vollaard *et al.*, "Systematic Analysis of Adaptations in Aerobic Capacity and Submaximal Energy Metabolism Provides a Unique Insight into Determinants of Human Aerobic Performance", *Journal of Applied Physiology* 106, núm. 5, 2009.

[196] Aquellos con VO_2max altos superarán a aquellos con VO_2max bajos: R. J. Maughan y J. B. Leiper, "Aerobic Capacity and Fractional Utilisation of Aerobic Capacity in Elite and Non-elite Male and Female Marathon Runners", *European Journal of Applied Physiology and Occupational Physiology* 52, núm. 1, 1983, 80-7.

científico deportivo nacido en Estados Unidos que ha trabajado en Noruega desde 1997 sobre la famosa prueba de Dæhlie, era escéptico. Había visto los datos, pero sospechaba que podría haber habido un problema de calibración. En la década de 1990, cuando Dæhlie alcanzó ese récord, Noruega se vio envuelta en una "guerra fría" de esquí de fondo ferozmente competitiva con Suecia, Rusia, Italia y otros países. "Creo que sabían que era una mala prueba en ese momento", dice Seiler, "pero dejaron que los medios se enteraran para asustar a la competencia". En 2017, Seiler y varios otros científicos deportivos noruegos publicaron un manuscrito titulado "New Records in Human Power", haciendo referencia del título de un famoso estudio de 1937 del Laboratorio de Fatiga de Harvard, en el que vincularon los valores más altos de VO_2máx en cifras alrededor de los 90 ml/kg/min, observados en ciclistas y esquiadores de fondo.[197] Los valores correspondientes en las mujeres son aproximadamente 15 por ciento más bajos, debido a niveles más altos de grasa corporal y niveles más bajos de hemoglobina que transporta oxígeno en su sangre; el valor más alto reportado fue de alrededor de 78 ml/kg/min, nuevamente en un esquiador de fondo.

(Una nota importante: si el número era exacto o no, Dæhlie perdió el récord oficial de VO_2máx en el otoño de 2012 contra otro noruego, un ciclista de 18 años llamado Oskar Svendsen, de quien, según los informes de los medios noruegos, se registraró una puntuación de laboratorio 97.5 ml/kg/min y ganó, unas semanas más tarde, la prueba contrarreloj en la categoría junior de los campeonatos mundiales de ciclismo.[198] Después de algunos años muy promocionados, pero difíciles para un joven profesional, Svendsen se retiró en 2014, a los 20 años. El VO_2máx es importante, pero no lo es todo.)

Aun así, la imagen general es que las diferencias sutiles en la

---

[197] Un manuscrito titulado "New Records in Human Power" ("Nuevos récords del poder humano"): Thomas Haugen *et al.*, *International Journal of Sports Physiology and Performance,* 5 de septiembre de 2017.

[198] Bjørn Dæhlie perdió el récord oficial ante Oskar Svendsen: Shane Stokes, "If All Goes to Plan, Big Future Predicted for Junior World Champion Oskar Svendsen", Velonation.com, 25 de septiembre de 2012; Jarle Fredagsvik, "Oskar Svendsen tar pause fra syklingen", Procycling.no, 18 de septiembre de 2014.

disponibilidad de oxígeno afectan el rendimiento. Un estudio posterior, realizado por científicos de AIS confirmó que la altitud de Canberra no sólo disminuía el VO$_2$máx; sino que también disminuía los tiempos de carrera.[199] Por el contrario, como vimos en el capítulo 2, respirar oxígeno puro parece mejorar el rendimiento de la resistencia, incluso en situaciones, como nadar a través del Canal de la Mancha, donde la escasez aguda de oxígeno no es un problema. Es por eso que Yannis Pitsiladis, el científico a cargo de uno de los proyectos que apuntan a vencer a Nike en un maratón de menos de dos horas, voló a Israel para explorar la posibilidad de celebrar un maratón junto al Mar Muerto, cerca del punto más bajo en la tierra.[200] A un cuarto de milla por *debajo* del nivel del mar, el aire tiene alrededor de 5 por ciento más de oxígeno que al nivel del mar, ofreciendo un potencial aunque, por ahora hipotético, impulso. ¿Uno de los investigadores clave sobre los efectos potenciadores del rendimiento del oxígeno? Un tipo llamado Roger Bannister, quien publicó el artículo "The Effects on the Respiration and Performance During Exercise of Adding Oxygen to the Inspired Air" en el *Journal of Physiology* justo dos meses después de romper la milla de cuatro minutos en 1954. En una prueba sobre una cinta de correr empinada, descubrió que al incrementar el oxígeno del aire desde 21 por ciento estándar hasta 66 por ciento, podía duplicar el tiempo antes de quedar agotado.

Una explicación intrigante del papel limitador del oxígeno es la investigación sobre la oxigenación cerebral, es decir, el flujo de sangre que va al cerebro.[201] Cuando comienzas a hacer ejercicio, inicialmente los niveles de oxígeno del cerebro aumentan, lo que

---

[199] Un estudio posterior realizado por científicos del AIS: C. J. Gore *et al.*, "Reduced Performance of Male and Female Athletes at 580 m Altitude", *European Journal of Applies Physiology and Occupational Physiology* 75, núm. 2, 1997.

[200] Un maratón junto al Mar Muerto: Jeré Longman, "Man *vs.* Marathon: One Scientist's Quixotic Quest to Propel a Runner Past the Two-Hour Barrier", *New York Times*, 11 de mayo de 2016.

[201] Investigación sobre la oxigenación cerebral: F. Billaut *et al.*, "Cerebral Oxygenation Decreases but Does Not Impair Performance During Self-Paced, Strenuous Exercise", *Acta Physiologica* 198, núm. 4, 2010. J. Santos-Concejero *et al.*, "Maintained Cerebral Oxygenation During Maximal Self-Paced Exercise in Elite Kenyan Runners", *Journal of Applied Physiology* 118, núm. 2, 2015.

alimenta la actividad neuronal incrementada que implica el envío de instrucciones a los músculos y el control del esfuerzo. Luego, los niveles se asientan en un nivel estable, hasta que te aproximas a tus límites. A medida que se respira más y más fuerte, los niveles de dióxido de carbono en la sangre disminuyen, lo que a su vez hace que los vasos sanguíneos que conducen la sangre al cerebro se opriman. (Lo mismo sucede cuando deliberadamente se hiperventila, causando mareos y eventualmente desvanecimiento.) La escasez de oxígeno en el cerebro podría interferir directamente con el reclutamiento muscular o podría contribuir a la sensación de fatiga que da la señal de disminuir la velocidad o parar.

En 2010 investigadores de la Universidad de Lethbridge, en Canadá, demostraron que la cantidad de oxígeno en el cerebro de corredores que competían en el ámbito universitario disminuyó al final de una prueba de 5K (correr 5 kilómetros).. Luego, cuatro años más tarde, otro equipo de investigación (incluido uno de los mismos autores) realizó un estudio similar en quince corredores kenianos de élite. Estos sujetos eran verdaderamente de clase mundial, con un promedio de medio maratón de 62 minutos; durante su prueba de 5K, los niveles de oxígeno en sus cerebros permanecieron más o menos constantes hasta el final. Aunque es difícil sacar conclusiones definitivas de dos estudios pequeños, los investigadores sugirieron que nacer en una zona alta y tener una infancia muy activa aseguraba que los kenianos estuvieran mejor preparados para mantener el suministro de oxígeno del cerebro: tenían más vasos sanguíneos en el cerebro y con paredes más gruesas, las cuales eran más difíciles de comprimir.

Un estudio ingenioso de Guillaume Millet, cuyo trabajo sobre la fatiga muscular analizamos en el último capítulo, ofrece más evidencia sobre cómo la resistencia depende, al menos en parte, de los niveles de oxígeno en el cerebro.[202] Millet hizo que sus participantes hicieran repetidamente flexiones de los brazos hasta el agotamiento a altitudes simuladas que iban desde el nivel del mar hasta

---

[202] Un estudio ingenioso de Guillaume Millet: G. Y. Millet et al., "Severe Hypoxia Affects Exercise Performance Independently of Afferent Feedback and Peripheral Fatigue", *Journal of Applied Physiology* 112, núm. 8, 2012.

23,000 pies, pero bloqueó el flujo de sangre, hacia y desde el brazo, con un brazalete de presión sanguínea ajustado. Eso significaba que, a pesar de las variaciones de altitud, los músculos del brazo recibían la misma cantidad de oxígeno (es decir, ninguno) en cada caso, produciendo el mismo grado de fatiga muscular y acumulación de metabolitos. Sin embargo, el tiempo hasta el agotamiento se redujo de 10 a 15 por ciento a la altitud más alta, una consecuencia, concluyó Millet, de una menor oxigenación cerebral.

Hay otra línea de evidencia que apunta a un vínculo entre la oxigenación cerebral y los límites de la resistencia. En 1935 un equipo internacional de científicos liderado por David Bruce Dill del Laboratorio de la Fatiga de Harvard se aventuró yendo a Chile, donde equiparon un laboratorio móvil en un vagón de tren y viajaron desde el nivel del mar hasta una mina de azufre en las laderas superiores a los 20,000 pies del alto volcán llamado Aucanquilcha, poniéndose a sí mismos y a otros voluntarios bajo experimentos exhaustivos en diversas elevaciones a lo largo de la ruta. En el proceso identificaron un fenómeno desconcertante y todavía controversial conocido como la *paradoja del ácido láctico*.[203]

Bajo circunstancias normales cuando te vuelves anaeróbico, es decir, cuando te ejercitas tan fuerte que tus músculos no logran obtener el combustible suficiente de las vías aérobicas habituales, produces altos niveles de ácido láctico en los músculos y la sangre. A medida que vayas a mayores altitudes, con menos oxígeno en el aire, esperarías ir anaeróbicamente antes y producirías más ácido láctico a un ritmo o potencia de salida dados. En cambio, el equipo de Dill observó lo contrario: cuanto más alto iban, menores eran los niveles de ácido láctico que podían producir al agotarse. La extrapolación de sus datos (que se ha reproducido y reconfirmado muchas veces) sugiere que cuando se alcancen los 23,000 pies, donde los niveles de oxígeno son menos de la mitad de sus valores del nivel del mar, no podrán elevarse los niveles de lactato para nada.

[203] La paradoja del ácido láctico: D. B. Dill, *Life, Heat, and Altitude,* Cambridge, Harvard University Press, 1938; John West, *High Life*; Sarah W. Tracy, "The Physiology of Extremes: Ancel Keys and the International High Altitude Expedition of 1935", *Bulletin of the History of Medicine* 86, 2012, 627-60.

Una serie de estudios de Markus Amann y sus colegas que involucran pruebas de tiempo de ciclismo de 5 kilómetros y paseos hasta el agotamiento en un rango de altitudes simuladas ofrecen una posible explicación para esta aparente paradoja. Cuanto mayor es la altitud, más débiles se vuelven las señales que el cerebro envía hacia los músculos de las piernas, esto según lo medido por los electrodos EMG. Esta activación muscular reducida fue evidente desde el inicio de cada prueba antes de que la fatiga tuviera la oportunidad de establecerse, lo que sugiere que el cerebro estaba reduciendo el esfuerzo muscular de manera preventiva. En el punto de agotamiento, los músculos mismos mostraron menos fatiga (medida por estimulación eléctrica) a grandes altitudes, que a un nivel del mar y a pesar de la escasez de oxígeno en el aire.[204] El agotamiento debilitante experimentado por Reinhold Messner y otros montañistas, en otras palabras, no se debió a que sus músculos no estuvieran recibiendo suficiente oxígeno, sino porque sus cerebros estaban en peligro de agotarse, lo que, según ha determinado la evolución, es mucho más serio.

Entonces, ¿es el oxígeno un factor limitante "real" para la resistencia? Parece conveniente hacer una distinción entre los límites inamovibles impuestos por los músculos y los más suaves, más negociables, impuestos por la mente. (Como mencioné antes, mi intención inicial cuando me propuse escribir este libro fue argumentar que los últimos eran mucho más comunes que los primeros.) La dicotomía funciona en algunos casos. Mientras que los mejores respiradores del mundo ciertamente tienen algunas habilidades y adaptaciones fisiológicas únicas, es claro que el progreso inicial en aguantar la respiración, de uno a tres minutos, es principalmente una cuestión simplemente de aceptar e ignorar la creciente angustia y pánico. Está en la cabeza. Al mismo tiempo, los alpinistas que no se adaptan bien a la elevación extrema, lo que parece ser en gran parte genético y sin relación con la aptitud física o la experiencia, a menudo se enferman y a veces

---

[204] Explicación para esta aparente paradoja: T. D. Noakes, "Evidence That Reduced Skeletal Muscle Recruitment Explains the Lactate Paradox During Exercise at High Altitude", *Journal of Applied Physiology* 106, 2009, 737-38.

mueren a las elevaciones escaladas por Messner.[205] Eso no está en sus cabezas.

Pero en la práctica, culpar a la mente o a los músculos es una tarea a menudo desesperada y a veces engañosa. Después de todo, el cerebro es parte del cuerpo. Éste fue un punto enfatizado por Michio Ikai y Arthur Steinhaus en 1961, cuando estudiaron los efectos psicológicos de los disparos sorpresa sobre la fuerza muscular: Psicología –escribieron– es un caso especial de fisiología cerebral". En otras palabras, los sentimientos, las emociones y los impulsos son tan fisiológicamente reales como los cambios en la temperatura central o las disminuciones en la hidratación y están mediados por señales químicas. Entonces, cuando los niveles de oxígeno en el cerebro disminuyen, ¿nos vemos obligados a disminuir la velocidad de las neuronas o circuitos de seguridad, o simplemente decidimos bajar la velocidad? ¿Hay una diferencia? Cualesquiera que sean las respuestas (y no creo que las conozcamos en este momento), el resultado es claro: bajamos la velocidad.

[205] Los alpinistas que no se adaptan bien: M. J. MacInnis y M. S. Koehle, "Evidence for and Against Genetic Predispositions to Acute and Chronic Altitude Illnesses", *High Altitude Medicine & Biology* 17, núm. 4, 2016.

Capítulo 8

CALOR

Culpa al sol de Kentuckiana, que estaba golpeando con su ferocidad habitual de agosto.[206] O culpa a la indomable agitación de los muchachos que acaban de comenzar un nuevo año escolar, o culpa al comienzo del partido de futbol femenil en un campo adyacente. Por alguna razón, los jugadores de futbol en el campo de práctica de la escuela preparatoria Pleasure Ridge Park no estaban escuchando a su entrenador, Jason Stinson, mientras llamaba a los titulares para que tomaran sus posiciones para un partido de práctica. Eventualmente, Stinson, quien había asumido el cargo de entrenador en jefe en el suburbio de Louisville ese año, después de tres años como asistente, se quedó sin paciencia. "¡En la línea!", rugió. "¡Si no vamos a practicar! ¡Vamos a correr!"[207]

Durante los siguientes 30 a 40 minutos, los jugadores corrieron *gassers,* un ejercicio de acondicionamiento demasiado familiar que implicó correr de un lado a otro en el campo cuatro veces. Un

---

[206] Echemos la culpa al sol de Kentuckiana: la muerte de Max Gilpin y el posterior juicio a Jason Stinson recibieron una amplia y a veces conflictiva cobertura mediática. Las fuentes clave en las que confié: Rodney Daugherty, Factors Unknown: The Tragedy That Put a Coach and Football on Trial, Morley, Acclaim Press, 2011; Thomas Lake, "The Boy Who Died of Football", *Sports Illustrated,* 6 de diciembre de 2010; y los documentos judiciales compilados y puestos a disposición en línea (http://datacenter.courier-journal.com/documents/stinson/) por el *The Courier-Journal* de Louisville, cuyos reporteros dirigieron la cobertura del incidente y sus consecuencias.

[207] "On the line!": como cita Thomas Lake en "The Boy Who Died of Football".

solo *gasser* tarda aproximadamente un minuto; después de ocho de ellos, algunos de los chicos habían disminuido la velocidad para caminar, enfureciendo aún más a Stinson. Sacó a ocho de los peores infractores de la línea e hizo que comenzaran las subidas, un taladro más duro que alternaba entre correr en el alto y caer al suelo, mientras que los otros seguían corriendo en *gassers*. "¡Vamos a correr hasta que alguien se rinda!"[208] Durante el doceavo *gasser*, un chico llamado David Englert, que ya había abandonado el equipo tres veces sólo para volver de nuevo, salió del campo una vez más. "¡Ding, ding, ding!", proclamó Stinson. "¡Tenemos un ganador!"[209]

La práctica había terminado y los jugadores comenzaron a dispersarse. Un estudiante de segundo año llamado Max Gilpin cruzaba el campo para recoger el equipo que había dejado durante los *gassers*, cuando sus piernas comenzaron a tambalearse. Dos de los compañeros de equipo de Gilpin lo sostuvieron y lo llevaron a la sombra de un árbol cercano, donde perdió el conocimiento. Los compañeros de equipo pidieron ayuda; pronto fue rodeado por entrenadores asistentes y luego cargado en un Gator conducido por el director de atletismo de la escuela. Lo rociaron con agua y lo enfriaron con bolsas de hielo. Alguien llamó al 911. Pero ya era demasiado tarde: tres días después, el 23 de agosto de 2008, en el Hospital Pediátrico Kosair, Max Gilpin murió de complicaciones derivadas de una insolación.

Lo más escalofriante de la muerte de Gilpin es lo sorprendente que es. De acuerdo con un conteo mantenido por el Centro Nacional de Investigación de Lesiones Deportivas Catastróficas, un total de 143 jugadores de futbol murieron por insolación entre 1960 y 2016. La gran mayoría de esas muertes fueron de bachilleres y generalmente tuvieron lugar durante las prácticas de verano, cuando el clima estaba más caliente y los jugadores estaban menos en forma. Pero incluso los profesionales no son inmunes: la muerte por insolación del tackle ofensivo de los Vikingos de Minnesota,

---

[208] "We're gonna run until someone surrenders!": como cita Thomas Lake en "The Boy Who Died of Football".

[209] Ding, ding, ding!: como cita Rodney Daugherty en *Factors Unknown*.

Korey Stringer, durante un campamento de entrenamiento en el 2001, puso el tema en las portadas de todo el país, aunque brevemente.

Sin embargo, la muerte de Gilpin fue única en un aspecto. Exactamente una semana después de la fatídica práctica, el fiscal jefe de Louisville anunció que había pedido a la policía local que iniciara una investigación sobre el caso, una primicia en muertes relacionadas con el calor. Cinco meses más tarde, Jason Stinson fue formalmente acusado de homicidio imprudencial y posteriormente se añadió otro cargo de poner en peligro sin miramientos la integridad de sus estudiantes. Gilpin había superado sus límites físicos o, mejor dicho, los fiscales argumentaron que *había sido* presionado más allá de sus límites por la "práctica bárbara" de Stinson que, según algunos relatos de testigos, había ordenado negar agua a los jugadores.

Allá por 1996, cuando Tim Noakes se preparaba para su famosa conferencia magistral en el Colegio Americano de Medicina del Deporte, no se había percatado del hecho de que algunas personas se presionaban hasta morir por el calor, pero que la mayoría de las personas no lo hacían. De alguna manera, el juicio de Stinson de trece días en 2009 se convirtió en una pelea sobre esta observación. La acusación argumentó que la muerte de Gilpin fue una consecuencia directa y previsible de las acciones de Stinson; la defensa respondió que fue una aberración trágica e imprevisible. Casi cien jugadores habían estado sujetos a la barbarie de Stinson esa tarde; miles más estaban haciendo simulacros similares en todo Kentucky y más de un millón de niños en todo el país se estaban preparando para sus equipos de futbol de la escuela secundaria. La tarea del jurado: determinar qué, en todo caso, hizo diferente a Max Gilpin.[210]

En 1798, sir Benjamin Thompson, un erudito nacido en Massachusetts que huyó a Gran Bretaña después de la Revolución Estadounidense, inventó la cocina al vacío (*sous-vide*) e introdujo la papa en Baviera (donde recibió el título de Conde Rumford),

---

[210] Más de un millón de niños: según la encuesta 2009-10 High School Athletics Participation Survey, de la National Federation of State High School Associations.

provocando una revolución en el estudio de calor.[211] Los esfuerzos musculares de dos caballos, mostró, podrían generar suficiente calor en el transcurso de unas pocas horas para hervir 2.25 galones de agua. "Sería difícil describir la sorpresa y el asombro expresados en los rostros de los transeúntes", informó, "al ver una cantidad tan grande de agua fría calentada y hecha hervir sin fuego".

El cuerpo humano, como sugirió el experimento de Thompson, es literalmente un horno. Transforma la energía de los alimentos en trabajo mecánico y esa transformación genera calor como un subproducto a veces útil y en ocasiones inconveniente. Mientras más duro trabajes, más calor generarás. La primera investigación rigurosa de la eficiencia del motor humano, que involucró meses de experimentos en un ciclista profesional llamado Melvin A. Mode en un laboratorio de Boston en 1911 y 1912, registró valores típicos de 20 a 25 por ciento.[212] En otras palabras, por cada 100 calorías de comida que come puede obtener 25 calorías de trabajo útil y 75 calorías de calor. Tan inútil como puede parecer, es sorprendentemente similar a la eficiencia de un típico motor de combustión interna.

El calor generado por el motor de tu automóvil puede ser muy útil en un día frío: es lo que ventilará a través de los conductos de calefacción para calentar el interior. Lo mismo aplica para la producción del calor humano por lo que incluso el frío extremo, rara vez es un factor limitante para los atletas de resistencia, cuyos hornos queman mucho más que la mayoría. "En circunstancias normales es muy raro que las personas alcancen los límites de su tolerancia al frío, si están vestidas adecuadamente", dice Ira Jacobs, investigador de la Universidad de Toronto y ex jefe científico del Departamento de Defensa Nacional de Canadá.

Para los atletas, los mayores problemas relacionados con el frío surgen cuando cambias tu nivel de actividad, lo que sucede si

---

[211] Inventó la cocina *sous-vide* (al vacío) e introdujo la papa: Joe Schwarcz, *Monkeys, Myths and Molecules,* Toronto, ECW Press, 2015.

[212] Experimentos en un ciclista profesional llamado Melvin A. Mode: Francis Gano Benedict y Edward Provan Cathcart, *Muscular Work: A Metabolic Study with Special Reference to the Efficiency of the Human Body as a Machine,* Washington, Kessinger Publishing, 1913.

te cansas demasiado para mantener el nivel de esfuerzo que te mantiene caliente. Es peor si tu ropa se moja y pierde sus poderes aislantes. Eso fue lo que sucedió durante una notoria competencia de senderismo en los páramos de Yorkshire en 1964, cuando tres jóvenes murieron en condiciones de una lluviosa helada: una tragedia investigada por Griffith Pugh, el fisiólogo que ayudó a guiar a Edmund Hillary y Tenzing Norgay a la cumbre del Monte Everest.[213] En la década de 1990, señala Jacobs, el mismo tipo de *hipotermia del excursionista* condujo a la muerte de cuatro soldados estadounidenses, provenientes de diversos lugares, mientras realizaban ejercicios de entrenamiento en Florida.[214] Una vez que el *horno se apaga*, incluso un frío leve puede matar.

Mucho más comunes son los problemas de termorregulación que surgen en climas cálidos, esto ocurre porque el cuerpo es como un automóvil sin aire acondicionado: no tienes manera de enfriarte activamente, así que lo mejor que puedes hacer es eliminar el exceso de calor lo más rápido posible. Durante el reposo, unos 250 mililitros (media pinta) de sangre fluyen por minuto a través de los vasos cerca de la piel, llevando el calor lejos de tu torso y liberándolo al medio ambiente principalmente a través de la radiación (en forma de ondas electromagnéticas) y convección (el aire en movimiento lo arrastra).[215] Como resultado, siempre emites calor a una velocidad de aproximadamente 100 vatios, como una bombilla (excepto que en su mayoría son en longitudes de onda infrarrojas en lugar de visibles), que equilibra perfectamente el exceso de calor producido por las reacciones metabólicas basales que te mantienen vivo.[216]

---

[213] Tragedia investigada por Griffith Pugh: Griffith Pugh, "Deaths from Exposure on Four Inns Walking Competition, March 14-15, 1964", *Lancet* 283, núm. 7344, 1964.

[214] Hipotermia del excursionista: Andrew Young y John Castellani, "Exertional Fatigue and Cold Exposure: Mechanisms of Hiker's Hypothermia", *Applied Physiology, Nutrition, and Metabolism* 32, 2007, 793-98.

[215] 250 mililitros (media pinta) de sangre: Nisha Charkoudian, "Skin Blood Flow in Adult Human Thermoregulation: How It Works, When It Does Not, and Why", *Mayo Clinic Proceedings* 78, 2003, 603-12.

[216] Emites calor a una velocidad de aproximadamente 100 vatios: para una revisión completa, véase Matthew Cramer y Ollie Jay, "Biophysical Aspects of Human Thermoregulation During Heat Stress", *Autonomic Neuroscience: Basic and Clinical* 196, 2016, 3-13.

Una vez que comienzas a pedalear, cambia todo rápidamente. Debido a la eficiencia imperfecta del cuerpo, el ciclismo a 250 vatios genera tanto como 1,000 vatios de exceso de calor. Correr a 10 millas por hora produce unos 1,500 vatios. En respuesta, los vasos sanguíneos de la piel se dilatan de forma espectacular, permitiendo que hasta ocho litros de sangre por minuto, un aumento de treinta veces, pasen a través de ellos y arrojen calor al aire que los rodea. (Lo contrario sucede en temperaturas frías, lo que ocasiona la respuesta que los científicos llaman "amputación fisiológica", ya que el cuerpo conserva el calor cortando el suministro de sangre a las extremidades.) También se comienza a sudar: la transformación de agua líquida en vapor a medida que el sudor se evapora consume energía, creando un poderoso efecto refrescante en la piel. En condiciones de mucho calor, cuando la temperatura del aire es comparable o superior a la temperatura de la piel, la evaporación es el único método de enfriamiento efectivo que tienes. Y si es tan húmedo que el sudor comienza a gotear, en lugar de evaporarse, el clic del reloj empieza correr, mientras la temperatura interna avanza poco a poco hacia arriba.

A las 3:45 de la tarde, en el día de la muerte de Max Gilpin, el entrenador Stinson completó y firmó los registros meteorológicos diarios cuando sus jugadores salieron al campo. Notó una temperatura de 34.4 grados, con una humedad, medida por el higrómetro de la escuela, de 32 por ciento. Al relacionar esos dos números en un gráfico, se indicaba una sensación térmica de 94, uno por debajo del umbral de los 35, en el cual las reglas sobre descansos recurrentes y obligatorios para beber agua, así como la eliminación de equipos voluminosos entrarían en acción. Hacía calor, aunque no tanto como en algunas de las prácticas anteriores de ese verano. Cuando la sensación térmica había aumentado a 39 unas semanas antes, Stinson había corrido la práctica con los audífonos puestos.

En ese sentido, la muerte de Gilpin fue inusual: no ocurrió el primer día, o incluso la primera semana, de la práctica de verano. Era la sexta semana del equipo y cada uno de sus 29 entrenamientos previos había tenido lugar con una sensación térmica superior a 80, incluidos cinco por encima de 95. Cuando haces ejercicio repetidamente en condiciones de calor, las respuestas de protección de tu cuerpo mejoran progresivamente: sudas más intensamente, comenzando a una temperatura más baja; tus vasos se dilatan aún más para enviar sangre cargada de calor a la piel y aumenta el volumen total de sangre en tu cuerpo, lo que permite que tu ritmo cardiaco se mantenga más bajo durante el ejercicio.[217] Este proceso de aclimatación toma alrededor de dos semanas, por lo que cada verano organizaciones como la National Athletic Trainers estadounidense recomiendan limitar la intensidad y el uso de equipos completos durante los primeros 14 días de práctica de futbol.

La idea de que podemos adaptarnos a las condiciones cálidas se ha conocido anecdóticamente desde hace siglos.[218] En 1789, por ejemplo, un médico británico del ejército observó que en la India los problemas de salud relacionados con el calor se volvían cada vez menos comunes pasados unos días de iniciada cada nueva campaña militar. Pero no fue hasta la década de 1930 que el proceso de adaptación se estudió sistemáticamente. El ímpetu fue por una ola de muertes por insolación, 26 sólo en 1926, en las minas de oro sudafricanas, ya que los pozos eran cada vez más profundos, a más de mil metros por debajo de la superficie, se encontraron rocas que podrían estar a 40 grados.[219]

Un joven médico llamado Aldo Dreosti fue asignado por Rand Mines Ltd. para encontrar una solución a este problema. Los trabajadores africanos en la mina City Deep en Johannesburgo, donde Dreosti fue asignado, ya tenían un periodo de aclimatación de hasta catorce días cuando comenzaron a trabajar bajo tierra, durante este tiempo dos trabajadores compartían una sola pala para que ninguno trabajara sin parar. Pero claramente no funcionaba,

[217] Las respuestas de protección del cuerpo se vuelven progresivamente mejores: J. D. Périard *et al.*, "Adaptations and Mechanisms of Human Heat Acclimation: Applications for Competitive Athletes and Sports", *Scandinavian Journal of Medicine and Science in Sports* 25, S1, 2015.

[218] Conocido anecdóticamente durante siglos: para una revisión histórica, ver véase el ya referido Charles M. Tipton, *History of Exercise Physiology*.

[219] En las minas de oro de Sudáfrica: Aldo Dreosti, "The Results of Some Investigations into the Medical Aspect of Deep Mining on the Witwatersrand", *Journal of the Chemical, Metallurgical and Mining Society of South Africa,* noviembre de 1935.

ya que veinte trabajadores habían muerto de insolación en City Deep entre 1926 y 1931. Lo más importante para los propietarios de la mina; permitir que todos los trabajadores se sometieran a este periodo de aclimatación cuando sólo unos pocos parecían susceptibles de sufrir un golpe de calor, perjudicaría la productividad. "La posición financiera de la mina", explicó Dreosti a sus colegas en un simposio de minería en 1935, "fue tal que se vio profundamente afectada por esta pérdida de eficiencia".

El desafío era descubrir qué trabajadores eran más vulnerables al calor y encontrar la forma más rápida de prepararlos para los rigores del trabajo subterráneo. Para hacer esto, Dreosti convirtió una sala de hospital no utilizada en una cámara de calor armada con tuberías perforadas que liberaban vapor, hasta 50 trabajadores podrían someterse a la prueba de tolerancia al calor. La prueba consistió en desnudarse y cargar montones de rocas de ida y vuelta junto con un compañero durante una hora y a una temperatura de 35 grados, supervisados por un "nativo, 'Boss Boy', especialmente entrenado". Tras probar a 20,000 trabajadores en su cámara, Dreosti pudo dividir a sus participantes en tres grupos en función de cuán alto y cuán rápido subió su temperatura corporal y asignó a estos grupos por periodos de aclimatación de 4, 7 o 14 días.

A pesar de lo impactante que suene el trabajo de Dreosti para los oídos modernos, fue notablemente exitoso al reducir las muertes por insolación en City Deep y lograr que los mineros trabajaran lo más rápido posible. En los años posteriores, los investigadores continuaron jugando con el protocolo de aclimatación ideal. Los estudios durante la Segunda Guerra Mundial, cuando las tropas aliadas se preparaban para el combate en ambientes sofocantes de la jungla y el desierto, descubrieron que de 60 a 90 minutos de ejercicio moderado por día en condiciones calurosas produciría cambios fisiológicos rápidos en pocos días, consiguiendo una aclimatación completa en un periodo de dos semanas.[220] Vivir simplemente un verano caluroso no es suficiente; tienes que estresar tu sistema con ejercicio. Y eso, como resultado, es exactamente lo

---

[220] Estudios durante la Segunda Guerra Mundial: Sid Robinson *et al.*, "Rapid Acclimatization to Work in Hot Climates", *American Journal of Physiology* 140, 1943, 168-176.

que Max Gilpin y sus compañeros habían estado haciendo todos los días en las prácticas durante seis semanas cuando murió. Cualquiera que sea la culpabilidad de Stinson, en otras palabras, no fue el resultado de hacer un entrenamiento completo demasiado pronto.

A finales de la década de 1990, los investigadores del legendario Instituto August Krogh de Dinamarca, en la Universidad de Copenhague, llevaron a cabo un experimento simple para probar los efectos de la temperatura central en los límites de la resistencia. Siete ciclistas completaron una serie de recorridos hasta el agotamiento bajo condiciones calurosas y húmedas, pedaleando hasta que fueron físicamente incapaces de mantener una cadencia mínima de 50 golpes por minuto. Antes de cada recorrido pasaron 30 minutos empapándose hasta el cuello en agua fría, neutra o cálida, por lo que sus temperaturas centrales iniciales fueron de aproximadamente 36, 37 o 38.3 grados Celsius. Como era de esperar, los que duraron más tiempo fueron los participantes preenfriados, más del doble de su rendimiento en comparación con una condición precalentada. Pero a pesar de las grandes diferencias entre las prácticas, al agotarse, las temperaturas medias de los ciclistas fueron notablemente consistentes. En cada recorrido de cada ciclista, el termómetro indicaba entre 40.11 y 40.22 grados en el momento del fallo.[221] Era como si, al cruzar ese umbral crítico, se hubiera disparado un interruptor automático sensible a la temperatura.

Los científicos del deporte apreciaron rápidamente los potenciales beneficios que las investigaciones ofrecen para aumentar el rendimiento. El equipo olímpico australiano llevó baños de hielo a los soleados juegos de 2004 en Atenas, para que de ese modo los atletas pudieran sumergirse poco antes de sus eventos.[222] En 2008, adoptaron un enfoque más simple y práctico, enviando siete máquinas de hielo raspado a Beijing y las desplegaron en las sedes de atletismo, ciclismo, futbol, triatlón y muchos otros deportes. Así como la transformación del agua líquida en vapor enfría la

---

[221] Investigadores en el legendario Instituto August Krogh de Dinamarca: J. González-Alonso *et al.*, "Influence of Body Temperature on the Development of Fatigue During Prolonged Exercise in the Heat", *Journal of Applied Physiology* 86, núm. 3, 1999.

[222] El equipo olímpico australiano llevó baños de hielo: Alex Hutchinson, "Faster, Higher, Sneakier", *Walrus*, 12 de enero de 2010.

piel cuando se suda, la "fase de cambio de energía" del hielo que se derrite en el estómago proporciona un impulso adicional de enfriamiento más allá de lo que obtendría simplemente tomando una bebida fría. Las pruebas realizadas por científicos deportivos australianos demostraron que una suspensión de hielo triturado endulzado en la misma medida que una bebida deportiva podría reducir las temperaturas centrales en un grado Fahrenheit y, en consecuencia, aumentar la resistencia al calor.[223]

Un hecho curioso sobre los raspados fue que no sólo disminuyeron la temperatura inicial de los atletas sino que, en algunos casos, también les permitieron continuar a una temperatura central ligeramente más alta antes de llegar al agotamiento. La diferencia era menor, alrededor de medio grado, pero no menos intrigante. Los investigadores especularon que al beber los raspados los atletas también podrían haber enfriado sus cerebros a medida que el hielo pasaba por su boca y garganta. Estudios previos con cabras y perros, cuyos cerebros se enfriaron irrigando el agua fría a través de sus narices, sugirieron que la temperatura del cerebro, en lugar de la temperatura del torso (que generalmente se mide vía rectal), es lo que determina los límites térmicos definitivos. Si un raspado enfría tu cerebro, entonces tu cerebro te permite seguir pedaleando un poco más, incluso cuando el resto de tu cuerpo se calienta más allá de sus límites habituales.

Una posibilidad relacionada es que se tenga sensores de temperatura en el estómago, donde el raspado se derrite.[224] Hasta hace poco, tal posibilidad habría sido descartada como fantasiosa. Sin embargo, en 2014, Ollie Jay y sus colegas del Laboratorio de Ergonomía Térmica de la Universidad de Ottawa demostraron que podían alterar la tasa de sudoración en los ciclistas al suministrarles líquido calentado o enfriado directamente al estómago mediante

---

[223] Pruebas de científicos deportivos australianos: Rodney Siegel *et al.*, "Ice Slurry Ingestion Increases Core Temperature Capacity and Running Time in the Heat", *Medicine & Science in Sports & Exercise* 42, núm. 4, 2010.

[224] Sensores de temperatura en el estómago: N. B. Morris *et al.*, "Evidence That Transient Changes in Sudomotor Output with Cold and Warm Fluid Ingestion Are Independently Modulated by Abdominal, but Not Oral Thermoreceptors", *Journal of Applied Physiology* 116, núm. 8, 2014.

un tubo insertado a través de la nariz. Jay, quien desde entonces se mudó a la Universidad de Sydney, señala que eso puede ayudar a explicar la antigua tradición en algunas culturas de tomar una bebida caliente, como el té, durante las abrasadoras tardes de verano. Al activar los receptores de temperatura en el estómago, la bebida caliente incrementa su respuesta de sudoración sin calentar el resto de su cuerpo, lo que tiene el efecto neto de enfriarlo.

Entonces, ¿es la temperatura del cerebro o la temperatura del estómago lo que más importa? Probablemente sea un poco de ambas junto con las señales de temperatura de otras partes del cuerpo, como la piel. Hay una razón por la cual los atletas llevan chalecos llenos de hielo y mangas frías y cubren sus cuellos con toallas de hielo: esas medidas no alteran la temperatura central, pero sí influyen en qué tan caliente se *siente* y eso, a su vez, determina cuán duro se está dispuesto a exigirse. Más evidencia de que la percepción es realidad: un estudio británico de 2012 mostró que los ciclistas en una cámara de calor eran 4 por ciento más rápidos cuando el termómetro estaba preparado para indicar una temperatura falsamente baja (26 en lugar de 31 grados).[225]

Esta visión centrada en la percepción es contraria a la noción predominante de que el calor te detiene a través de sus efectos fisiológicos directos en el cuerpo. Pero la verdad es que pocos de nosotros encontramos el umbral crítico de temperatura que hace que las personas se desplomen en las pruebas de cámara de calor del laboratorio. En cambio, instintivamente, y quizás a regañadientes, moderamos nuestro ritmo para permanecer por debajo de ese umbral. Como ha demostrado el científico de deporte sudafricano Ross Tucker, cuando te pones a correr un maratón de 10 kilómetros en un caluroso día de verano, tu ritmo es más lento *desde el principio*, mucho antes de que tu cuerpo haya empezado a calentarse.[226] El calor no actúa como un interruptor de luz que te quita los

[225] Ciclistas en una cámara de calor: P. C. Castle *et al.,* "Impaired Exercise Performance in the Heat Is Associated with an Anticipatory Reduction in Skeletal Muscle Recruitment", *Pflügers Archiv / European Journal of Physiology* 448, núm. 4, 2004.

[226] El ritmo es más lento desde el principio: R. Tucker et al., "El Rendimiento del Ejercicio Deteriorado en el Calor está Asociado con una Reducción Anticipada en el Reclutamiento del Músculo Esquelético", *Pflügers Archiv* 448, no. 4 (2004).

músculos; en la mayoría de las situaciones del mundo real, como me explicó Tucker, es un interruptor más tenue, controlado por el cerebro para su propia protección.

Eso no significa que el cuerpo sea irrelevante. Max Gilpin había estado entrenando duro entre su primer y segundo año en la escuela secundaria, frecuentaba la sala de pesas con su padre dos o tres veces por semana durante una hora o más por sesión. Su padre le contó acerca de su propio uso de esteroides cuando era más joven y le advirtió sobre los peligros de esas drogas ilícitas. En cambio, sugirió a Max que tomara creatina, un suplemento legal de venta libre que ayuda a mejorar las ganancias musculares. Para cuando Max comenzó su décimo grado, había acumulado alrededor de 27 libras (12.24 kilos aproximadamente) respecto al año anterior, y midiendo 6'2" (1.88 metros) pesaba 216 libras (97 kilogramos). Él no era el tipo más grande en el equipo de futbol, pero era una presencia sustancial, todo lo contrario, de hecho, de un típico corredor de maratón de élite.

En 2013, investigadores del Instituto Nacional del Deporte de Francia recopilaron datos antropomórficos sobre los 100 mejores corredores de maratón del mundo de cada año entre 1990 y 2011. Notaron una tendencia sorprendente: los corredores de maratón se reducían a un ritmo alarmante.[227] En 1990, el corredor que encabezaba a los 100 mejores había registrado poco más de 5'8" (1.76 metros) y 131 libras (59.42 kilogramos); para el 2011, esos números habían caído a menos de 5'7" (1.73 metros) y 124 libras (56.24 kilogramos). La razón, sospechaban los investigadores, era simple: cuanto más pesado eres, más calor generas mientras corres. Las personas altas también tienen más área de la superficie de la piel, lo que les permite arrojar más calor al sudar, pero el peso extra humedece los efectos de la piel extra, poniendo a los corredores más grandes y más altos en una sutil desventaja.[228]

---

[227] Investigadores del Institut National du Sport, de l'Expertise et de la Performance: A. Marc *et al.*, "Marathon Progress: Demography, Morphology and Environment", *Journal of Sports Sciences* 32, núm. 6, 2014.

[228] Corredores más grandes y más altos en una sutil desventaja: F. E. Marino *et al.*, "Advantages of Smaller Body Mass During Distance Running in Warm, Humid Environments", *Pflügers Archiv / European Journal of Physiology* 441, núms. 2-3, 2000.

A medida que el maratón se convirtió en un deporte importante en las décadas de 1990 y el 2000, los cuerpos de los maratonistas se volvieron cada vez más especializados para mantenerse frescos. En el extremo opuesto del espectro, los cuerpos de los jugadores de futbol están optimizados para una contienda más brutal. En particular los linieros como Max Gilpin, locomotoras de destrucción gigantescas, son más vulnerables y representan 50 de las 58 muertes por insolación entre jugadores de futbol entre 1980 y el 2009.[229]

Con cada esprint que pasaba, la temperatura de Gilpin y su percepción de dicha temperatura aumentaban. Después de seis *gassers*, Stinson comenzó a despedir a los corredores más rápidos; después de ocho *gassers*, hizo que los jugadores restantes se quitaran los audífonos y continuaran; después de diez, se quitaron los jerseys y las hombreras. Gilpin no era un corredor rápido, por lo que no tenía esperanzas de una suspensión anticipada, pero no dejaba de insistir. "Fue, tomando prestada una palabra de su adorada madre, complaciente", informó más tarde Thomas Lake de *Sports Illustrated*. Su padre, que a veces se negaba a llevarlo a casa después de la práctica si no se desempeñaba bien, estaba mirando desde fuera del campo. ¿Pudo el entusiasmo de Gilpin por complacer haberlo impulsado a ir más allá de sus límites?

De acuerdo con los críticos estudios de temperatura, él no debería haber podido continuar una vez que su temperatura central alcanzara los 40 grados. Sin embargo, resulta que la temperatura crítica no es tan inamovible como sugieren los estudios iniciales. Stephen Cheung, un ávido corredor de ciclocrós y fisiólogo ambiental de la Universidad de Brock en Canadá, exploró por primera vez este tema durante sus estudios de doctorado.[230]

---

[229] 50 de las 58 muertes por insolación: A. J. Grundstein *et al.*, "A Retrospective Analysis of American Football Hyperthermia Deaths in the United States", *International Journal of Biometeorology* 56, núm. 1, 2012.

[230] La temperatura crítica no es tan inamovible como sugieren: Stephen Cheung y Tom McLellan, "Heat Acclimation, Aerobic Fitness, and Hydration Effects on Tolerance During Uncompensable Heat Stress", *Journal of Applied Physiology* 84, núm. 5, 1998; P. J. Wallace *et al.*, "Effects of Motivational Self-Talk on Endurance and Cognitive Performance in the Heat", *Medicine & Science in Sports & Exercise* 49, núm. 1, 2017.

En un experimento financiado por militares, demostró que los atletas en forma y bien entrenados podían alcanzar una temperatura central más alta durante una prueba sobre una cinta para correr, a diferencia de los participantes menos aptos, lo que evidencia que la configuración de temperatura del cerebro puede de hecho alterarse.

El trabajo más reciente de Cheung proporciona evidencia aún más notable del poder del cerebro. Él y sus colegas pusieron a un grupo de dieciocho ciclistas entrenados a través de una variedad de pruebas físicas y cognitivas a 35 grados Celsius. Luego, la mitad de los ciclistas recibieron dos semanas de entrenamiento en "autoconversación motivacional" específicamente diseñada para ejercitarse en el calor; básicamente consistía en suprimir pensamientos negativos como "hace tanto calor aquí" o "estoy hirviendo" y reemplazarlos por motivadores como "Continúa, lo estás haciendo bien". El grupo de autodiálogo mejoró su rendimiento en una de las pruebas de resistencia de 8 a 11 minutos y, al hacerlo, presionó sus temperaturas centrales en el agotamiento más de medio grado mayor. "Ahora estamos bastante seguros de que no es sólo algo físico", dice Cheung sobre el concepto de temperatura crítica. "Parece haber un fuerte componente mental y psicológico". En otras palabras, el estado de ánimo correcto te permite ir más allá de tus límites de temperatura habituales: "Incluso si ya estás en forma, puedes mejorar tu *percepción* sobre el calor y cómo actuar en éste".

Sin embargo, todavía hay un misterio. La autoconversación permitió a los ciclistas de Cheung impulsar su temperatura central un medio grado más antes de colapsar por agotamiento; la temperatura de Max Gilpin finalmente alcanzó un órgano que se derretía a 43 grados, cinco grados completos por encima del límite habitual. Tradicionalmente hemos visto el golpe de calor como la última parada en un continuo: primero te sientes tibio, luego te sientes incómodamente caliente, luego sientes agotamiento por el calor y finalmente, si no te paras, desarrollas un golpe de calor. Pero la mayoría de la gente es físicamente incapaz de subir su temperatura a cerca de 42 grados. Para llegar a ese extremo, algo diferente debe estar sucediendo.

En 2002, un par de médicos de los soleados climas de Arabia Saudita y Texas publicaron un documento conjunto en el *New England Journal of Medicine*, en el que proponen una definición revisada sobre la insolación. No se trata sólo de la temperatura corporal, argumentaron; el golpe de calor involucra una "respuesta inflamatoria sistémica" que finalmente desencadena una ola de síntomas en aumento que conducen a la falla multiorgánica.[231] Las defensas del cuerpo contra el calor, como aprendimos anteriormente, implican desviar sangre hacia la piel, donde libera calor. La otra cara de la respuesta es que el intestino y otros órganos internos carecen de sangre y oxígeno. Eventualmente esto permite que las toxinas que normalmente se encuentran encerradas en el intestino comiencen a filtrarse en el torrente sanguíneo, donde desencadenan un aumento inflamatorio en todo el sistema. La insolación no se trata sólo de calentarse; se trata de una oleada de inflamación que desactiva las defensas de las temperaturas normales del cuerpo.

Entonces, ¿por qué la espiral de la respuesta inflamatoria se sale de control en pocas personas? Hay una larga lista de factores que aumentan el riesgo de insolación, pero los investigadores del Instituto de Investigación Ambiental del Ejército de Estados Unidos, en una revisión de 2010, destacaron tres en particular: ropa pesada con poca ventilación; enfermedad preexistente y el uso de ciertas drogas como anfetaminas.[232] El equipo de futbol de Gilpin marcó la primera casilla. Y probablemente también marcó el segundo: su madrastra les dijo a los doctores que le había dolido la cabeza y se había sentido mal esa mañana; varios de sus amigos dieron un testimonio similar. (La evidencia médica no fue concluyente: sus análisis de sangre mostraron signos de infección viral pero no pudieron distinguir si comenzó antes o después de que ingresó en el hospital.) La prueba de toxicología en el hospital también

[231] Una definición revisada sobre la insolación: Abderrezak Bouchama y James Knochel, "Heat Stroke", *New England Journal of Medicine* 346, núm. 25, 2002.

[232] Factores que empujan hacia el riesgo de insolación: L. R. Leon y B. G. Helwig, "Heat Stroke: Role of the Systemic Inflammatory Response", *Journal of Applied Physiology* 109, núm. 6, 2010.

confirmó el tercer factor de riesgo: Gilpin estaba tomando Adderall, un medicamento basado en anfetaminas, para tratar el trastorno por déficit de atención.

Tal vez la víctima más famosa de insolación en los deportes es el ciclista británico Tom Simpson, que murió a menos de una milla de la cima del Mont Ventoux en un día caluroso durante el Tour de Francia de 1967.[233] La voluntad de Simpson de ganar y la capacidad de autocastigarse eran notorias, cuando comenzó a zigzaguear por el camino y luego cayó al suelo, su respuesta, según una conmovedora pero probablemente apócrifa historia, fue gritar "¡Ponme de nuevo en mi bicicleta!" Se las arregló para pedalear un cuarto de milla, más o menos, antes de colapsar nuevamente; estaba muerto mucho antes de que un helicóptero de la policía lo llevara a un hospital cercano.

Al igual que Gilpin, Simpson había estado enfermo los días previos a su última carrera. Su mecánico recordó haber quitado diarrea de su bicicleta apenas unos días antes, todo gracias a un desagradable bicho estomacal cuyos efectos aún persistían. Pero lo que la historia del ciclismo recuerda sobre Simpson son las anfetaminas: en el momento de su colapso tenía tres tubos de píldoras en su camiseta, dos vacíos y uno medio lleno. La autopsia confirmaba su presencia en la sangre. La explicación estándar de su muerte es que las pastillas le perjudicaron el juicio, dejándolo "tan dopado que no sabía que había alcanzado el límite de su resistencia", como lo expresó el *Daily Mail* de Gran Bretaña unas semanas más tarde.[234]

La verdad es un poco más complicada. En la década de 1980, un bioquímico (entusiasta corredor de maratón) de la Universidad de Oxford, Eric Newsholme, propuso que la fatiga durante el ejercicio de resistencia podría deberse en parte a los cambios en la concentración de neurotransmisores en el cerebro.[235] Esa hipótesis

---

[233] El ciclista británico Tom Simpson: William Fotheringham, *Put Me Back on My Bike!*, Londres, Yellow Jersey Press, 2002.

[234] Tan dopado que no sabía: J. L Manning, *Daily Mail,* 31 de julio de 1967, citado por la agencia de noticias Australian Associated Press en Age, 2 de agosto de 1967.

[235] La fatiga durante el ejercicio puede deberse a los neurotransmisores: Lindy Castell,

no funcionó, pero dio lugar a una serie de estudios que probaron los efectos de varias drogas que alteran el cerebro sobre la percepción de la resistencia: Paxil, Prozac, Celexa, Effexor, Wellbutrin, Ritalin y otros. En condiciones normales, las drogas tuvieron efectos mínimos; pero en condiciones de calor, las drogas que aumentaron las concentraciones del neurotransmisor dopamina en el cerebro tuvieron un efecto dramático.

Incluso en reposo, los sujetos que toman inhibidores de recaptación de dopamina (que aumentan los niveles de dopamina en el cerebro, las anfetaminas son de esta clase) tuvieron temperaturas centrales más altas, lo que sugiere que las drogas alteraron la percepción y la regulación interna del calor. Una vez que los sujetos comenzaron a ejercitarse en el calor pudieron ir aún más lejos y con más intensidad, haciendo que sus temperaturas aumentaran más allá de su umbral crítico habitual, a pesar de que no se *sentían* más calientes. "Su 'freno de seguridad' no funcionó", explica Romain Meeusen, fisiólogo de la Vrije Universiteit Brussel de Bélgica, que realizó algunos de los experimentos clave. "Se volvieron capaces de llegar hacia la zona de peligro sin la retroalimentación negativa de su sistema nervioso central". Esto, agrega, es probable que le haya sucedido a Tom Simpson.[236]

En el juicio a Jason Stinson, una serie de expertos médicos, incluido uno que había sido contactado por la fiscalía, testificaron que el uso de Adderall en Gilpin probablemente había contribuido a su susceptibilidad a la insolación.[237] Por supuesto, millones de personas en Estados Unidos toman Adderall regularmente y esto no ha propiciado una epidemia de insolación (aunque un estudio de investigadores de la Universidad de Georgia estimó que

"Obituary for Professor Eric Arthur Newsholme, MA, Dsc, (PhD, ScD Camb)", https://blogs.bmj.com/bjsm/2011/04/07/obituary-for-professor-eric-arthur-newsholme-ma-dsc-phd-scd-camb/, 7 de abril de 2011; Bart Roelands y Romain Meeusen, "Alterations in Central Fatigue by Pharmacological Manipulations of Neurotransmitters in Normal and High Ambient Temperature", *Sports Medicine* 40, núm. 3, 2010.

[236] Su freno de seguridad no funcionó: Romain Meeusen en la Nestle Nutrition Institute Sport Nutrition Conference de Canberra, Australia, 2010.

[237] Uso de Adderall por Gilpin: Andrew Wolfson, "PRP Player Who Died Wasn't Dehydrated, Experts Say", *The Courier-Journal* de Louisville, 8 de marzo de 2009.

las muertes relacionadas con el calor se triplicaron entre 1994 y 2009, un periodo durante el cual las prescripciones de Adderall y las drogas relacionadas se duplicaron con creces entre los adolescentes).[238] De cualquier forma, la muerte de Gilpin fue un evento de muy baja probabilidad, un impacto de rayo sin una sola causa obvia. Pero la acumulación de factores de riesgo sutiles, el Adderall, la enfermedad y quizás la creatina (que algunos científicos creen que puede contribuir a la enfermedad del calor), hicieron de Gilpin un pararrayos esa tarde.

En esta lista de factores contribuyentes, un detalle brilla notablemente por su ausencia: deshidratación. Ésta fue la raíz del supuesto caso criminal, basada en informes de que Stinson había negado el agua a sus jugadores durante la práctica y en la suposición general de que la mayoría de los problemas en el calor provienen de no beber lo suficiente. Bajo escrutinio, las descripciones de los testigos oculares de la práctica de futbol (la más condenatoria que vino de la ex novia del hermano de Stinson, que estaba viendo el partido de futbol femenino en un campo adyacente) resultaron ser engañosas. El equipo completo tuvo tres descansos de agua programados durante la práctica y los jugadores estuvieron bebiendo entre los ejercicios.

Había, sin duda, muchos gritos. Incluso el abogado de Stinson le dijo al juez: "Creo que casi puede tomar nota judicial de que Jason Stinson estaba siendo un idiota ese día"[239]. Pero los niños bebieron y las pruebas de sangre y orina realizadas cuando Gilpin llegó al hospital demostraron que no estaba incluso moderadamente deshidratado. Ese hecho, más que cualquier otra cosa, es lo que convenció al jurado de absolver a Stinson después de menos de 90 minutos de deliberación. Al contrario de la intuición que nos transmitió una generación de mensajes de salud pública,

[238] Índice de muertes en deportistas triplicado por la relación calor-Adderall: Grundstein, "Un Análisis Retrospectivo"; Samuel Zuvekas y Benedetto Vitiello, "Uso de Medicamentos Estimulantes Entre Niños Estadounidenses: Una Perspectiva de Doce Años", American *Journal of Psychiatry* 169, núm. 2, 2012.

[239] "Creo que casi puede tomar nota judicial": como cita Thomas Lake en "The Boy Who Died of Football".

beber más agua no habría salvado a Max Gilpin. Y eso, resulta, no es la única sabiduría convencional sobre la hidratación que está mal.

Capítulo 9

SED

Pablo Valencia y Jesús Ríos dejaron el pozo unas horas antes del amanecer del 15 de agosto de 1905, cargaron sus caballos con una ración de una semana de pinole y tres galones de agua.[240] Iban en camino a reclamar una "mina perdida" que Valencia había descubierto unos meses antes en los confines más remotos del desierto de Sonora, cerca de la frontera entre Arizona y México. Pero a medida que se adentraron en el desierto, sus bocas se secaban con el aire caliente y seco, y se dieron cuenta de que habían calculado mal sus provisiones de agua. Valencia le dijo a Ríos que tomara los caballos y retrocediera 35 millas hasta el pozo para rellenar sus cantimploras y acordaron reunirse 24 horas más tarde en el otro extremo de una sierra lejana. Valencia continuó a pie hasta el sitio de reclamo, donde recolectó muestras y publicó los avisos necesarios; Ríos fue a buscar agua y regresó al desierto. Pero la cita no se llevó cabo. Uno o ambos debieron haber ido a la colina equivocada y ambos vagaron sin rumbo fijo hasta que Ríos se rindió y dio a su compañero por muerto.

---

[240] Pablo Valencia y Jesús Ríos: W. J. McGee, "Desert Thirst in Disease", *Interstate Medical Journal* 13, 1906, 1-23; reimpreso en *Journal of the Southwest* 30, núm. 2, 1988, junto con el comentario de Bill Broyles, "W. J. McGee's 'Desert Thirst as Disease'". El caso también es discutido en Tim Noakes, *Waterlogged: The Serious Problem of Overhydration in Endurance Sports,* Champaign, Human Kinetics Publishers, 2012.

El cuerpo humano contiene entre 50 y 70 por ciento de agua, y la necesita prácticamente toda.[241] Estás constantemente perdiendo agua, no sólo por el sudor sino también por la orina y por fugas más sutiles como la humedad en tu aliento. Y, en circunstancias normales, constantemente la estás recuperando en la comida y la bebida. El balance de fluidos fluctúa un poco a lo largo del día gracias a los patrones de alimentación y actividad, pero de un día para otro se regula con una precisión notable. Una persona de 150 libras normalmente lleva alrededor de 40 litros de agua y ese total se fija en menos de un litro (una excepción son las fluctuaciones que ocurren durante el ciclo menstrual de una mujer, que pueden sumar y luego restar más de dos litros de agua retenida). Cuando no recuperas los líquidos perdidos, comienzas a sentir deseos de beber y tus riñones comienzan a reabsorber fluido que de otra manera se convertiría en orina. Si eso no es suficiente para restablecer el equilibrio interno, comenzará a fluir líquido de las células hacia las venas y arterias para mantener el volumen necesario de sangre bombeando a través de tu cuerpo. Estos ajustes comprarán algo de tiempo, pero eventualmente tu sangre se concentrará tanto que tu cerebro comenzará a reducirse a medida que el líquido sea absorbido por la ósmosis, desgarre las delicadas venas cerebrales y finalmente te mate. De acuerdo con los cálculos de los investigadores del Ejército de Estados Unidos, en un libro de texto sobre medicina a la intemperie, es posible que dures, en teoría, siete días sin agua, en un entorno de condiciones ideales, antes de llegar a este punto crítico. Si estás perdido en un desierto caliente y viajas solo por la noche, tu supervivencia esperada se desplomará a 23 horas; si también viajas durante el día, son 16 horas.

Valencia era un vigoroso veterano de 40 años convertido en un explorador, con el pecho profundo y las extremidades fuertes: "de hecho", lo describió un contemporáneo, "uno de los mexicanos mejor constituidos que conozco". Pero las circunstancias

---

[241] El cuerpo humano contiene entre 50 y 70 por ciento de agua: Robert Kenefick et al., "Dehydration and Rehydration", en Paul Auerbach (ed.), *Wilderness Medicine,* Filadelfia, Mosby Elsevier, 2011; Samuel Cheuvront et al., "Physiologic Basis for Understanding Quantitative Dehydration Assessment", American *Journal of Clinical Nutrition* 97, núm. 3, 2013.

se apilaron contra él: las temperaturas diurnas rondando en los 38 grados, los mínimos nocturnos a 27, los cielos despejados y la escasa humedad. En la tarde de su segundo día en el desierto, después de no poder encontrar a Ríos, estaba completamente sin agua y se vio obligado a comenzar a hacer gárgaras con su propia orina. En lugar de dirigirse directamente al pozo, decidió dirigirse al norte hacia un viejo sendero de carretas con la esperanza de encontrar ayuda antes. En el camino, mató a algunas arañas y moscas, pero su boca estaba tan seca que tuvo problemas para tragárselas. En su cuarto día en el desierto atrapó y comió un escorpión; ahora estaba bebiendo su orina, que para ese momento era muy mala. Ya estaba superando las expectativas, ya que la mitad de las víctimas de sed del desierto de la zona habían muerto en 36 horas y casi todas en tres días. Pero él no se rindió. Impulsado por el sueño de acuchillar a Ríos, quien creía que lo había traicionado para quedarse con la mina perdida, caminó, luego se tambaleó y luego se arrastró.

Ocho días después de que Valencia y Ríos partieran del pozo de agua, un científico llamado William J. McGee, que había estado acampando allí durante cien días tomando mediciones del tiempo, fue despertado de un profundo sueño por un rugido gutural y angustiado. Corriendo un cuarto de milla por el sendero, descubrió que Valencia estaba completamente desnudo y encogido como un esqueleto. Sus labios habían desaparecido como si hubieran sido amputados, dejando bordes bajos de tejido ennegrecido; sus dientes y encías se proyectaban como los de un animal pelado, pero la carne era tan negra y seca como una mata de carne seca; su nariz estaba marchita y encogida a la mitad de su longitud; sus ojos estaban fijos en una mirada inexpresiva, con la piel circundante tan contraída como una madeja de cecina, tan negra como las encías. Apenas podía ver u oír y su lengua casi había desaparecido. Había recorrido entre 100 y 150 millas a pie y había gateado durante las últimas siete millas a través de una llanura pedregosa y salpicada de cactus, dejándolo cubierto de profundos cortes y arañazos que estaban demasiado secos para sangrar.

Pero sobrevivió. McGee lo cuidó hasta que recuperó, lentamente, la salud con cantidades razonables de agua, café y "fricasé de ave con arroz y tocino molido". Él mismo presentó el informe del notable caso en una conferencia médica en 1906. Si esto constituye un récord de algún tipo, es difícil decir. Viejas ediciones del *Libro Guinness de los récords mundiales* revelan el caso de Andreas Mihavecz, un austriaco de 18 años que fue encerrado en la cárcel de una pequeña ciudad en 1979 después de ser un pasajero en un accidente automovilístico menor. Los oficiales que lo arrestaron más tarde testificaron: "simplemente nos olvidamos de él".[242] No fue hasta 18 días después que un horrible hedor que emanaba del sótano les recordó la presencia de Mihavecz. Aunque había perdido casi 50 libras, también él sobrevivió presumiblemente, especulaban los expertos médicos, porque la celda del sótano estaba tan desagradablemente húmeda que pudo lamer gotas de agua condensada de las paredes.

En cualquier caso, Valencia claramente estiró los límites de la deshidratación humana mucho más allá de su punto de ruptura habitual. Además su caso ofrece un giro adicional. Después de una semana sin agua en un horno de calor, cubriendo más de 100 millas a pie, y estando muy, muy sediento, no tuvo insolación.

Ningún tema en la ciencia deportiva moderna ha provocado más polémica que la hidratación. Hace un siglo, el consejo predominante para los atletas de resistencia era evitar beber a toda costa. "No se acostumbre a beber y comer en una carrera de maratón", advirtió James E. Sullivan, autor de una guía para corredores de larga distancia de 1909 (y el homónimo del premio otorgado, anualmente, al mejor atleta aficionado de la nación). "Algunos corredores prominentes sí lo hacen, pero no es beneficioso."[243] La lógica era que beber líquidos probablemente causaría malestar estomacal y que de todos modos no serían absorbidos en el sistema

[242] El caso de Andreas Mihavecz: "Beamte vergaßen Häftling in der Zelle: Verurteilt" ("Funcionarios olvidan a recluso en celda: condenado"), *Hamburger Abendblatt,* 6 de noviembre de 1979; *Guinness World Records,* World, 2003.

[243] "No se acostumbre": citado en Tim Noakes, "Hyperthermia, Hypothermia and Problems of Hydration", de R. J. Shephard y P. O. Astrand (eds.), *Endurance in Sport,* Oxford, Blackwell, 2000.

hasta que la carrera hubiera terminado. Ese consejo todavía era la vanguardia en 1968, cuando Amby Burfoot, de 21 años, corrió en el Maratón de Boston de ese año en un día caluroso sin beber nada, perdiendo casi 10 libras en el proceso. Y ganó.[244]

Pero los cambios estaban en marcha. En 1965, Dwayne Douglas, un guardia de seguridad del Centro de Salud de la Universidad de Florida conversaba con uno de los investigadores del edificio, que se especializaba en medicina renal. Douglas, un ex jugador de los Philadelphia Eagles y asistente voluntario del equipo de futbol de los Gators, estaba desconcertado por la cantidad de peso que perdieron sus jugadores, hasta 18 libras, informó, y por el hecho de que, como dijo con delicadeza, "mis jugadores de futbol no utilizan mucho el sanitario durante el juego".[245] El especialista James Robert Cade estaba intrigado. Obtuvo permiso para examinar a los jugadores durante las prácticas y finalmente ideó una bebida que contenía agua, azúcar y sales para reemplazar lo que los jugadores estaban perdiendo a causa del sudor (luego, cuando la mezcla resultó no potable, añadió un poco de jugo de limón, a sugerencia de su esposa). El entrenador permitió que Cade probara la bebida en su equipo de primer año durante un partido de entrenamiento con el equipo B y después de haber jugado por dos cuartos, los estudiantes de primer año bien hidratados tomaron ventaja en la segunda mitad cuando el equipo B se *marchitó*. El equipo universitario usó la bebida al día siguiente para regresar de una desventaja de 13-0 al medio tiempo y obtener una estrecha victoria sobre el muy favorecido estado de Luisiana con un calor de 39 grados. La bebida que se dio a conocer como Gatorade nunca dio marcha atrás.

Vale la pena señalar que Gatorade no es sólo un rehidratante; su azúcar también reabastece las reservas de combustible que los

---

[244] Ese consejo todavía era la vanguardia en 1968: Amby Burfoot, "Running Scared", *Runner's World,* 4 mayo de 2008.

[245] Mis jugadores de futbol no utilizan mucho el sanitario: transcripción de la entrevista al doctor James Robert Cade por Samuel Procter, realizada el 22 de abril de 1996, registrada en la Oral History Program Collection de la Universidad de Florida; Richard Burnett, "Gatorade Inventor: My Success Based on Luck and Sweat", Orlando *Sentinel,* 16 de abril de 1994.

músculos están quemando (un tema que exploraremos en el próximo capítulo). Pero el ascenso de Gatorade dio inicio a una nueva era de interés en la hidratación para los atletas, con una investigación generosamente financiada que, en apariencia, confirma su importancia. Unos meses antes de su victoria en el Maratón de Boston, Burfoot había completado una serie de pruebas en una cinta para correr; cada una de veinte millas a un ritmo de 6:00 por milla mientras bebía agua, Gatorade, o nada. Todo esto como parte del primer estudio científico externo financiado por Gatorade. Muchos otros estudios siguieron y en 1988 la compañía estableció su propio Gatorade Sports Science Institute para ayudar a difundir el mensaje. En 1996, la posición oficial del Colegio Americano de Medicina del Deporte patrocinada por Gatorade era que los atletas debían beber desde el principio y a menudo, en un intento de "reemplazar toda el agua perdida por la sudoración… o consumir la máxima cantidad tolerable".[246,247] Y no sólo eran atletas: la deshidratación generalizada se convertía cada vez más en el azote oculto de una generación, robando insidiosamente la vitalidad de los niños y a los oficinistas su lado cognitivo.

Luego vino la hiponatremia. La muerte de una joven de 28 años, Cynthia Lucero, quien colapsó a cuatro millas de la línea de meta del Maratón de Boston de 2002, centró la atención mundial en un problema que había sido identificado por primera vez hacía más de dos décadas.[248] Aunque Lucero se quejó de sentirse "deshidratada y con las piernas rígidas" antes de colapsar, las pruebas en el hospital revelaron el problema opuesto: siguiendo los consejos predominantes para los atletas, había bebido todo lo que pudo durante su carrera, causando que se diluyera el sodio en su sangre (eso es lo que significa "hiponatremia", a veces denominada

---

[246] Patrocinado por Gatorade: Darren Rovell, First in Thirst: *How Gatorade Turned the Science of Sweat into a Cultural Phenomenon,* Nueva York, American Management Association, 2005.

[247] Reemplazar toda el agua perdida por la sudoración: V. A. Convertino et al., "American College of Sports Medicine Position Stand. Exercise and Fluid Replacement", *Medicine & Science in Sports & Exercise* 28, núm. 1, 1996.

[248] La muerte de Cynthia Lucero es relatada por Tim Noakes en su ya referido libro *Waterlogged.*

"intoxicación por agua"). Sus pulmones se llenaron de líquido y su cerebro comenzó a hincharse, lo que después de unas horas la llevó a su muerte. Estudios posteriores revelaron que la afección, aunque no suele ser fatal, estaba apareciendo en cierto número de de corredores en casi todos los maratones importantes. En 2013, USA Track and Field reescribió sus directrices para sugerir que los corredores beban agua cuando tengan sed en lugar de esforzarse por reemplazar todas las pérdidas por sudor o consumir "la cantidad máxima que se puede tolerar".[249] Otras organizaciones lo siguieron y los investigadores comenzaron a buscar más de cerca en los principios profundamente arraigados de la sabiduría convencional sobre la hidratación, obteniendo resultados sorprendentes y aún controvertidos.

Has escuchado las advertencias: bebe ahora, porque perder sólo 2 por ciento de tu peso dañará tu rendimiento y para cuando tengas sed ya será demasiado tarde. Este concepto de "deshidratación voluntaria", en el que la sed es un barómetro inadecuado de las necesidades de fluidos, se remonta a una serie de estudios de tiempos de guerra dirigidos por un investigador de la Universidad de Rochester, Edward F. Adolph, quien editó un libro clásico de 1948 titulado *Physiology of Man in the Desert* (Fisiología del hombre en el desierto).[250] Con el estallido de la guerra en el desierto del norte de África en 1941, Adolph y sus colegas fueron enviados al Desierto de Sonora en California para investigar las necesidades de agua de los soldados. En ese momento existía la creencia generalizada de que se podía entrenar para beber menos agua, lo que a su vez minimizaría las "derrochadoras" pérdidas de sudor. Adolph y sus colegas desacreditaron esta idea y demostraron que mantenerse hidratado era importante incluso para los veteranos bien aclimatados que se encontraban en el desierto. Pero también hicieron una observación curiosa: en largas marchas en el desierto, de hasta ocho horas, incluso cuando a los hombres se les

---

[249] USA Track and Field reescribió sus directrices: Gina Kolata, "New Advice to Runners: Don't Drink the Water", *New York Times*, 6 de mayo de 2003.

[250] Deshidratación voluntaria: A. Rothstein *et al.*, "Voluntary Dehydration", en E. F. Adolph (ed.), *Physiology of Man in the Desert,* Nueva York, Hafner, 1948.

permitía beber tanto como quisieran, terminaban en un estado de deshidratación, habiendo perdido 2, 3 o incluso 4 por ciento de su peso inicial. La tripulación de los tanques perdió un promedio de 3 por ciento de su peso corporal después de unas pocas horas de batalla simulada; los ocho miembros de la tripulación de una B-17 Flying Fortress regresaron de una misión de baja altitud de dos horas perdiendo 1.6 por ciento. La conclusión lógica, entonces, fue que se debe beber más de lo que realmente se necesita para evitar deshidratarse.

¿Por qué te tomas la molestia de beber más de lo que quieres? Los estudios de Adolph sugirieron que las consecuencias de la deshidratación incluían "incomodidad generalizada, fatiga, apatía, baja moral y falta de voluntad e incapacidad para realizar una actividad extenuante". Luego, durante la segunda mitad de la década de los sesenta, comenzaron los estudios (incluido en el que participó Amby Burfoot) para vincular la deshidratación más específicamente con el sobrecalentamiento.[251] Tenía sentido, ya que la deshidratación reduce el volumen de sangre disponible para derivar calor a la piel y, en casos extremos, puede incluso comprometer la capacidad para sudar. Las diferencias en la temperatura central observadas en estos estudios fueron sutiles, medidas en fracciones de un grado. Aun así, la hidratación entendida como beber tanto como puedas tolerar, se convirtió en el consejo para prevenir la insolación.

No era sólo una cuestión de evitar catástrofes. Los investigadores comenzaron a publicar hallazgos en los que sugieren que incluso la deshidratación relativamente leve obstaculizaría el rendimiento físico y mental. Un estudio de 1966 realizado por el Ejército de Estados Unidos hizo que los soldados caminaran hasta el cansancio en una cinta de correr cuesta arriba en una habitación calurosa mientras que se encontraban normalmente hidratados y deshidratados hasta dos o cuatro por

---

[251] Relacionar la deshidratación con el sobrecalentamiento: C. H. Wyndham y N. B. Strydom, "The Danger of an Inadequate Water Intake During Marathon Running", *South African Medical Journal* 43, núm. 29, 1969; D. L. Costill et al., "Fluid Ingestion During Distance Running", *Archives of Environmental Health* 21, núm. 4, 1970.

ciento.[252] Efectivamente, su tiempo de caminata disminuyó en un promedio de 22 y 48 por ciento, respectivamente, en los dos ensayos deshidratados. Estudios posteriores produjeron resultados similares, afianzando la familiar "regla de 2 por ciento". Considera todos estos hallazgos (deshidratación voluntaria, sobrecalentamiento, disminución del rendimiento físico) y se obtiene un caso convincente de que incluso la deshidratación leve puede ser debilitante, si no peligrosa. Pero ésa no es la única explicación que se ajusta a los hechos observados.

Algunas de las historias más representativas de precaución sobre la deshidratación se centran en Alberto Salazar, el maratonista irascible de los ochenta que ahora dirige un escuadrón exclusivo (y también controvertido debido a las recientes polémicas acusaciones del uso no ético de suplementos y medicamentos recetados) de algunos de los mejores corredores del mundo en la sede de Nike en Oregon.[253] Salazar era famoso por su estilo de carrera inquebrantable y su apetito por el sufrimiento. Cuando tenía 19 años, en 1978, regresó a su casa en el suburbio de Boston, Wayland, Massachusetts, durante el verano, después de un decepcionante sexto puesto en el campeonato de la National Collegiate Athletic Association (Asociación Nacional Deportiva Universitaria) terminando su segunda temporada de atletismo en la Universidad de Oregon. Hizo, garabateado con un rotulador sobre una cartulina gigante, un cartel para colocar en la pared de su dormitorio: "You will never be broken again" ("Nunca más te volverás a romper").[254]

Al final de ese verano, Salazar puso ese credo en práctica en la carrera de siete millas de Falmouth Road, en Cape Cod, donde se alineó con algunos de los mejores corredores del mundo: Bill Rodgers, Craig Virgin, Rudy Chapa. En la marca de las cuatro

[252] Estudio del eEjército de Estados Unidos en 1966: E. N. Craig y E. G. Cummings, "Dehydration and Muscular Work", *Journal of Applied Physiology* 21, núm. 2, 1966.

[253] Acusaciones de uso no ético de suplementos y medicamentos: David Epstein, "Off Track: Former Team Members Accuse Famed Coach Alberto Salazar of Breaking Drug Rules", ProPublica: https://www.propublica.org/article/former-team-members-accuse-coach-alberto-salazar-of-breaking-drug-rules, 3 de junio de 2015.

[254] "Nunca más te volverás a romper": Alberto Salazar y John Brant, *14 Minutes: A Running Legend's Life and Death and Life*, Emmaus, Rodale, 2013.

millas, intentó tomar la delantera. "Eso es lo último que recuerdo sobre la carrera", contó más tarde Salazar en su libro de memorias, *14 Minutes: A Running Legend's Life and Death and Life*. Los testigos dijeron que se detuvo, dio media vuelta en círculo y siguió corriendo hasta la meta, donde terminó décimo. Su próximo recuerdo es escuchar una serie de números: "104... 106... 107... ¡no está bajando! ¡Creo que lo vamos a perder!". Era la temperatura de su cuerpo: estaba sumergido en una bañera de agua helada en la carpa médica, sufriendo una insolación y su vida pendía de un hilo. Pronto lo llevaron al hospital, donde un sacerdote le dio sus últimos sacramentos. Después de una hora, su temperatura bajó y se recuperó por completo. Y en todo caso, ganó confianza de la aparente confirmación de su dureza.

Cuatro años después, Salazar era el corredor de distancia más importante del mundo. Había ganado el Maratón de Nueva York en 1980 cuando aún era estudiante en Oregon y regresó al año siguiente para establecer un récord mundial de 2:08:13 (aunque el registro fue posteriormente rechazado debido a un problema de medición del curso). Sin embargo, su carrera más famosa sigue siendo el Maratón de Boston de 1982, una batalla mano a mano con su advenedizo rival Dick Beardsley, recordada por sus fanáticos como el Duel in the Sun (Duelo bajo el Sol). El comienzo del mediodía de Boston significó que los corredores enfrentaron temperaturas alrededor de 60 grados bajo un cielo sin nubes y Salazar no bebió casi nada: tal vez dos tazas de agua en total, tal como lo había hecho en sus triunfos en Nueva York.[255] Los dos hombres corrieron a zancadas durante casi toda la distancia, con Salazar avanzando en la milla final (y el intento de regreso de Beardsley se frustró cuando unas motocicletas y el autobús de los medios masivos obstruyeron la recta final). Una vez más, Salazar tuvo que ser llevado a la tienda médica inmediatamente después del final, donde seis litros de líquido se bombearon por vía intravenosa a su cuerpo crispado.

---

[255] Duel in the Sun: John Brant, *Duel in the Sun: Alberto Salazar, Dick Beardsley, and America's Greatest Marathon*, Emmaus, Rodale, 2006. La designación de "Duel in the Sun" se debe a Neil Amdur, quien lo usa en su artículo "Salazar Wins Fastest Boston Marathon", publicado en *New York Times* el 20 de abril de 1982.

Los famosos colapsos de Salazar y sus hábitos de abstinente de líquidos aún se citan ampliamente como evidencia del vínculo entre la deshidratación y el golpe de calor. Pero la imagen no es tan simple como parece. En Falmouth, donde sin duda se enfrentó a un golpe de calor, la carrera tenía sólo siete millas de largo (le tomaba apenas más de media hora) y ya estaba en problemas poco después de la mitad del recorrido. Salazar era un sudador prodigioso (más tarde, las pruebas de laboratorio demostraron que podía producir tres litros de sudor por hora: , inusualmente elevados), pero aún es imposible deshidratarse peligrosamente en 20 minutos.[256] Incluso si hubiera sido descuidado con la bebida y comenzara la carrera ligeramente deshidratado, la matemática de la cantidad de líquido que tendría que perder en tan poco tiempo simplemente no cuadra.

Por el contrario, estaba claramente deshidratado después del Duelo bajo el Sol y por una buena razón: se había estado presionando por más de dos horas. Los seis litros de líquido intravenoso que recibió sugieren que podría haber perdido más de trece libras de sudor durante la carrera. Y, sin embargo, a pesar del sol y la deshidratación excesiva, no sufrió insolación. Todo lo contrario, de hecho: en la carpa médica inmediatamente después de la carrera, la temperatura de su cuerpoera de 88 grados Fahrenheit (31 grados Celsius), 10 grados por *debajo* de lo normal.[257] Esa medida, que se registró con un termómetro oral, provoco después de la carrera una tempestad entre los médicos de medicina deportiva. Como no era una temperatura central medida en el recto o el oído, los escépticos mantuvieron que Salazar no estaba realmente hipotérmico. En cambio, argumentaron, la deshidratación severa y la reducción asociada del volumen de sangre habían comprometido la capacidad de su cuerpo de regular la temperatura. William Castelli, el director médico de la línea de meta del maratón (sacando provecho de su trabajo diario como director del famoso Framingham Heart

[256] Podía producir tres litros de sudor por hora: L. E. Armstrong *et al.*, "Preparing Alberto Salazar for the Heat of the 1984 Olympic Marathon", *Physician and Sportsmedicine* 14, núm. 3, 1986.

[257] Su temperatura corporal era de 88 grados Fahrenheit: Thomas Boswell, "Salazar Sets Record in Boston Marathon", *Washington Post*, 20 de abril de 1982.

Study), se mantuvo firme en sus armas: "Sus brazos, manos y cabeza estaban fríos", dijo. "Su núcleo puede haber estado cálido, pero estaba temblando y tenía la piel de gallina. Por lo que a mí respecta, se estaba muriendo de frío."[258] Sin una máquina del tiempo (y una sonda rectal), es imposible resolver el debate de una forma u otra, pero podemos descartar un golpe de calor.

Ese patrón aparentemente contradictorio (insolación sin deshidratación, no insolación con deshidratación severa) no es casualidad. La deshidratación es una preocupación mayor en carreras más largas, porque tienes más tiempo para sudar; insolación, en cambio, es más común en carreras cortas. Esto se debe a que la temperatura corporal está determinada principalmente por el metabolismo basal, es decir, qué tan caliente está funcionando tu motor. En una carrera de 30 minutos, puedes mantener un ritmo lo suficientemente rápido como para aumentar la temperatura de tu núcleo, a pesar de que no haber tenido tiempo para deshidratarte seriamente. En una carrera de tres horas, en la mayoría de las circunstancias, simplemente no puedes soportar un esfuerzo lo suficientemente fuerte como para llevar tu temperatura al territorio de la insolación, aunque te deshidrates en gran medida. Es cierto que, como demostraron los primeros estudios como en el que participó Amby Burfoot, la deshidratación puede elevar un poco la temperatura. Pero el factor más importante que dicta la temperatura central (aparte de las condiciones climáticas) es el metabolismo basal.

Es por eso que la deshidratación resultó no ser un factor en el juicio a Jason Stinson. Max Gilpin no estaba deshidratado, pero incluso si lo hubiera estado, es muy poco probable que beber más agua o algún hidratante electrolítico hubiera hecho alguna diferencia. Desafortunadamente para Salazar, esto resultó ser cierto también para él. Mientras se preparaba para los Juegos Olímpicos de Los Ángeles en 1984, donde se esperaba que las condiciones climáticas para el maratón fueran altas y bochornosas, Salazar trabajó con un equipo de científicos en el Instituto de Investigación

---

[258] William Castelli se mantuvo firme en sus armas: citado en Heyward Nash, "Treating Thermal Injury: Disagreement Heats Up", *Physician and Sportsmedicine* 13, núm. 7, 1985.

Ambiental del Ejército de Estados Unidos, en Natick, Massachusetts. Lo sometieron a pruebas de tolerancia al calor en una cámara climática, realizaron análisis de sangre, lo enviaron a Florida con un termómetro rectal para hacer entrenamientos de calor y lo obligaron a beber un litro de agua cinco minutos antes del inicio del maratón olímpico, además de casi dos litros más durante la carrera, un fuerte contraste con el enfoque minimalista de hidratación que había tomado en sus carreras de récord en Nueva York y Boston. El resultado: la mayor esperanza del maratón de Estados Unidos luchó para llegar a la decimoquinta posición, casi cinco minutos por detrás del ganador y seis minutos por detrás de su mejor tiempo.

Más de 30 años después de esa carrera, en 2016, fui invitado por la National Public Radio para hablar sobre la ciencia de la hidratación.[259] Uno de los otros invitados fue Lawrence Armstrong, director del Laboratorio de Desempeño Humano de la Universidad de Connecticut, ex presidente del Colegio Americano de Medicina del Deporte y el hombre que dirigió el equipo del Ejército de Estados Unidos que ideó el plan de hidratación de Salazar en 1984. Pronto quedó claro que él y yo teníamos perspectivas muy diferentes sobre las lecciones a tomar de las experiencias de Salazar. Armstrong aún mantiene que la hidratación inadecuada es un factor de riesgo clave para el golpe de calor. Insistió en que perder 2 por ciento de peso corporal inevitablemente compromete el desempeño.

Pero esa afirmación también tiene problemas cuando te aventuras fuera del laboratorio. En un húmedo día de septiembre de 2007, la superestrella etíope Haile Gebrselassie logró un nuevo récord mundial de 2:04:26 en el Maratón de Berlín. Al igual que Salazar, Gebrselassie suda a un ritmo prodigioso: en una prueba de laboratorio, alcanzó una tasa de 3.6 litros por hora, que está entre las más altas jamás registradas.[260] Al final de su carrera mundial,

[259] Invitado por la National Public Radio: *The Colin McEnroe Show*, WNPR, 26 de mayo de 2016. Audio disponible en http://wnpr.org/post/how-much-water-do-you-need.

[260] Gebrselassie suda a un ritmo prodigioso: Lukas Beis *et al.*, "Drinking Behaviors of Elite Male Runners During Marathon Competition", *Clinical Journal of Sports Medicine* 22, núm. 3, 2012.

había perdido casi 10 por ciento de su peso corporal, cayendo de 128 (58.05 kilogramos) a 115.5 libras (52.38 kilogramos). Mediciones adicionales en la carrera de Gebrselassie y otros campeones de maratones han producido resultados similares. Hay dos formas de interpretar estos datos. O corredores de élite como Gebrselassie, cuyo récord mundial lo convirtió en el humano más veloz en una distancia de maratón, corren más despacio de lo que deberían porque no cumplen con los consejos básicos de hidratación distribuidos en todas las escuelas primarias y gimnasios del mundo. O bien, ese consejo familiar es incorrecto.

Para mi sorpresa, Armstrong tomó la misma postura en el programa de radio cuando saqué a relucir las fuertes pérdidas por sudor de los mejores maratonistas: "Y le pregunté: si no perdieran diez libras, ¿qué tan rápido correrían?" Cuando lo llamé más tarde para presionarlo en este punto, tuvo una postura más matizada. Durante sus pruebas preolímpicas en 1984, él y sus colegas calcularon que la tasa de vaciamiento gástrico de Salazar, que determina la cantidad de líquido que puede pasar a través del estómago para su absorción desde el intestino delgado, era de aproximadamente un litro por hora mientras corría. Dado que su tasa de sudor era tres veces más alta que eso, nunca hubo ninguna posibilidad de que pudiera limitar su pérdida de fluidos a 2 por ciento: beber más simplemente dejaría fluir líquido en su estómago sin aumentar la hidratación. Y dado que el vaciamiento gástrico raramente excede los 1.3 litros por hora, lo mismo es cierto para la mayoría de las personas, lo que significa que en el ejercicio prolongado la regla de 2 por ciento es más un ideal teórico que un plan realista. Aun así, Armstrong insistió en que los maratonistas como Gebrselassie pagan un precio por los altos niveles de deshidratación en que incurren. "No tengo ninguna duda en mi mente de que correría mejor y más rápido si bajara 2 por ciento en lugar de 10 por ciento", me dijo.

Es tentador catalogar a Gebrselassie y a Salazar como anomalías fisiológicas, que indudablemente son. No obstante, patrones similares aparecen en muestras mucho menos rarificadas. En maratones, triatlones y carreras de ciclismo de todo el mundo, los investigadores han intentado una prueba simple: pesar a los atletas antes y después de la carrera y luego buscar una relación entre al final de carrera y el grado de deshidratación. Los resultados son consistentemente los opuestos a los esperados: los que terminan más rápido tienden a ser los más deshidratados. Por ejemplo, entre los 643 finalistas en el Maratón de Monte Saint-Michel de 2009 en Francia, los que terminaron en menos de tres horas promediaron una pérdida de 3.1 por ciento de su peso inicial, los que terminaron entre tres y cuatro horas promediaron 2.5 por ciento y aquellos que marcaron más de cuatro horas fueron los únicos en obedecer a la regla de 2 por ciento, perdiendo en promedio 1.8 por ciento.[261] Los resultados no prueban que beber lo haga más lento, pero sin duda plantean más preguntas sobre la afirmación en la que cualquier pérdida superior a 2 por ciento te hace más lento.

En cuanto a la visión relativamente común de que los atletas que necesitan asistencia o incluso llegan al colapso después del final de una carrera larga, existen varias razones para sospechar de la idea de que estos atletas están pagando el precio de la hidratación insuficiente.[262] Una es que los estudios no han encontrado diferencia entre los niveles típicos de deshidratación de los atletas colapsados y aquellos que dejan atrás la línea de meta sin problemas. Otra es que aproximadamente 85 por ciento de los colapsos se producen poco después de cruzar la línea de meta. Esto sugiere que hay algo sobre el acto de *parar* después de un esfuerzo prolongado que desencadena problemas; si la causa fuera la deshidratación, se esperaría ver a más atletas caer al pavimento en las últimas millas de la carrera en lugar de unos pocos pasos más allá de la línea de meta.

Muchos investigadores ahora creen que el problema es la pérdida de la presión sanguínea causada por la acumulación de sangre

---

[261] Maratón de Monte Saint-Michel de 2009: Hassane Zouhal *et al.*, "Inverse Relationship Between Percentage Body Weight Change and Finishing Time in 643 Forty-Two Kilometre Marathon Runners", *British Journal of Sports Medicine* 45, núm. 14, 2011.

[262] Atletas que necesitan asistencia o incluso colapsan después del final de una carrera larga: Cameron Anley, "A Comparison of Two Treatment Protocols in the Management of Exercise-Associated Postural Hypotension: A Randomised Clinical Trial", *British Journal of Sports Medicine* 45, 2010, 1113-18.

en las piernas después de dejar de correr o de andar en bicicleta. Durante el ejercicio, el corazón dirige grandes cantidades de sangre a los músculos que carecen de oxígeno en las piernas. Con cada paso o golpe de pedal, los músculos de la pantorrilla se contraen y presionan los vasos sanguíneos en la parte inferior de la pierna, lo que ayuda a bombear esta sangre mecánicamente hacia el corazón. Después de cruzar la línea de meta, esta bomba muscular se detiene abruptamente y en algunas personas la circulación no se reajusta lo suficientemente rápido como para mantener su presión sanguínea, causando así que se mareen o se colapsen. ¿La solución? En una serie de triatlones Ironman y ultramaratones en Sudáfrica en 2006 y 2007, el personal médico ofreció a los atletas colapsados dos tratamientos distintos de manera aleatoria: aquellos que portaban números pares recibieron fluidos intravenosos, que serían el tratamiento ideal si el problema subyacente fuera la deshidratación; a aquellos con números impares, simplemente se les dijo que se tumbaran y elevaran sus piernas y que se les permitiría beber según lo deseado. El tiempo promedio para el alta (de la carpa médica) para ambos grupos fue de poco menos de una hora, sin una diferencia estadísticamente significativa entre los dos.

¿Cómo superamos el abismo entre el laboratorio y los efectos de la deshidratación en el mundo real? El primer paso es hacer una distinción entre la sed, que es la sensación de que te gustaría tomar una bebida, y la deshidratación, que es el estado de haber perdido fluidos en relación con tus niveles normales. Los estudios en desierto durante la Segunda Guerra Mundial aclaran esta distinción: mientras que estar sediento casi siempre indica que estás deshidratado, el concepto de deshidratación voluntaria ilustra que, por el contrario, deshidratarte no siempre te hará sentir sed. Pero como señala Tim Noakes, casi todos los estudios de deshidratación desde entonces han asociado ambos.[263] Las montañas de datos ahora demuestran que estar deshidratado y sediento, incluso a un nivel relativamente leve, te harán más lento. Pero, ¿qué pasa si estás en

---

[263] La distinción entre sed y deshidratación: M. N. Sawka y T. D. Noakes, "Does Hydration Impair Exercise Performance?", *Medicine & Science in Sports & Exercise* 39, núm. 8, 2007.

el estado de deshidratación voluntaria, que por definición implica el libre acceso a los líquidos para que estés deshidratado pero no sediento?

Para responder a esa pregunta vale la pena considerar para qué es la sed. La explicación más simple es que es la forma en que el cuerpo asegura que mantengas tus niveles de fluidos completos. En este cuadro, la deshidratación voluntaria es una falla del sistema: indica que la sensación de sed no está trabajando muy bien, ya que no te hace darte cuenta de que estás perdiendo líquidos. Pero los fisiólogos han demostrado que no es así como funciona la sed. En lugar de monitorear los niveles de líquidos, tu cuerpo monitorea la osmolalidad del plasma, que es la concentración de pequeñas partículas como el sodio y otros electrolitos en la sangre.[264] A medida que te deshidratas, tu sangre se concentra más y tu cuerpo responde al secretar la hormona antidiurética, que hace que los riñones comiencen a reabsorber agua y te hagan sentir sediento. A diferencia de los niveles de líquidos de tu cuerpo, la osmolalidad del plasma está muy regulada: cuando miras variable correcta, la sensación de sed (junto con otros mecanismos homeostáticos, como el de la hormona antidiurética) no comete errores.

Esto significa que lo que parece un problema potencial, la deshidratación voluntaria, en realidad puede ser completamente normal desde la perspectiva del cuerpo. En un estudio de 2011, dieciocho soldados de las Fuerzas Especiales de Sudáfrica emprendieron una marcha de dieciséis millas con cargas de 57 libras, incluidos rifles y suministros de agua, a temperaturas que alcanzaron un máximo de 44 grados Celsius.[265] A los soldados se les permitió beber tanta agua como quisieran, pero, como se esperaba, perdieron un promedio de seis libras, lo que corresponde a 3.8 por ciento de su peso inicial. Su osmolalidad plasmática, en cambio, se mantuvo

---

[264] El cuerpo monitorea la osmolalidad del plasma: citado en el ya referido Samuel Cheuvront *et al.*, "Physiologic Basis for Understanding Quantitative Dehydration Assessment".

[265] Soldados de las Fuerzas Especiales de Sudáfrica: Heinrich Nolte et al., "Trained Humans Can Exercise Safely in Extreme Dry Heat When Drinking Water Ad Libitum", *Journal of Sports Sciences* 29, núm. 12, 2011.

esencialmente sin cambios. Desde la perspectiva del sensor de hidratación primario del cuerpo, estaban bien. Desde la perspectiva del primer sensor de deshidratación del cuerpo, los soldados estaban perfectamente.

La desconexión entre la sed y la pérdida de agua en realidad puede ser una ventaja evolutiva en lugar de un error. La teoría del humano nacido para correr,, desarrollada por los biólogos evolucionistas Dennis Bramble y Daniel Lieberman en 2004, postula que nuestra capacidad de correr largas distancias sobre la sabana caliente nos dio una ventaja crucial sobre otras especies. Para hacer eso, necesitábamos poder tolerar periodos temporales de deshidratación sin efectos negativos, al igual que cazador Karoha Langwane, de !Xo San, durante una cacería que fue registrada en el documental *The Great Dance: A Hunter's Story* (Craig y Damon Foster, 2000): Langwane cazó un ejemplar del gran kudú (Tragelaphus strepsiceros) hasta el agotamiento durante una persecución de veinte millas a través del Desierto del Kalahari.[266] Durante cuatro o hasta seis horas de caza a temperaturas superiores a 100 grados, bebió sólo un litro de agua. Al ajustar la cantidad de sal en nuestro sudor, podemos mantener estable la osmolalidad del plasma incluso cuando perdemos agua, al menos, por un tiempo. De vuelta a la fogata después de la caza, Langwane recuperó sus niveles de agua normales en el transcurso de varias horas.

Hay otro giro que ayuda a explicar cómo podemos tolerar pérdidas de agua aparentemente extremas. En esta discusión, hemos estado asumiendo que si pierdes una libra de peso durante el ejercicio, eso significa que has perdido una libra de agua. Pero ése no es necesariamente el caso. En el estudio de unos soldados sudafricanos, los voluntarios bebieron una dosis de agua "indicadora" especialmente preparada antes y después de la marcha, en la que algunos de los átomos de hidrógeno fueron reemplazados por átomos de deuterio (átomos de hidrógeno con un neutrón adicional).

---

[266] El cazador Karoha Langwane, de !Xo San: citado en el ya referido Heinrich Nolte *et al.*, "Trained Humans Can Exercise Safely in Extreme Dry Heat When Drinking Water Ad Libitum".

Esto permitió a los investigadores medir con precisión cuánto cambió la cantidad total de agua en el cuerpo durante la caminata. Los resultados mostraron que por cada libra de peso perdido, la cantidad de agua que circulaba en el cuerpo disminuyó en sólo 0.2 libras, una diferencia dramática que ayuda a explicar por qué los soldados no sintieron la necesidad de beber más.

Parte de la explicación, según el investigador de la Universidad de Ciudad del Cabo, Nicholas Tam, es que no todo el peso que se pierde es agua. Durante el ejercicio prolongado, "se utilizarán grasa y carbohidratos", explica, "y una vez que se hayan quemado, ya no estarán allí". Las reacciones químicas implicadas en la quema de grasas y carbohidratos producen dos factores clave: dióxido de carbono, que exhalas, y agua, lo que de hecho aumenta la cantidad de líquido disponible en el cuerpo. Aún más importante, tu cuerpo almacena carbohidratos en los músculos de una forma que bloquea aproximadamente tres gramos de agua por cada gramo de carbohidratos. Esa agua no está disponible para contribuir a los procesos celulares esenciales hasta que comienzas a desbloquear las reservas de carbohidratos, por lo que tu cuerpo la ve como agua "nueva" cuando se libera durante el ejercicio. Durante décadas se asumió que esos factores eran insignificantemente pequeños. Pero en 2007 científicos británicos de la Universidad de Loughborough calcularon que un corredor de maratón puede perder de 1 a 3 por ciento de su masa corporal sin pérdida neta de agua.[267] El estudio con soldados sudafricanos pareció confirmar esas estimaciones, al igual que un estudio de Tam, realizado en 2011, en el que no encontró cambios en el contenido total de agua corporal en los corredores participantes de un medio maratón, a pesar de una pérdida de peso promedio de más de tres libras. El efecto es aún más pronunciado en las distancias más largas: los datos de la carrera de 100 millas de las regiones occidentales sugieren que los finalistas típicos deben esperar

---

[267] Un maratonista puede perder 1 a 3 por ciento: R. J. Maughan *et al.*, "Errors in the Estimation of Hydration Status from Changes in Body Mass", *Journal of Sports Sciences* 25, núm. 7, 2007; N. Tam et al., "Changes in Total Body Water Content During Running Races of 21.1 km and 56 km in Athletes Drinking Ad Libitum", *Clinical Journal of Sports Medicine* 21, núm. 3, 2011.

perder entre 4.5 y 6.4 por ciento de su peso inicial sólo para mantener sus niveles de hidratación interna estables.[268]

El resultado es que se puede estar "deshidratado", al menos en el sentido de haber perdido peso, sin perjudicar tu rendimiento. Lo que importa, en cambio, es lo sediento que estés. Desafortunadamente, prácticamente todos los estudios de hidratación desde la Segunda Guerra Mundial han sido diseñados de una manera que hace imposible distinguir entre la deshidratación y la sed. Considera, por ejemplo, el estudio del Ejército de Estados Unidos de 1966 descrito anteriormente, que descubrió que deshidratarse en 2 por ciento causó una disminución de 22 por ciento en el tiempo de rendimiento hasta el agotamiento. Para lograr este nivel de deshidratación, los sujetos primero caminaron hasta el agotamiento en una cinta de correr, luego pasaron seis horas confinados en una habitación a 46 grados para promover la sudoración, todo antes incluso de *comenzar* su prueba de ejercicio. Otros estudios han utilizado diuréticos para promover la deshidratación y la mayoría prohíbe a los sujetos beber durante el ejercicio. No es remotamente sorprendente que la resistencia se reduzca en estas condiciones: además de estar deshidratados, los sujetos están cansados, sedientos y probablemente bastante molestos por todo el proceso.

La comparación más interesante no es entre la hidratación completa y la no hidratación. Es entre beber todo lo que se desee, lo suficiente como para eliminar la sed, aunque aun así te "deshidrates voluntariamente", y beber más o menos. Ése fue el objetivo de un estudio de 2009 en el laboratorio de Noakes en Ciudad del Cabo, en donde los ciclistas completaron una serie seis recorridos de 50 millas.[269] En la primera prueba, bebieron todo lo que quisieron; en las otras cinco, se les asignaron diferentes niveles de

[268] Datos de corredores de regiones occidentales: Martin Hoffman *et al.*, "Don't Lose More than 2% of Body Mass During Ultra-Endurance Running. Really?", *International Journal of Sports Physiology and Performance* 12, núm. S1, 2017.

[269] Un estudio de 2009 en el laboratorio de Noakes: R. J. Maughan et al., "Errors in the Estimation of Hydration Status from Changes in Body Mass", *Journal of Sports Sciences* 25, núm. 7, 2007; N. Tam et al., "Changes in Total Body Water Content During Running Races of 21.1 km and 56 km in Athletes Drinking Ad Libitum", *Clinical Journal of Sports Medicine* 21, núm. 3, 2011.

hidratación que iban desde nada, pasaban por suficiente y llegaban o hasta reemplazar por completo todas sus pérdidas por sudor. Efectivamente, estar hidratado mejoró el rendimiento: en las tres pruebas donde los ciclistas se vieron obligados a beber menos de lo que habían elegido, en la primera prueba, fueron más lentos que los tres ensayos de mayor hidratación. Pero no hubo más mejorías cuando bebieron *más* de lo que habían elegido en la primera prueba. Evitar la sed, en lugar de evitar la deshidratación, parece ser la clave más importante para el rendimiento.

Esta controvertida declaración fue en su mayoría descartada cuando se publicó por primera vez, pero el debate ha cambiado gradualmente en los años transcurridos desde entonces. Un metaanálisis de 2013 en el *British Journal of Sports Medicine* concluyó que cualquier pérdida de menos de 4 por ciento es "muy poco probable que afecte el rendimiento de la resistencia en condiciones de ejercicio en el mundo real" y concluyó que los atletas deben alentarse a beber de acuerdo con la sed que sientan..[270]

Aun así, por más convincentes que sean esas líneas de evidencia, al centrarse en los detalles de la osmolalidad plasmática y el total de agua corporal se pierde un punto más amplio que ha aparecido a lo largo de este libro: la importancia de cualquier señal fisiológica subyacente depende en parte de cómo el cerebro recibe e interpreta eso. "Cuando bebes, también estás afectando tu sed, tu percepción, tu psicología, tu motivación", dice Stephen Cheung, ciclista de la Universidad Brock y fisiólogo ambiental al que me referí en el capítulo sobre el calor. Si estás atrapado en una cámara de calor incómoda y te dicen que sólo podrás beber unos pocos sorbos de agua, tu rendimiento probablemente se verá afectado, estando deshidratado como no estándolo. Para evitar ese problema, Cheung decidió tratar de hidratar por vía intravenosa a un grupo de ciclistas. El estudio fue un *doble ciego*, lo que significa que ni los sujetos ni los investigadores sabían hasta qué nivel de

[270] Muy poco probable que afecte el rendimiento: E. D. Goulet, "Effect of Exercise-Induced Dehydration on Endurance Performance: Evaluating the Impact of Exercise Protocols on Outcomes Using a Meta-Analytic Procedure", *British Journal of Sports Medicine* 47, núm. 11, 2013.

deshidratación le estaba permitido llegar a cada ciclista en cada prueba; en cambio, un paramédico escondido detrás de una cortina controlaba la cantidad de solución salina (si la hubiera) inyectada en sus brazos. Los resultados mostraron que, en una prueba de un recorrido de 20 kilómetros, después de 90 minutos de recorrido constante bajo el calor, incluso bajo 3 por ciento de deshidratación, no tenía ningún efecto en el rendimiento.[271]

Otros estudios han demostrado que el simple acto de tragar fluidos, una sensación que a los ciclistas en el estudio de Cheung les fue negada, efectivamente combate la sed y mejora el rendimiento. Un famoso estudio realizado en 1997 en Yale hizo que los participantes hicieran ejercicio durante dos horas para inducir la deshidratación, luego se les permitió beber monitoreando los cambios en la sed percibida y la hormona antidiurética, los dos reguladores clave de la osmolalidad plasmática.[272] Luego repitieron la prueba, pero insertando un tubo por la nariz hasta el estómago para aspirar el agua en cuanto la ingirieron. El resultado: la secreción de hormona antidiurética y la sed disminuyeron de todos modos, supuestamente en respuesta a la sensación de agua que fluye por la garganta. Invirtiendo el experimento, enviando la misma cantidad de agua por la sonda nasogástrica en lugar de dejar que los participantes la bebieran, fue menos efectiva para calmar la sed a pesar de que se permitió que el agua permaneciera en sus estómagos.

Esto, a su vez, ayuda a explicar por qué un estudio posterior descubrió que tomar pequeñas cantidades de agua, demasiado pequeñas para diferenciar los niveles generales de hidratación, aumentó el rendimiento del ejercicio en 17 por ciento en comparación con meter la misma cantidad de agua en la boca y luego escupirla.[273] Cuando se trata de saciar tu sed, la percepción, no

---

[271] Hidratación vía intravenosa a un grupo de ciclistas: S. S. Cheung et al., "Separate and Combined Effects of Dehydration and Thirst Sensation on Exercise Performance in the Heat", *Scandinavian Journal of Medicine & Science in Sports* 25, 2015, 104-11.

[272] Famoso estudio en Yale de 1997: M. Kathleen Figaro y Gary W. Mack, "Regulation of Fluid Intake in Dehydrated Humans: Role of Oropharyngeal Stimulation", *American Journal of Physiology* 272, núm. 41, 1997.

[273] Tomar pequeños sorbos de agua: G. Arnaoutis *et al.*, "Water ingestion improves per-

sólo en tu boca sino también el flujo de líquido fresco que baja por la garganta reseca, es, al menos en parte, realidad.

Entonces, ¿la deshidratación es realmente una gran conspiración corporativa cuyos efectos están todos en tu cabeza (o garganta)? No exactamente. En los últimos años, el debate sobre la hidratación se ha polarizado cada vez más. Tanto Goulet y Cheung como Noakes parecen argumentar que la hidratación no importa en absoluto. Noakes, en su libro *Waterlogged,* sugirió de manera algo graciosa que la verdadera deshidratación en corredores de maratón debería ser diagnosticada por los signos observados en una compañía de soldados de caballería estadounidenses que se perdió en el desierto de Texas en 1877: "un deseo incontrolable de agua; incapacidad para detectar la presencia de líquido o comida en la boca; incapacidad para masticar alimentos; deseo incontrolable de ingerir cualquier líquido, incluso sangre u orina." Eso parece un poco extremo. Mientras tanto, voces respetadas en el asunto, como Lawrence Armstrong, continúan sosteniendo que la sed es una guía completamente inadecuada para la hidratación y que incluso la pérdida más leve de fluidos causará problemas.

En un término medio entre estas dos perspectivas, he descubierto que los fisiólogos que trabajan con atletas olímpicos a menudo son mejores para reconciliar la teoría abstracta con la práctica fría y dura del deporte de élite. "Cualquiera que haya trabajado en campo con atletas probablemente se haya dado cuenta hace años de que un estricto nivel de deshidratación de 2 por ciento simplemente no funciona", dice Trent Stellingwerff, fisiólogo del Canadian Sport Institute Pacific, en Victoria, Columbia Británica.[274] En su trabajo con maratonistas de élite, Stellingwerff apunta a una deshidratación de 3 a 6 por ciento, dependiendo del clima y la tolerancia individual. Simplemente beber por sed no es suficiente para los corredores de élite, ya que las bebidas sólo están disponibles cada

formance compared with mouth rinse in dehydrated subjects", *Medicine & Science in Sports & Exercise* 44, núm. 1, 2012.

[274] "Cualquiera que haya trabajado campo con atletas": Alex Hutchinson, "How Much Water Should You Drink? Research Is Changing What We Know About Our Fluid Needs", *Globe and Mail*, 31 de mayo de 2015.

5 kilómetros o menos y el movimiento de empuje de la carrera rápida hace que sea difícil beber tanto como hubieran querido.

Incluso Haile Gebrselassie, que estableció récords mundiales y perdió 10 por ciento de su peso corporal, no se basó en un plan de "beber cuando lo deseara". Eso es lo que intentó en su primer maratón, en 2002, cuando presionó el ritmo desde el principio, pero finalmente explotó y fue superado por sus rivales Khalid Khannouchi y Paul Tergat. En maratones posteriores y más exitosos, siguió una estrategia de hidratación cuidadosamente planificada. Durante su carrera mundial de 2007 en Berlín, según Stellingwerff, el plan de Gebrselassie consistía en una botella de bebida deportiva tres horas antes de la carrera, otra una hora antes de la carrera y luego un total de dos litros de agua y bebida deportiva durante la carrera, consumida a intervalos de 5 kilómetros.[275] Él no estaba siguiendo la regla de 2 por ciento, pero ciertamente estaba siguiendo un plan de bebida premeditado.

Una advertencia final es que nuestra capacidad para tolerar episodios temporales de deshidratación es, bueno, temporal. Los maratonistas pueden sobrellevar la deshidratación de 10 por ciento durante unas horas. Pero eso supone que están bien hidratados cuando llegan a la línea de salida, un factor que es, en todo caso, incluso más importante que lo que beben durante el ejercicio, según la investigación de Stephen Cheung. ¿Y qué tal si están haciendo un triatlón Ironman o un ultra, de varios días agotadores, como los maratones Barkley de 60 horas, mucho más allá del esquema evolutivo que supuestamente dio forma a nuestro sentido de la sed? La respuesta inmediata es: no lo sabemos. Y a falta de pruebas, tiene sentido equivocarse en cuanto a la precaución y minimizar la deshidratación (no sólo la sed) durante los periodos de ejercicio extremadamente prolongados. Cuando hago caminatas fuera de pista por una semana en las montañas (o, de hecho, un recorrido de una hora en un parque desértico y despoblado cerca de la casa de mis suegros en Tucson), sé que las consecuencias de cualquier error son tan graves que es mejor "ir un paso adelante de la sed".

[275] "El plan de hidratación de Gebrselassie en 2007: Alex Hutchinson, "Haile Gebrselassie's World Record Marathon Fueling Plan", *Runner's World,*

El vuelco de la sabiduría convencional sobre la hidratación ha sido tan rápido y confuso que ahora escuchas a personas que dicen que mantenerse hidratado es realmente *malo*.[276] Después de todo, el pensamiento es que si Haile Gebrselassie pierde 12 libras durante un maratón eso lo hace mucho más ligero y más rápido. Algunos científicos han hecho argumentos similares sobre el ciclismo en las montañas, donde los beneficios de mantenerse ligero podrían exceder los beneficios de mantenerse hidratado.

No estoy convencido con esos argumentos. Para mí, el mensaje principal es que, como el oxígeno y el calor y (como descubriremos) el combustible, la pérdida de fluidos primero se hace sentir a través del cerebro. La sed, no la deshidratación, aumenta la sensación de esfuerzo percibido y, a su vez, hace que disminuyas la velocidad. Finalmente, las consecuencias fisiológicas de la deshidratación se afirman, lo que aumenta la tensión en el sistema cardiovascular y eleva la temperatura de su núcleo a medida que disminuye el volumen de sangre en las arterias. Pero eso sólo sucede si ya has ignorado los signos de sed.

Eso significa que la hidratación aún importa. Stephen Cheung, por ejemplo, todavía lleva dos botellas llenas de agua en largos paseos en bicicleta, a pesar de los resultados de su estudio IV. No es una crisis tan inminente como nos han hecho creer, este hallazgo tiene implicaciones. Cheung señala el decepcionante desempeño del ciclista estadounidense Taylor Phinney después de que dejó caer una botella de agua en el campeonato mundial de 2013. La carrera duró sólo una hora, por lo que no debería haber importado, pero como Phinney creía que era un problema, afectó su recorrido. Ése es el mensaje que Cheung espera que la gente tome de su estudio y de la avalancha de investigaciones recientes que desafía la hidratación ortodoxa: no es que no debas beber cuando tienes la oportunidad, sino que no debes obsesionarte cuando no lo hagas. "Es una muleta psicológica menos", dice, "para retenerte en un desempeño superior".

---

[276] Dicen que mantenerse hidratado es realmente malo: Gregor Brown, "'Dehydration Could Make You Climb Faster' Says Top Team Medical Consultant", *Cycling Weekly*, 5 de diciembre de 2016.

Capítulo 10

COMBUSTIBLE

Las comidas en sí no parecían tan inusuales. Para los desayunos, el marchista de carreras olímpicas Evan Dunfee y sus compañeros de entrenamiento se llenarían de cereal muesli con crema o tocino y huevos; los almuerzos contienen sándwich de pan bajo en carbohidratos y mucho aguacate; las cenas, especialmente preparadas por los chefs del Australian Institute of Sport son de medidas de una onza para cada atleta, e incluyen un satay de almendras, pasta de calabacín o hasta simples hamburguesas y pizzas normales. Ésta fue la parte fácil de la dieta. "Antes y durante el entrenamiento era donde las cosas se ponían raras", dice Dunfee.[277] Antes de una agotadora sesión de 25 millas, se llenaría de combustible con dos huevos duros y "nueces, cacao, y no estoy seguro de qué otra cosa se podía agregar", recuerda, "pero estaba bien". "Para la alimentación a mitad del entrenamiento, en lugar de jaleas y bebida deportiva, eran galletas de mantequilla de cacahuate y queso".

La dieta fue un cambio radical para Dunfee, un canadiense de Vancouver de 25 años, y un riesgo: faltaban menos de nueve meses para los Juegos Olímpicos de 2016 en Río, donde esperaba competir por una medalla. Pero los atletas de élite son… diferentes. El

---

[277] Las cosas se ponían raras: Alex Hutchinson, "The Latest on Low-Carb, High-Fat Diets", Outside, 9 de marzo de 2016; Alex Hutchinson, "Canadian Race Walker Evan Dunfee Taking Part in Study on High-Fat Diets", *Globe and Mail*, 26 de enero de 2017.

evento, que requiere caminar tan rápido como sea posible mientras se endereza la pierna con cada paso y mantener un pie en el suelo en todo momento, es a menudo el blanco de bromas, tanto por su peculiar paso de cadera oscilante como por su premisa fundamental: el comentarista deportivo Bob Costas de NBC lo comparó con un concurso para ver quién puede susurrar más fuerte. Como resultado, los mejores corredores de todo el mundo forman una banda cohesiva notable, a pesar de que son feroces rivales en la pista. ”Esto se nos impone en gran medida”, dice Dunfee, ”ya que generalmente somos los más marginados de todos los grupos”. Aun así, Dunfee estaba receptivo cuando el atleta australiano Jared Tallent, el campeón olímpico defensor en la marcha de los 50 kilómetros, se acercó a él mencionando la posibilidad de saltarse el invierno boreal y en su lugar volar al sur para entrenar en Australia, donde sería parte de un estudio sin precedentes sobre un plan radical de nutrición deportiva: dieta LCHF, es decir, baja en carbohidratos-alta en grasas, lo cual estaba provocando ruido y controversia.

El debate de las LCHFs, que ha estado sacudiendo el mundo sobre la pérdida de peso desde principios de la década de 2000, recientemente dio el salto al deporte de resistencia. Al principio eran unos pocos científicos aventureros y aspirantes a gurús; luego, algunos ultracorredores de pelo largo y desafiantes de dogmas; de repente, también, Tim Noakes, autor del libro más influyente de todos los tiempos, abrazó la causa con su acostumbrado fervor. ”Durante 33 años seguí y promoví a través de mi libro *Lore of Running* el dogma actual de que para estar activo y saludable uno debe comer una dieta baja en grasas y alta en carbohidratos”, escribió en 2015. ”Ahora creo que este consejo fue bastante incorrecto. Me disculpo. Fue un honesto error”.[278]

En Canberra, la tranquila ciudad gubernamental donde se encuentran los cuidados campos de juego y los laboratorios de alta tecnología delAustralian Institute of Sport, Dunfee y Tallent se unieron a otros diecinueve corredores de clase mundial de cinco continentes diferentes para el estudio LCHF, cuyo nombre clave era

---

[278] “Durante 33 años seguí”: Joe Friel, *Fast After 50,* Boulder, VeloPress, 2015.

Supernova.[279] Durante su residencia en el AIS, los atletas siguieron un plan de entrenamiento estandarizado y durante periodos de tres semanas seguidas siguieron dietas estrictamente controladas, las cuales seguían los consejos de nutrición deportiva convencionales para atletas de resistencia (60 a 65 por ciento de calorías de carbohidratos, 15 a 20 por ciento de proteína y 20 por ciento de grasa) o una dieta extrema LCHF (75 a 80 por ciento de grasa, 15 a 20 por ciento de proteína y menos de 50 gramos por día de carbohidratos, el equivalente a dos plátanos pequeños) Antes y después de las dietas de tres semanas, los atletas dieron muestras de sangre y excremento, completaron una serie de pruebas en la cinta de correr del laboratorio y pusieron su condición física a prueba en el único examen que realmente importa: una carrera.

Para Dunfee, la transición a la LCHF fue difícil. En su primer entrenamiento sin carbohidratos, lo que debería haber sido una caminata fácil de 30 kilómetros en dos horas y media se convirtió en una "marcha de la muerte", y de hecho se desplomó al final. Más tarde esa semana, impuso su peor tiempo personal con su caminata de 10 kilómetros más lenta. Las semanas posteriores fueron un poco mejores, pero su ritmo cardiaco fue consistentemente más alto de lo normal durante el entrenamiento y también su sentido del esfuerzo. Luego de tres semanas, las pruebas de laboratorio demostraron que era considerablemente menos eficiente y que fue más lento en la carrera de 10 kilómetros. En general, los resultados parecieron decepcionantes. Entonces, con una sensación de alivio palpable, reanudó su dieta estándar alta en carbohidratos. Casi de inmediato se sintió mejor y comenzó a aplastar sus entrenamientos. Diez días más tarde, se dirigió a Melbourne para una carrera, donde, para sorpresa de todos, rompió el récord canadiense de atletismo de 50 kilómetros con un tiempo de 3:43:45, estableciéndose como un contendiente para el podio en Río.

Cuando tu automóvil se queda sin gasolina, se detiene. En resumen, tu cuerpo se comporta de la misma manera. El combustible

---

[279] Estudio de la dieta LCHF Supernova: Louise Burke *et al.*, "Low Carbohydrate, High Fat Diet Impairs Exercise Economy and Negates the Performance Benefit from Intensified Training in Elite Race Walkers", *Journal of Physiology* 595, núm. 9, 2017.

que utilizas es suministrado por los alimentos, que contienen energía almacenada en forma de enlaces químicos entre los átomos; esos enlaces se rompen a medida que la comida se metaboliza, liberando energía que impulsa los músculos y otros órganos. Si te quedas completamente sin energía, por supuesto, una mala carrera es la menor de tus preocupaciones. Los registros de la supervivencia más prolongada sin comida son desalentadores y confusos, según las circunstancias precisas y la credibilidad de los testigos. Un punto de referencia frecuentemente citado es Kieran Doherty, un recluso del Ejército Republicano Irlandés en la infame Her Majesty's Prison Maze, cerca de Belfast, que se negó a comer durante 73 días en 1981 antes de morir.[280] Si ignoras un poco las reglas para obtener vitaminas además del agua, entonces podrás continuar usando las reservas de grasa de tu cuerpo por mucho más tiempo. Un artículo publicado en 1973 por un médico escocés reporta el caso de A. B., un hombre de 27 años que pesaba 456 libras antes de emprender un ayuno médicamente supervisado de 382 días, durante el cual perdió 276 libras.[281]

Estas hazañas demuestran que, no importa cuán mal te sientas durante tu carrera de Ironman, tu tanque de gasolina no está realmente vacío. De hecho, por razones que no son siempre obvias, el rendimiento comienza a disminuir mucho antes de que la aguja llegue a E. En un estudio que lanzó un millar de maternales *te lo dije*, los investigadores británicos descubrieron que saltarse el desayuno resultaba en una caída de 4.5 por ciento en el rendimiento de la prueba de las 5:00 p.m. del recorrido de ciclismo de 30 minutos, a pesar de que a los participantes se les permitió comer tanto como quisieron en el almuerzo.[282] En una escala de tiempo mayor, los investigadores de la Universidad de Minnesota asignaron a 36

---

[280] Kieran Doherty, recluso de Her Majesty's Prison Maze: Jessica Hamzelou, "Maxed Out: How Long Could You Survive Without Food or Drink?," *New Scientist,* April 14, 2010.

[281] El caso de A. B.: W. K. Stewart y Laura W. Fleming, "Features of a Successful Therapeutic Fast of 382 Days' Duration", *Postgraduate Medical Journal* 49, 1973, 203-9.

[282] Saltarse el desayuno: D. J. Clayton et al., "Effect of Breakfast Omission on Energy Intake and Evening Exercise Performance", *Medicine & Science in Sports & Exercise* 47, núm. 12, 2015.

hombres, todos detractores a conciencia que habían elegido formas alternativas de servicio durante la Segunda Guerra Mundial, a un periodo de 12 de semiinanición, durante el cual su consumo diario de calorías fueron cortadas a la mitad, perdiendo aproximadamente un cuarto de su peso corporal. Su resistencia, medida por una prueba de un recorrido hasta el agotamiento sobre una cinta para correr inclinada hacia arriba, y con dos técnicos colocados detrás de la máquina para atrapar sus cuerpos deteriorados, decayó hasta 72 por ciento al final del experimento. Un hombre duró sólo 19 segundos en la prueba final sobre la cinta.[283]

En otras palabras, no es sólo cuánto combustible hay en el tanque. El rendimiento de resistencia también depende de qué tipo de combustible tenga uno disponible, dónde esté almacenado y qué tan rápido se pueda acceder a él. Los tres tipos básicos de combustible que tenemos disponibles son proteínas, carbohidratos y grasas. Si bien la proteína es importante para construir y reparar los músculos después del ejercicio de resistencia, también juega un papel insignificante al alimentar directamente las contracciones musculares. (Dicho esto, cuando te estás quedando sin otras fuentes de combustible durante un esfuerzo prolongado, la proteína puede contribuir con hasta 10 por ciento de tus necesidades de combustible, lo que significa que, al contrario del dogma popular, incluso los atletas de resistencia flacos necesitan más proteína que el promedio de los que no son atletas.) [284] Sin embargo, en su mayor parte, los carbohidratos y las grasas alimentan la temperatura durante el ejercicio prolongado y su importancia relativa ha sido debatida durante más de un siglo.

Los experimentos iniciales en la primera mitad del siglo XX mostraron que el equilibrio entre el consumo de grasas y carbohidratos depende de lo duro que se trabaje. Durante el ejercicio sencillo, como una caminata suave, se quema principalmente la

[283] Investigadores de la Universidad de Minnesota: como relata el ya referido Todd Tucker en *The Great Starvation Experiment*.

[284] La proteína puede contribuir con hasta 10 por ciento: Hiroyuki Kato *et al.*, "Protein Requirements Are Elevated in Endurance Athletes After Exercise as Determined by the Indicator Amino Acid Oxidation Method", *PLoS One* 11, núm. 6, 2016.

grasa de los suministros que circulan en el torrente sanguíneo.[285]
A medida que aceleras, comienzas a agregar más carbohidratos a
la mezcla, y para cuando estás respirando rápido, las proporciones
se han volteado y estás quemando principalmente carbohidratos.
La combinación precisa depende de una variedad de factores:
cuanto más se esté en forma, por ejemplo, mayor será la proporción de grasa que se quema a una velocidad determinada. (Eso
es simplemente porque mantener una determinada velocidad se
hace más fácil a medida que uno se pone en forma. Como señala
John Hawley, un investigador del metabolismo del ejercicio de la
Universidad Católica de Australia, no importa qué tan en forma
estés, quemarás la misma mezcla de grasas y de carbohidratos en
cualquier momento de intensidad *relativa*, como en el ritmo de
la carrera de un maratón.) Llevar una dieta alta en grasa o carbohidratos también inclina tu mezcla de combustible preferida
en esa dirección. Pero incluso considerando estos factores, los
carbohidratos dominan en cualquier ejercicio intenso: un estudio
descubrió que a una distancia de maratón, correr a un ritmo de
2:45 dependía en 97 por ciento de combustible con carbohidratos, mientras que reducir la velocidad a 3:45 redujo la mezcla de
carbohidratos a 68 por ciento.[286]

El cliché del maratonista alimentado con pasta se remonta al
trabajo de los científicos suecos Jonas Bergström y Eric Hultman
en la década de 1960. Bergström fue pionero en el uso de biopsias
con aguja, una técnica que permitió a los investigadores cortar pequeños trozos de músculo de sus voluntarios de su agobiante investigación o, como era el hábito en los laboratorios escandinavos en
ese momento, de sus propios músculos.[287] En un notable estudio,

[285] Experimentos iniciales en la primera mitad del siglo xx: Andrew Coggan, "Metabolic
Systems: Substrate Utilization", en el ya referido Charles M. Tipton (ed.), *History of
Exercise Physiology*.

[286] Los carbohidratos dominan en cualquier ejercicio intenso: M. J. O'Brien *et al.*, "Carbohydrate Dependence During Marathon Running", *Medicine & Science in Sports &
Exercise* 25, núm. 9, 1993.

[287] El notable estudio de Bergström y Hultman: Jonas Bergström y Eric Hultman, "Mus-
cle Glycogen after Exercise: an Enhancing Factor localized to the Muscle Cells in Man",
Nature 210, núm. 5033, 1966. Véase también John Hawley *et al.*, "Exercise Metabolism:
Historical Perspective", *Cell Metabolism* 22, núm. 1, 2015.

Bergström y Hultman se sentaron en lados opuestos de una bicicleta estacionaria, cada uno pedaleando con una pierna mientras la otra descansaba, hasta que ambos estuvieron demasiado cansados para continuar. Las biopsias musculares autoinfligidas antes y después del ciclismo mostraron que los niveles de glucógeno, la forma en que los carbohidratos se almacenan en los músculos, habían caído a cero en la pierna ejercitada. Quedarse sin este combustible muscular específico, en otras palabras, parecía coincidir con el agotamiento. Durante los siguientes tres días, los dos hombres comieron una dieta alta en carbohidratos y realizaron biopsias regularmente. Los niveles de glucógeno se mantuvieron aproximadamente constantes en sus piernas descansadas, pero en las piernas ejercitadas los niveles se dispararon hasta el doble de su valor inicial, un efecto de supercompensación de donde salió la idea de "carga de carbohidratos" antes de una carrera de larga distancia.

Los estudios de las biopsia posteriores confirmaron que la cantidad de glucógeno que puedes cargar en tus músculos es un buen indicador de cuánto tiempo durarás en una cinta de correr o prueba de bicicleta estática hasta el agotamiento. Hay otras fuentes de carbohidratos en el cuerpo; el hígado, por ejemplo, puede almacenar 400 o 500 calorías de glucógeno para usar en todo el cuerpo, en comparación con aproximadamente 2,000 para los músculos de las piernas completamente cargados. (Es por eso que es útil tomar un pequeño desayuno unas horas antes de un maratón matutino: mientras tus músculos permanecen completamente abastecidos, tu glucógeno hepático se agota porque, mientras duermes, alimenta tu cerebro, hambriento de energía.)[288] Tus músculos también pueden usar la glucosa que circula en tu sangre, aunque la cantidad total de glucosa en circulación en cualquier momento es muy pequeña. En general, la imagen que surgió de estos estudios es relativamente simple, evocando el punto de vista de que el "cuerpo humano es como una máquina" propuesta por A. V. Hill:

---

[288] El hígado puede almacenar 400 o 500 calorías de glucógeno: Benjamin Rapoport, "Metabolic Factors Limiting Performance in Marathon Runners", PLoS Computational Biology 6, núm. 10, 2010.

puedes almacenar una cantidad finita de combustible con carbohidratos en tu cuerpo, y cuando lo gastas, te desvaneces.

Si ése es el caso, entonces tiene sentido para los atletas de resistencia abastecerse de carbohidratos tanto como sea posible. Y eso, más o menos, es lo que los nutriólogos deportivos han estado defendiendo desde la década de 1970. Mantén altos tus niveles de glucógeno al consumir una dieta que obtenga de 60 a 65 por ciento de sus calorías de los carbohidratos; recarga tus reservas mediante la carga de carbohidratos en los últimos días antes de una competencia; y en esfuerzos fuertes que duren más de 90 minutos, come o bebe algunos carbohidratos de fácil digestión para complementar tu glucógeno almacenado, que de otra manera se agotaría. (Las pautas modernas de nutrición deportiva, señala Hawley, en realidad recomiendan un objetivo diario de una determinada cantidad de carbohidratos por libra de peso corporal total según el tipo de entrenamiento que hayas hecho ese día, en lugar de objetivos de porcentaje global. Esto ayuda a explicar las considerables diferencias entre las necesidades de, por ejemplo, un corredor de distancia y un remero de peso pesado.) Empíricamente hablando, este consejo parece funcionar bastante bien. Un estudio encontró que los corredores de Kenia, que actualmente tienen 60 de los 100 mejores maratonistas masculinos de la historia, típicamente obtienen 76.5 por ciento de sus calorías de carbohidratos, incluyendo 23 por ciento de *ugali* una papilla de maíz pegajosa y que llena el estómago, otro 20 por ciento de las copiosas cucharadas de azúcar que amontonan en el té y demás bebidas.[289] Otros 35 en la lista de los 100 principales están en manos de los etíopes; un estudio similar encontró que obtienen 64.3 por ciento de sus calorías de los carbohidratos, con la mayor contribución de *injera*, un pan plano de masa fermentada hecho de un grano local llamado *teff*.[290] Si hay un plan de dieta alternativa que es mejor para el

[289] Los maratonistas de Etiopía: Lukas Beis *et al.*, "Food and Macronutrient Intake of Elite Ethiopian Distance Runners", *Journal of the International Society of Sports Nutrition* 8, núm. 7, 2011.

[290] Etíopes; un estudio similar: Lukas Beis et al., "Ingesta de Alimentos y Macro-nutrientes en Corredores Etíopes de Distancia", Revista de la Sociedad Internacional de Nutrición Deportiva 8, no. 7 (2011).

rendimiento de resistencia, nadie les ha dicho a los mejores atletas de resistencia en el mundo.

El 1 de abril de 1879, Frederick Schwatka y sus compañeros partieron a través de la tundra ártica desde su campamento en la costa noroeste de la Bahía de Hudson. Schwatka había sido enviado al norte por la American Geographical Society para buscar rastros de la expedición perdida de John Franklin, que había desaparecido tres décadas antes mientras buscaba el Paso del Noroeste, con la supuesta pérdida de 129 hombres. El equipo de Schwatka, en cambio, era pequeño: sólo tenía tres compañeros, y contrataron a un guía inuit y tres conductores de trineo junto con sus esposas e hijos para que los acompañaran. El grupo partió con tres trineos tirados por 44 perros, cargados con casi 4,000 libras de carne de morsa para los perros y paquetes de pan duro, carne de cerdo, carne en conserva y otros suministros. En total, se esperaba que las raciones duraran alrededor de un mes. Para cuando regresaron a su campamento base, 11 meses y 20 días después, habían cubierto un récord de 3,251 millas en trineo, mientras que aguantaban durante un periodo de tres meses temperaturas *promedio* de -50 grados Fahrenheit (-45.6 grados Celsius). Localizaron algunos restos reveladores de la expedición de Franklin (incluida evidencia adicional de que algunos de los hombres habían recurrido al canibalismo), descubriendo nuevos ríos y otras características geográficas. No hubo ni una sola víctima.[291]

De hecho, un siglo más tarde, los hábiles ascensos al estilo alpino de Reinhold Messner representaron un descanso de las incómodas expediciones de estilo militar que eran estándar en el alpinismo, y el viaje de Schwatka ayudó a marcar el comienzo de un nuevo estilo de exploración. El épico desastre de Franklin no fue de ningún modo un incidente aislado. En todo el mundo, los exploradores europeos estaban tratando de abrirse camino en entornos remotos y desconocidos con equipos espectacularmente inapropiados

---

[291] Frederick Schwatka y sus compañeros: William H. Gilder, Schwatka's *Search: Sledging in the Arctic in Quest of the Franklin Records,* Londres, Sampson Low, Marston, Searle & Rivington Publishers, 1881; Ronald Savitt, "Frederick Schwatka and the Search for the Franklin Expedition Records, 1878-1880", *Polar Record* 44, núm. 230, 2008.

y planes mal calculados. En Australia, por ejemplo, la expedición Burke y Wills de 1860 se adentró en el árido interior del país en pleno verano, con 23 caballos y 26 camellos con una carga ridícula que incluía "un gong chino, un gabinete estacionario [y] una pesada mesa de madera con un juego de taburetes".[292] Al igual que Franklin, Burke y Wills terminaron muriendo de inanición en una región que, para los que vivían allí, parecía abundantemente dotada de alimentos.

Schwatka no tenía experiencia en el Ártico, pero era un líder cuidadoso y capaz que había ganado respeto por el conocimiento tradicional de las personas nativas durante su servicio como oficial de caballería en el oeste de Estados Unidos. Mientras estuvo en el ejército, también logró encontrar tiempo para graduarse como abogado y, un año después, como médico. "Posee otra cualidad muy importante, aunque para los no iniciados puede parecer insignificante", informó uno de sus compañeros de viaje: "un estómago que puede saborear y digerir la grasa".[293] La decisión de Schwatka de llevar sólo un mes de comida significaba que él y sus compañeros tendrían que vivir de la tierra, como lo hacían los inuit en la región. Eso significaba una dieta que, durante gran parte del año, no consistía en nada más que pescado y carne, una receta segura, se podría pensar, para enfermedades de deficiencia como el escorbuto y para una falta general de energía impulsada por carbohidratos para el esfuerzo físico.

Al final, los hombres mataron y comieron un total de 522 renos durante su viaje, además de muskoxs (*Ovibos moschatus*), osos polares y focas. Durante un periodo de dos semanas no comieron más que patos. Adaptarse a la dieta llevó tiempo: "Cuando se aplica por completo la dieta de la carne de reno, parece inadecuado nutrir adecuadamente el organismo y hay una aparente debilidad e incapacidad para realizar grandes y agotadores viajes",[294] señaló

---

[292] Una carga ridícula que incluía un gong chino: Bill Bryson, *In a Sunburned Country*, Nueva York, Random House, 2001.

[293] Schwatka posee otra cualidad muy importante: citado en el ya referido William H. Gilder, *Schwatka's Search*.

[294] Una dieta a base de carne de reno: F. Schwatka, *La Larga Búsqueda del Ártico*, ed.

Schwatka en su diario. "Pero esto pronto desaparece en el transcurso de dos a tres semanas". Después de casi un año de viajes rigurosos con esa dieta, estaba tan en forma como siempre, capaz de caminar 65 millas en dos días para encontrarse con el barco ballenero que lo llevaría a casa.

La aventura de Schwatka debería haber desacreditado de una vez por todas el mito sobre cómo los inuit tenían poderes evolutivos únicos que les permitían sobrevivir la mayor parte del año sólo con carne. Pero ese aspecto de su viaje fue pasado por alto hasta que un explorador y antropólogo, Vilhjálmur Stefánsson, llegó a conclusiones similares a principios del siglo xx.[295] Stefánsson dejó un puesto en Harvard para unirse a una expedición en el Ártico, donde a través de una serie de percances se encontró solo, varado por el invierno, con un grupo de esquimales inuit, obligado a confiar en su hospitalidad y en su dieta, que consistía en pescado medio congelado para el desayuno y el almuerzo y pescado hervido para la cena. A Stefánsson ni siquiera le gustaba el pescado, pero por necesidad pronto se adaptó. Eventualmente se aventuró a probar el pescado podrido del verano anterior, que era considerado un manjar especial, y para su sorpresa, "me gustó más que mi primer bocado con Camembert".

En posteriores expediciones, Stefánsson insistió en que él y sus hombres comieran estilo inuit y pasó un total de más de cinco años viviendo de pescado, carne y agua. Sus afirmaciones dietéticas fueron tan controvertidas que él y un compañero explorador finalmente acordaron pasar un año viviendo de una dieta de sólo carne en Nueva York bajo una estrecha supervisión médica, financiada por el Institute of American Meat Packers. Los resultados, publicados en 1930 en el *Journal of Biological Chemistry*, respaldaron generalmente su afirmación sobre su buena salud.[296] Ninguno de los dos desarrolló escorbuto, gracias a la

E. Stackpole, reimpreso en 1965, citado en Stephen Phinney, "Dietas Cetogénicas y Rendimiento Físico", *Nutrition & Metabolism* 1, no. 2 (2004).

[295] Vilhjálmur Stefánsson, llegó a conclusiones similares: Vilhjalmur Stefansson, "Aventuras en la Dieta (Parte II)," *Harper's Magazine*, diciembre de 1935.

[296] Respaldaron la buena salud de Stefánsson y sus hombres: Walter S. McClellan y Eu-

vitamina C que contienen los órganos de los animales y otros cortes. Los peores momentos de Stefánsson llegaron al comienzo del experimento, cuando los investigadores le dieron sólo carne magra. En el Ártico, había notado, los inuit disfrutaban de las partes más gordas del animal, dando la carne más magra a los perros. Una vez que cambió a los cortes más grasosos, de modo que aproximadamente las tres cuartas partes de sus calorías provenían de la grasa, estuvo bien. Cada dos semanas, los dos exploradores fueron conducidos en una carrera alrededor de Central Park y luego sometidos a una serie de pruebas para evaluar su resistencia, que parecía mejorar a medida que avanzaba el experimento.

Demostrar que puedes sobrevivir sólo con carne, por inverosímil que parezca, es diferente a probar que es una dieta superior y en particular mejora la resistencia. Stefánsson continuó abogando por los beneficios de una dieta alta en grasas de carne, incluso sugiriendo, durante la Segunda Guerra Mundial, que las tropas deberían estar equipadas con raciones de emergencia de *pemmican,* una mezcla de carne seca y abundante grasa animal. en la que los canadienses nativos y los exploradores del norte habían confiado por generaciones. Pero cuando la propuesta fue puesta a prueba por un pelotón de tropas experimentadas durante una misión simulada de combate subártico, los resultados, publicados en 1945 en la revista *War Medicine*, fueron desastrosos: "La moral cayó abruptamente desde el primer día de la dieta pemmicana; para el segundo día aparecieron fatiga excesiva, debilidad y náuseas. Ya durante el tercer día el pelotón se había deteriorado más allá del punto de utilidad militar. El vómito y el agotamiento obligaron a los oficiales a cargo de terminar la prueba."[297]

Ese fracaso, junto con otros estudios que encontraron una resistencia superior en las dietas altas en carbohidratos respecto a las dietas bajas en carbohidratos, ayudó a poner las ICHFs en un

---

gene F. Du Bois, "Prolonged Meat Diets with a Study of Kidney Function and Ketosis", *Journal of Biological Chemistry* 87, 1930, 651-68.

[297] La moral cayó abruptamente con la dieta pemmicana: R. M. Kark, "Defects of Pemmican as an Emergency Ration for Infantry Troops", *War Medicine,* junio de 1945; citado también en el resumen de *Nutrition Reviews* de octubre 1945.

segundo plano para los atletas y los científicos. Sin embargo, hubo algunas advertencias, como señaló en 1983 un investigador médico del Instituto Tecnológico de Massachusetts llamado Stephen Phinney.[298] Por un lado, como lo había descubierto Schwatka, eran necesarias varias semanas para que el cuerpo se adaptara a una dieta en su mayoría libre de carbohidratos, tardando más de lo permitido en cualquiera de los estudios fallidos. Los estudios tampoco aseguraban una ingesta adecuada de sal, que Phinney consideraba crucial, y a veces combinaban con un un alto contenido graso y un alto contenido proteínico. Mientras, la mayoría de nosotros intuitivamente pensaríamos que dieta de sólo carne sería alta en proteínas: una onza de grasa contiene más del doble de calorías que una onza de proteína. Phinney puso a cinco ciclistas bien entrenados en una dieta modelada según la de Stefánsson, con 83 por ciento de las calorías derivadas de la grasa, 15 por ciento de proteína y sólo 2 por ciento de carbohidratos, durante cuatro semanas. Los resultados, que han adquirido un estado casi bíblico en la comunidad de LCHF, mostraron que el VO_2máx de los ciclistas y el rendimiento en una prueba de tiempo, de varias horas, hasta el agotamiento permanecieron esencialmente sin cambios. En otras palabras, con suficiente tiempo de adaptación, aparentemente podrías hacer funcionar tu *motor* con grasa, tan bien como funcionaría con carbohidratos.

Para los científicos del deporte, ésta era una perspectiva atractiva. Como hemos visto, un atleta bien preparado podría almacenar 2,500 calorías de carbohidratos; para un corredor de 150 libras, participar en un maratón lo hace consumir alrededor de 3,000 calorías, la mayoría de las cuales provendrán de carbohidratos si compite lo más rápido que pueda.[299] Eso significa que o necesita reabastecerse de combustible a lo largo de la ruta, lo cual conlleva

---

[298] Stephen Phinney señaló algunas advertencias: S. D. Phinney *et al.*, "The Human Metabolic Response to Chronic Ketosis Without Caloric Restriction: Preservation of Submaximal Exercise Capability with Reduced Carbohydrate Oxidation", *Metabolism* 32, núm. 8, 1983.

[299] Participar en un maratón hace consumir alrededor de 3,000 calorías: citado en el ya referido Benjamin Rapoport, "Metabolic Factors Limiting Performance in Marathon Runners".

sus propios desafíos, o bajará tu ritmo. Mientras tanto, le guste o no estará cargando al menos 30,000 (y para la mayoría de nosotros cerca de 100,000) calorías de grasa consigo.[300] Si, como los ciclistas de Phinney, pudieras tener acceso a grasas mientras haces ejercicio a una intensidad moderadamente alta, podrías continuar el tiempo suficiente, tanto, que la privación del sueño se volvería un problema mayor que el desvanecimiento.

En la práctica, sin embargo, hubo algunas advertencias importantes. Con sólo cinco participantes, los resultados de Phinney fueron muy variables: un participante mejoró su tiempo de agotamiento de 148 a 232 minutos, mientras que otro disminuyó de 140 a 89 minutos. Hubo un cambio crucial, reconoció Phinney: a cambio de su capacidad mejorada para quemar grasa, los ciclistas parecían haber perdido parte de su capacidad de aprovechar los carbohidratos de combustión rápida para los esprints cortos, lo que resultó en "una restricción severa en la capacidad de los participantes para hacer trabajo anaeróbico".

En las décadas siguientes, mientras los científicos deportivos de todo el mundo experimentaron con varios protocolos de adaptación a la grasa, se toparon con ese problema una y otra vez. Finalmente, un estudio definitivo realizado en 2005 en la Universidad de Ciudad del Cabo (Tim Noakes, coautor y posterior converso al LCHF) puso a los ciclistas en un recorrido de 100 kilómetros que incluía cinco esprints de un kilómetro y cuatro esprints de cuatro kilómetros, en un intento de simular la presión, las paradas y los ascensos de una sección del Tour de Francia.[301] Una vez más, el rendimiento general en la prueba del recorrido con una dieta alta en grasas no cambió, sino el rendimiento de velocidad; es decir, los momentos en el ciclismo en que las carreras se ganan o pierden

---

[300] Estará cargando al menos 30,000 calorías de grasa: Jeff Volek *et al.*, "Rethinking Fat as a Fuel for Endurance Exercise", *European Journal of Sport Science* 15, núm. 1, 2014.

[301] L. Havemann *et al.*, "Fat Adaptation Followed by Carbohydrate Loading Compromises High-Intensity Sprint Performance", *Journal of Applied Physiology* 100, núm. 1, 2006; L. M. Burke y B. Kiens, "'Fat Adaptation' for Athletic Performance: The Nail in the Coffin?", Journal of Applied Physiology 100, núm. 1, 2006; T. Stellingwerff *et al.*, "Decreased PDH Activation and Glycogenolysis During Exercise Following Fat Adaptation with Carbohydrate Restoration", *American Journal of Physiology–Endocrinology and Metabolism* 290, núm. 2, 2006.

se vieron comprometidos. En un comentario adicional, Louise Burke, directora de nutrición deportiva del Australian Institute of Sport y una de las investigadoras líderes en protocolos de adaptación a la grasa, calificó el estudio como el "clavo en el ataúd" para las dietas altas en grasa como un refuerzo de rendimiento. Al siguiente año, Trent Stellingwerff, un estudiante de doctorado de la Universidad de Guelph, demostró por qué: las dietas altas en grasas no sólo aumentan la quema de grasas; en realidad aceleran el uso de carbohidratos al disminuir la actividad de una enzima clave llamada piruvato deshidrogenasa.

El papel que desempeñan las reservas de combustible en los límites de la resistencia depende, por supuesto, de lo que entendemos por resistencia. Si simplemente estás interesado en cubrir la mayor distancia posible, sin un enfoque particular en el tiempo o en superar a tus rivales, entonces puede que no te importe la piruvato deshidrogenasa. Y, en particular, si te encuentras en una situación en la que tu capacidad para comer está muy limitada, en una expedición a través de la Antártida, por ejemplo, o una ultracarrera de varios días en la que sólo puedes comer lo que llevas, entonces la capacidad de aprovechar las reservas de grasa parece una ventaja considerable. Cuanto más grande sea el tanque de gasolina, más lejos podrás ir y menos necesitarás recargar combustible.

Pero si tu punto de vista sobre la resistencia implica competir, aprovechar tanta distancia como sea posible en cada implacable minuto, entonces resulta que tu principal preocupación relacionada con el combustible no es cuánto, sino más bien qué tan rápido. ¿Qué tan rápido tus músculos queman combustible? ¿Qué tan rápido pueden acceder a las diversas fuentes de combustible repartidas por todo tu cuerpo? ¿Qué tan rápido puedes rellenar esos depósitos a medida que avanzas?

En el capítulo anterior describí el plan de hidratación que Haile Gebrselassie usó cuando estableció un récord mundial de 2:04:26 en el Maratón de Berlín de 2007, que implicó beber unos dos litros de líquido durante la carrera. En la práctica, su plan se centró tanto en la alimentación como en la hidratación. De los dos litros de líquido que planeó consumir durante la carrera, 1.25 litros fue

de bebida deportiva (el resto fue agua); también tomó cinco jaleas deportivas, proporcionando un total de entre 60 y 80 gramos
de carbohidratos por hora. Ese número es significativo, ya que
los científicos tradicionalmente han calculado que 60 gramos por
hora (aproximadamente 250 calorías) es prácticamente la cantidad máxima que se puede absorber durante el ejercicio. El paso
limitante es la absorción de carbohidratos del intestino al torrente
sanguíneo.

Pero Gebrselassie aprovechaba los datos recientemente publicados (en ese momento) que mostraban que si se combinan dos
tipos diferentes de carbohidratos, glucosa y fructosa, por ejemplo,
éstos atraviesan la pared intestinal usand o dos rutas celulares diferentes que pueden operar simultáneamente, permitiendo absorber tanto como 90 gramos de carbohidratos por hora.[302] Asimilar
tantos carbohidratos en medio de una carrera no es tarea fácil, es
por eso que los científicos que estudian el maratón de dos horas
de Nike dedicaron tanto tiempo tratando de ayudar a sus atletas,
particularmente a Zersenay Tadese y Lelisa Desisa, a aumentar la
cantidad que podían tolerar durante los entrenamientos. El equipo de Nike también mezcló varias bebidas para encontrar combi-
naciones de carbohidratos personalizadas para maximizar éstas al
gusto del paladar, así como la tasa de absorción de cada corredor.
Para el resto de nosotros, las mezclas de glucosa y fructosa ahora se incorporan a las bebidas deportivas estándar de compañías
como PowerBar y Gatorade. Si puedes soportar más de 60 gramos
por hora, la mayor tasa de absorción debería ayudar a evitar el
agotamiento de tus reservas de glucógeno y te permitirá mantener
un ritmo más rápido durante más tiempo sin tener obstáculos.

En teoría, las matemáticas detrás de ese tipo de plan de abas-
tecimiento de combustible es simple: la cantidad de calorías que
necesitas ingerir es la diferencia entre la cantidad que ya tienes
almacenada en tu cuerpo y la cantidad que deseas quemar. En la
práctica, sin embargo, el funcionamiento del cuerpo resulta ser

---

[302] Combinar tipos diferentes de carbohidratos, glucosa y fructosa: R. L. Jentjens et al.,
"Oxidation of Combined Ingestion of Glucose and Fructose During Exercise", *Journal
of Applied Physiology* 696, núm. 4, 2004.

considerablemente más complicado. Investigadores en Escandinavia han demostrado recientemente que las reservas de glucógeno en los músculos no sólo actúan como depósitos de energía; también ayudan a las fibras musculares individuales a contraerse de manera eficiente.[303] Eso significa que tus músculos se debilitarán a medida que quemas tus reservas de glucógeno, minando tu fuerza mucho antes de que te quedes sin combustible. En efecto, tus músculos tienen un astuto mecanismo de autodefensa que es totalmente independiente del cerebro, el equivalente a tener la velocidad máxima de tu auto vinculada al nivel del indicador de combustible. Además, quemarán preferencialmente parte del glucógeno dentro del músculo antes de pasar a la glucosa del torrente sanguíneo, lo que significa, en términos prácticos, que todo el Gatorade del mundo no evitará la fatiga indefinidamente.

Por otra parte, las bebidas deportivas son sorprendentemente, casi inexplicablemente, eficaces. Si tu cuerpo puede almacenar suficientes carbohidratos durante 90 minutos o más de ejercicio, ¿por qué algunos estudios descubren aumentos sutiles del rendimiento con base en las bebidas deportivas en periodos de ejercicio que duran sólo media hora?[304] Y, además, ¿por qué esos impulsos comienzan de manera casi instantánea, mucho antes de que los carbohidratos incluso hayan salido de tu estómago? La respuesta inmediata es que los beneficios están en tu cabeza, que es un efecto placebo. Pero eso sólo es parcialmente correcto.

Una serie de estudios de Asker Jeukendrup, el investigador de nutrición deportiva que lideró el desarrollo de mezclas de glucosa y fructosa, descubrió que la bebida deportiva a base de glucosa aumentaba el rendimiento en una prueba de tiempo de ciclismo de una hora. Pero, cuando en lugar de beber una bebida con glucosa los ciclistas tenían la tenían conectada directamente en el torrente sanguíneo, que debería haber sido *más* efectiva, los beneficios desaparecieron. Entonces, en 2004, Jeukendrup y sus colegas pro-

[303] Reservas de glucógeno en los músculos: N. Ortenblad *et al.*, "Muscle glycogen stores and fatigue", *Journal of Physiology* 2013, 59, 18.

[304] Aumentos sutiles del rendimiento: Ian Rollo *et al.*, "The Influence of Carbohydrate Mouth Rinse on Self-Selected Speeds During a 30-min Treadmill Run", *International Journal of Sport Nutrition and Exercise Metabolism* 18, 2008, 585-600.

baron un enfoque diferente: esta vez pidieron a los ciclistas que se llevaran la bebida deportiva a la boca sin tragarla y luego la escupieran. Funcionó: simplemente contener bebidas deportivas en la boca parecía ser más importante que introducirlas en el torrente sanguíneo y en los músculos.[305] Es importante tener en cuenta que estos estudios fueron controlados por medio de un placebo: todas las bebidas tenían el mismo sabor. Aun así, era difícil deshacerse de la sensación de que un placebo se haya introducido teniendo efecto, haciendo que muchos científicos permanecieran escépticos sobre los hallazgos.

No fue sino hasta 2009 que los investigadores de la Universidad de Birmingham resolvieron el debate con un estudio que confirmó los beneficios de escupir la bebida de hidratos de carbono, utilizando la resonancia magnética funcional para mostrar que las áreas cerebrales asociadas con la recompensa se iluminaban tan pronto como los participantes tenían carbohidratos en la boca.[306] Fundamentalmente, ni el escáner cerebral ni el rendimiento en el ciclismo mostraron ningún efecto cuando la bebida fue endulzada artificialmente, pero los beneficios regresaron cuando la maltodextrina, un hidrato de carbono insípido e indetectable, se agregó a la bebida endulzada artificialmente. El sabor dulce del azúcar, en otras palabras, no es suficiente para activar los beneficios. En cambio, la boca parece contener sensores previamente desconocidos (y aún no identificados) que transmiten la presencia de carbohidratos directamente al cerebro. Con base en el marco del gobernador central de Tim Noakes, sería como si el cerebro relajara su margen de seguridad cuando sabe (o es engañado para creer) que hay más combustible por llegar.

Los resultados explican por qué los carbohidratos ofrecen un impulso más o menos instantáneo y por qué los estudios han encontrado un mejor rendimiento en esfuerzos de sólo media hora.

---

[305] Pidieron a los ciclistas que escupieran la bebida deportiva: J. M. Carter *et al.*, "The Effect of Carbohydrate Mouth Rinse on 1-h Cycle Time Trial Performance", Medicine & Science in Sports & Exercise 36, núm. 12, 2004.

[306] Investigadores de la Universidad de Birmingham resolvieron el debate: E. S. Chambers *et al.*, "Carbohydrate Sensing in the Human Mouth: Effects on Exercise Performance and Brain Activity", *Journal of Physiology* 587, núm. 8, 2009.

Hay otro aspecto que muestra cuán sofisticado es el mecanismo de control del cerebro: la efectividad de las bebidas con carbohidratos depende de cuán hambriento o bien alimentado esté una persona. En un estudio de 2015, investigadores brasileños hicieron que los ciclistas completaran una serie de pruebas de tiempo de 20 kilómetros bajo tres condiciones: con alimentación (desayuno a las seis de la mañana y un recorrido a las ocho), en ayunas (sin desayuno antes del recorrido de las ocho), o con fatiga (como en ayunas, pero con un entrenamiento de la noche anterior, seguido de una cena baja en carbohidratos).[307] La bebida deportiva para contener en la boca y luego escupir produjo el mayor beneficio en la condición de fatiga, un beneficio menor en la condición de ayuno y ninguna en la condición de alimentación. Otros estudios han encontrado patrones similares al tomar bebidas deportivas en actividades de menos de 90 minutos: sólo ayuda si tu cuerpo tiené poco combustible.

En la práctica, estos hallazgos significan que los beneficios de las bebidas deportivas y otros carbohidratos de media carrera para las sesiones cortas de ejercicio son irrelevantes, siempre y cuando no comiences con el estómago vacío y reservas agotadas de combustible. (Sugerencia: no deberías.) En un nivel teórico, los resultados se encuentran entre la evidencia más sólida que tenemos sobre cómo tu cerebro está buscando tu bienestar de formas que están fuera de un control consciente y que se activan mucho antes de que llegues a un punto real de crisis fisiológica.

En 2013, cuando Dorsey Kindler publicó en Men's Journal un artículo muy difundido sobre los atletas de resistencia de élite que habían "alejado el plato tradicional de la pasta en favor de... grandes cantidades de grasa saludable", la dieta LCHF ya se había convertido en una tendencia en toda regla dentro de la comunidad de ultracorredores, a pesar del continuo escepticismo de los nutriólogos deportivos.[308] No es difícil ver por qué: la pérdida de

---

[307] Ciclistas brasileños completaron una serie de pruebas bajo tres condiciones: T. Ataide-Silva *et al.*, "CHO Mouth Rinse Ameliorates Neuromuscular Response with Lower Endogenous CHO Stores", *Medicine & Science in Sports & Exercise* 48, núm. 9, 2016.

[308] Dorsey Kindler publicó un artículo muy difundido en *Men's Journal*: "Paleo's Latest Converts", 18 de junio de 2013.

potencia de esprint bajo LCHF, demostrada por Phinney y explicada por Stellingwerff, no es un gran problema para la mayoría de los ultracorredores, que están más interesados en completar la distancia que en alcanzar un tiempo específico o en superar a un rival. En las carreras que duran 12, 20 o 60 horas, como los infames maratones de Barkley en Tennessee; de todos modos, incluso los competidores más rápidos no pueden mantener el tipo de ritmo de alta intensidad que quema los carbohidratos puros, por lo que la capacidad de quemar grasa es ya una importante parte de la ecuación metabólica. Además, uno de los mayores desafíos para los ultracorredores es reabastecerse de combustible y convencer al renuente estómago de que acepte otro gel deportivo o un plátano o cualquier otra cosa que intente forzar a bajar por su garganta –después de 12 horas de camino– sin que lo envíe corriendo a los arbustos. Cualquier cosa que reduzca la dependencia a los carbohidratos externos y permita confiar en la llama constante de las reservas de grasa internas tiene el potencial de ayudar. Argumentos similares ganaron conversos en otras disciplinas más largas que el maratón, como el triatlón Ironman y el ciclismo de resistencia.

Para ver cuánta diferencia pueden hacer las dietas altas en grasas, un equipo dirigido por Jeff Volek de la Universidad Estatal de Ohio (e incluyendo al pionero de LCHF Stephen Phinney) reclutó a veinte corredores de élite y triatletas de Ironman, la mitad de los cuales voluntariamente cambiaron a una dieta LCHF meses o años antes, y los llevó al laboratorio para la prueba. Los resultados, publicados en 2016 en la revista *Metabolism*, mostraron que los corredores adaptados a la grasa podían quemarla dos veces más rápido que el grupo de control no adaptado a ella.[309] Durante una prueba sobre una cinta de correr por tres horas a un ritmo moderado, 88 por ciento de su energía se basó en grasa, en comparación con 56 por ciento de los que seguían en una dieta estándar de carbohidratos pesados. Vale la pena señalar respecto a los datos anteriores: incluso con una dieta alta en carbohidratos, aún tienes acceso a tus

---

[309] Los corredores adaptados a la grasa fueron capaces de quemarla: J. S. Volek *et al.*, "Metabolic Characteristics of Keto-Adapted Ultra-Endurance Runners", Metabolism 65, núm. 3, 2016.

reservas de grasa durante el ejercicio. Pero los corredores de LCHF estaban llevando esa facultad a un nuevo nivel nunca antes visto: "Las tasas de quema de grasa son extraordinarias basadas en la sabiduría convencional", dice Volek.

Aun así, pocos de los nuevos conversos al LCHF estaban haciendo el régimen Schwatka completo, con más de 80 por ciento de grasa y prácticamente sin carbohidratos. Zach Bitter, quien estableció un récord de 100 millas en Estados Unidos en 2015, y Timothy Olson, quien estableció un récord en el Western Food en 100 millas en 2012 (además, fue uno de los atletas destacados en un artículo de *Men's Journal* en 2013), dicen que mantienen la ingesta general de carbohidratos baja pero la aumentan antes y durante las largas carreras de entrenamiento y competencias.[310] Olson, por ejemplo, come papas dulces la noche anterior a carreras largas y toma uno o dos geles por hora (cada uno con 100 calorías de carbohidratos) durante las carreras.

Los otros dos atletas citados en el artículo de *Men's Journal* tienen hábitos dietéticos moderadamente similares. La dieta alta en grasas llevada por el dos veces medallista olímpico de triatlón Simon Whitfield es de aproximadamente 50 por ciento de carbohidratos, 30 por ciento de proteína y sólo 20 por ciento de grasa, no exactamente leche descremada y claras de huevo, pero aún más cercana a la guía de nutrición deportiva estándar que al territorio de LCHF.[311] Y cuando contacté al ciclista del Tour de Francia Dave Zabriskie para preguntar sobre su experiencia con la dieta LCHF, dijo que el experimento era interesante pero que difícilmente mejoraba el rendimiento: "para un entrenamiento largo y fácil, es buena. Para correr día tras día, como en el Tour, tienes que comer carbohidratos".

"A juzgar por el debate polarizado dentro de los foros de internet y las redes sociales, pensarías que debes elegir un lado: quemarás

[310] Mantener baja la ingesta general de carbohidratos: Alex Hutchinson, "The High-Fat Diet for Runners", *Outside,* noviembre de 2014.

[311] Dieta seguida por el dos veces medallista olímpico de triatlón Simon Whitfield: "Whitfield: What Do You Eat?", SimonWhitfield.com, 1 de agosto de 2008, https:// simonwhitfield.blogspot.ca/2008/08/glo.html.

grasas o carbohidratos, y ¡ay de ti si tomas una decisión equivocada!" En realidad, como muestran los datos de Volek, todos usamos
ambos. Y teniendo en cuenta las fortalezas y debilidades comple-
mentarias de las dos opciones: los carbohidratos como combustible
rápido con capacidad de almacenamiento limitada y la grasa como
una alternativa inagotable pero con una tasa limitada, tiene sentido
apuntar a lo que Louise Burke, del Australian Institute of Sport,
llama "flexibilidad metabólica", al maximizar ambas vías de combustible. Eso, en efecto, es lo que los ultracorredores, como Bitter
y Olson, están buscando cuando agregan el uso de carbohidratos
específicos antes y durante los entrenamientos y las carreras clave,
manteniendo al mismo tiempo altos niveles de grasa. Y una imagen
reflejada de ese enfoque se encuentra en una dieta estándar alta en
carbohidratos, mientras se comienzan algunos entrenamientos cada
semana con almacenamiento de carbohidratos deliberadamente
agotados, y eso es lo que Burke y muchos otros investigadores de
todo el mundo persiguieron en los años posteriores a lo que se nom-
bró el clavo en el ataúd de las dietas altas en grasa en 2006.

Burke, una australiana enérgica y eficiente con un irónico sentido del humor, es una rareza en el mundo de las ciencias del deporte. Ella esencialmente fue pionera en su posición como directora
de nutrición deportiva en el Australian Institute of Sport en 1990,
un papel que ha crecido hasta el punto que ahora dirige un equipo
de dieciséis personas. A lo largo de los años, ella ha ayudado a
llevar el rigor científico a la nutrición deportiva y ha publicado
cientos de artículos en revistas académicas arbitradas, y sin embargo, no es académica.

Su función principal en el AIS es trabajar "en el trabajo de campo", como ella dice, ayudando a los atletas australianos a llevar
a casa medallas de competencias internacionales tales como los
Juegos Olímpicos. Y aprendió que, independientemente de lo que
la literatura revisada por colegas pueda decir sobre cualquier tema
controvertido, "es importante escuchar a los atletas". Al principio de su carrera, ella y sus colegas estaban convencidos de que
se necesitaba una dosis relativamente alta de cafeína, tomada con
bastante anticipación a la carrera, para obtener un aumento de

rendimiento. Pero no pudieron entender por qué los ciclistas insistieron tercamente en beber refresco de cola antes de carreras de varias horas. Para demostrar que los ciclistas estaban equivocados, Burke y sus colegas diseñaron una prueba prueba de doble ciego controlado por placebo de baja dosis de cafeína durante el ejercicio y descubrieron que funcionaba, una idea que tiene mucho que ver con la ubicuidad actual de los geles energéticos de cafeína.[312]

Así que, a medida que LCHF continuó ganando popularidad entre los atletas de resistencia, Burke decidió que valía la pena volver al tema para una prueba más rigurosa del paradigma estilo Schwatka propuesto por Phinney. El resultado fue el ya mencionado estudio Supernova, que presenta un periodo de adaptación de la grasa más largo de tres semanas y una proporción mucho más alta de grasa en la dieta, como Phinney había prescrito. Eso es lo que llevó a Evan Dunfee y a sus colegas a Canberra a finales de 2015, porque si algún atleta en el programa olímpico se beneficiaría del LCHF, deberían ser ellos. La carrera de atletismo de 50 kilómetros entre hombres es una de las actividades más largas de los Juegos Olímpicos, con tiempos de victoria de menos de cuatro horas; además, las reglas del deporte prohíben irrumpir un esprint absoluto, haciendo que la posible pérdida de una gama alta energía sea menos problemática

Los resultados de Supernova, que se publicaron en 2017, confirmaron que los atletas de resistencia con una dieta alta en grasas por tres semanas se convirtieran en máquinas quemadoras de grasa en la medida que pocos lo habían imaginado posible. Al final de un recorrido de 25 kilómetros a un ritmo esperado para una carrera de 50 kilómetros, los atletas consumían 1.57 gramos de grasa por minuto, lo que es 2.5 veces mayor que los valores "normales" observados en atletas que comen una dieta estándar de carbohidratos.[313] Ésas eran las buenas noticias. El problema fue

[312] Para demostrar que los ciclistas estaban equivocados: Louise Burke, Ben Desbrow y Lawrence Spriet, *Caffeine and Sports Performance,* Champaign, Human Kinetics Publishers, 2013.

[313] Los resultados de Supernova: en el ya referenciado Louise Burke et al., "Low Carbohydrate, High Fat Diet Impairs Exercise Economy and Negates the Performance Benefit from Intensified Training in Elite Race Walkers".

que los atletas adaptados a la grasa se volvieron menos eficientes, requiriendo más oxígeno para mantener su ritmo de carrera. Esto, resulta, es una consecuencia de la cascada de reacciones metabólicas necesarias para transformar la grasa o los carbohidratos en ATP, la forma final de combustible utilizada para las contracciones musculares: las reacciones de grasa requieren más moléculas de oxígeno. Si sales a dar un paseo eso no es gran cosa, pero si corres (o caminas) una carrera a un ritmo que te deja sin aliento, cualquier cosa que te obligue a consumir más oxígeno es una desventaja. Como resultado, no fue una sorpresa que los atletas de LCHF terminaran peor que los atletas con alto contenido de carbohidratos en la prueba final de Supernova y en la más importante en el mundo real: una carrera de 10 kilómetros.

Ésas son malas noticias para los presuntos deportistas olímpicos del LCHF, pero, como reconoce Burke, *todavía* no es el último clavo en el ataúd para el enfoque de alto contenido graso. Después de todo, los atletas de ultrarresistencia recreativa pueden estar más dispuestos a aceptar una penalización de eficiencia a cambio de la libertad para reabastecerse con menos frecuencia. La penalización de eficiencia también puede ser menos pronunciada a ritmos más lentos y sostenibles en eventos más largos, como los triatlones Ironman. Finalmente, hubo un desempeño alentador en el mundo real de los atletas en el estudio durante las semanas posteriores al bloque de estudio sobre LCHF: además del récord nacional de 50 kilómetros de Dunfee, otro atleta que participó en el estudio estableció un récord africano en la misma carrera y muchos otros obtuvieron mejores marcas personales. En las Olimpiadas, más tarde ese verano, Dunfee obtuvo un estatus de celebridad menor cuando se negó a apelar un fallo que lo dejó en el cuarto lugar después de que el eventual medallista de bronce, el japonés Hirooki Arai, fuera descalificado por golpear a Dunfee en el último kilómetro de la carrera y después reintegrado. Dunfee dejó Río sin una medalla, pero con otro récord nacional, reconocimiento internacional por su espíritu deportivo y persistente curiosidad acerca de los beneficios demorados de la dieta LCHF.

El resultado fue que Burke volvió a convocar en Canberra a un grupo aún más grande de atletas para el Supernova 2 en 2017, esta vez con un periodo de seguimiento más largo para determinar si un bloque de tres semanas de LCHF podría brindar beneficios metabólicos que no aparecen de inmediato pero comienzan después del regreso a una dieta alta en carbohidratos. Los resultados aún no están disponibles mientras escribo esto; pero pase lo que pase, el aumento del interés en la dieta LCHF significa que pronto sabremos más de lo que sabíamos antes sobre cómo los diferentes tipos de combustible metabólicos afectan los límites de la resistencia. "La nutrición es una ciencia cíclica –dice Burke–. Te sorprendería ver cuántas 'nuevas ideas' son simplemente viejas ideas reinventadas. Por lo tanto, siempre existe la posibilidad de que sea simplemente 'temporada de hula hoop' nuevamente y será una locura hasta que no lo sea. Pero también existe la posibilidad de que surja una nueva ciencia."

Por ahora, Burke está apostando por un enfoque "periodizado" de carbohidratos y grasas durante el entrenamiento, es decir, seleccionando cuidadosamente ciertos entrenamientos para realizar con reservas de carbohidratos y otros sin ellos. El objetivo no es necesariamente aumentar el uso de grasa en la competencia; en cambio, los entrenamientos agotados en carbohidratos funcionan como el equivalente nutricional de un chaleco con peso, forzando al cuerpo a trabajar más duro y provocando en respuesta mayores ganancias de aptitud. El problema con estos entrenamientos de agotamiento y en los que se es propenso al desvanecimiento es que tienden a ser de mala calidad, por lo que deben combinarse con otros entrenamientos en los que tengas suficientes carbohidratos para mantener altas intensidades. Burke y sus colaboradores publicaron un par de estudios en 2016 aplicando un protocolo denominado *sleep low,* que incluía un entrenamiento de alta calidad con carbohidratos al final de la tarde, seguido de una cena sin carbohidratos; luego, a la mañana siguiente, un entrenamiento moderado sin carbohidratos antes del desayuno.[314] La repetición

---

[314] Un par de estudios en 2016 aplicando el protocolo *sleep low*: L. A. Marquet *et al.,* "Enhanced Endurance Performance by Periodization of Carbohydrate Intake: 'Sleep

de ese ciclo sólo tres veces, durante un total de seis días, produjo una mejora de 3 por ciento en los tiempos de ciclismo de 20 kilómetros.

Tales protocolos (e incluso la palabra *protocolo* en sí) hacen que la idea del entrenamiento que se hace deliberadamente agotado parezca altamente estricto y científico. Pero, como señala Burke, los atletas de muchos deportes han tropezado con patrones similares a lo largo de los años, ya sea por diseño o por necesidad. Se rumora que la leyenda del ciclismo Miguel Indurain hizo un viaje de cinco horas con el estómago vacío, un elemento básico de su entrenamiento en la década de 1990. Los corredores de Kenia, a pesar de su fuerte dependencia de los carbohidratos, a menudo comienzan en tal pobreza que con frecuencia entrenan con hambre. Los alpinistas también han aprendido a entrenar de manera que aumentan la quema de grasa sin sacrificar su capacidad de carbohidratos durante arduas expediciones de varios días: un enfoque de la flexibilidad metabólica es forjada en un entorno donde las consecuencias de "agotarse" pueden ser fatales.

En junio de 2000, los alpinistas Steve House, Mark Twight y Scott Backes se propusieron escalar la cara sur de Denali, el pico más alto de América del Norte, a través de una ruta oscura y desafiante conocida como Slovak Direct. El primer (y epónimo) ascenso de esa ruta en 1986 tomó 11 días y requirió 1,000 pies de cuerda fija atornillada a las rocas y el hielo a lo largo de la ruta. El segundo ascenso tomó siete días. Ahora, para el tercero, House y sus compañeros escaladores no llevaban tienda de campaña, ni sacos de dormir, ni un mínimo de cuerda. Planearon escalar la ruta completa de un solo tirón.

De alguna manera, el montañismo es un banco de pruebas ideal para experimentar con los límites de energía. En los ascensos de estilo alpino, tienes que llevar todo lo que planeas comer, no es un inconveniente pequeño cuando estás ascendiendo paso tras paso de las paredes verticales de hielo. La intensidad típica requerida

Low' Strategy", *Medicine & Science in Sports & Exercise* 48, núm. 4, 2016; L. A. Marquet et al., "Periodization of Carbohydrate Intake: Short-Term Effect on Performance", *Nutrients* 8, núm. 12, 2016.

durante la escalada, que es alrededor de 65 a 75 por ciento de su máximo aeróbico, es ideal para confiar en tus abundantes reservas de grasa. "La bolsa de comida en tu mochila es pesada, pero llevamos mucha energía con nosotros todo el tiempo", explican House y su entrenador, Scott Johnston, en *Training for the New Alpinism: A Manual for the Climber as Athlete*. "El truco es entrenar tu cuerpo y comer estratégicamente para que quemes mucha de esta fuente de energía y necesites menos comida". Eso significa asegurarte de obtener suficiente grasa como parte de una dieta de entrenamiento equilibrada (para House, eso significaba aumentar la grasa contenida en su dieta de 5 a 30 por ciento); haciendo mucho entrenamiento de resistencia de intensidad moderada; y quizás, incluso, hacer sesiones de entrenamiento en ayunas de varias horas a primera hora en la mañana, un enfoque con el que House experimentó y encontró que era útil.

Ésas fueron las soluciones que Johnson y House prescribieron al destacado escalador y guía de montaña Adrian Ballinger, quien solicitó sus servicios de entrenamiento después de un fallido intento de alcanzar el Everest sin oxígeno suplementario, en 2016.[315] Las pruebas en el laboratorio de rendimiento deportivo de la Universidad de California en Davis mostraron que el metabolismo de Ballinger cambió de quemar predominantemente grasa a predominantemente carbohidratos a una frecuencia cardiaca relativamente baja, de 115 latidos por minuto. En la "zona de muerte" cerca de la cima del Everest, donde se suprime el apetito y la digestión y otras funciones corporales comienzan a bloquearse, la dependencia de carbohidratos lo dejó sin energía, temblando incontrolablemente, con las manos tan entumecidas que ya no podía trabajar con los mosquetones que lo protegían. Sabiamente, se regresó a dos horas de la cima.

Para ayudar a Ballinger a aprovechar mejor sus depósitos de grasa, Johnston le dijo que agregara a su rutina entrenamientos

---

[315] Adrian Ballinger solicitó servicios de entrenamiento: Marissa Stephenson, "How Adrian Ballinger Summited Everest Without Oxygen", *Men's Journal*, 27 de mayo de 2017; Kyle McCall, "Everest No Filter: The Second Ascent", *Strava Stories*, 7 de junio de 2017.

de resistencia en ayunas y cambiara a una dieta con más grasa. Los cambios fueron inicialmente desafiantes: las habituales carreras de 12 millas de Ballinger se convirtieron en siete millas de pasos que tomaron la misma cantidad de tiempo. Pero en breve saldría a entrenar durante cinco horas sin necesidad de comer nada. Una visita de regreso al laboratorio cuatro meses después confirmó que su punto de cambio de grasa y carbohidratos se había modificado 115 a 141 latidos por minuto, lo que le permitió depender más de la grasa durante ascensos de intensidad moderada y preservar sus preciosas reservas de carbohidratos para cuando realmente fueran necesarias. En la primavera de 2017, Ballinger y su compañero de montañismo Cory Richards regresaron al Everest con Johnston y House monitoreando sus datos de ritmo cardiaco desde lejos. En el ascenso de 12 millas al campamento base avanzado, a mayor altura que el punto más alto de América del Norte, el ritmo cardiaco de Ballinger estaba por debajo de 120; dos días después, escalando hasta el North Col, se mantuvo por debajo de 125. La diferencia con respecto al año anterior fue dramática, y para el 27 de mayo Ballinger se unió a la muy corta lista, iniciada menos de cuatro décadas antes por Messner y Habeler, de aquellos que han estado en el techo del mundo impulsados sólo por sus pulmones.

Sería un error, sin embargo, considerar esa hazaña como un triunfo de la grasa y nada más. Te entrenas para quemar grasa, dice House, pero compites con carbohidratos. Una vez que estás en las montañas, en otras palabras, intentas, como aconseja Louise Burke, maximizar cada ruta metabólica para sacar provecho de los carbohidratos. En 2000, estando en Slovak Direct House y sus socios empacaron 144 geles energéticos, carbohidratos puros, basados en la suposición de que cada uno de ellos ingeriría un un gel por hora durante 48 horas, y nada más. Con ese enfoque, equilibrando la necesidad de carbohidratos externos, con los beneficios de empacar ligero y la referencia de la energía de sus reservas de grasa, pensaron que podrían llegar a la cima justo antes de quedarse sin combustible.

Después de escalar por 24 horas, House, Twight y Backes habían pasado el punto de no retorno: ya no tenían suficientes anclas para descender por la ruta que habían subido. A medida que pasaban las horas, luchaban con la privación del sueño, el frío entumecedor y el agotamiento físico. Alternando entre roca y hielo, tuvieron que detenerse dos veces para filtrar sus herramientas de montañismo. Después de 48 horas se quedaron sin combustible para las dos estufas que habían llevado para derretir el agua. Gracias a las náuseas inducidas por el esfuerzo y la altitud, se retrasaron en su horario de consumo de gel. Sus niveles de energía comenzaron a correr peligrosamente bajos. Las señales de advertencia se hicieron más fuertes: "Los calambres fueron feroces y las alucinaciones auditivas memorables", recordó Twight más tarde.[316]

Una vez más, en otras palabras, los límites que enfrentaban House y sus acompañantes cuando se aferraban a la ladera helada estaban, literalmente, resonando en sus cabezas. Al igual que con las otras limitantes que hemos discutido en los seis capítulos previos, la última crisis física (en este caso, los músculos que dejan de contraerse debido a la falta de combustible) está precedida por una serie de alarmas que se intensifican constantemente. Las alarmas por el bajo combustible, que son particularmente ruidosas e insistentes, proporcionan algunas de las pruebas más convincentes de regulación anticipatoria involuntaria: el impulso derivado de hacer buches y escupir una bebida deportiva, la eficiencia deteriorada de una fibra muscular cuyas reservas de combustible todavía están medio llenas. Pero aún pueden ignorarse por un lapso. La mayoría de los escaladores estadounidenses, Twight argumenta, "tienen miedo de tener hambre, o no llevarían tanta maldita comida".

House, Twight y Backes tentaron sus propios límites. En una niebla mental, se perdieron brevemente tratando de esquivar un enorme serac que domina la cara sur de Denali. Pero finalmente encontraron una línea de terreno mixto escalable entre el serac y la sección de roca más inclinada y volvieron a la normalidad. Finalmente, después de 60 horas de escalar sin paradas, agotados,

[316] "Los calambres fueron feroces": Mark Twight, "Have At It", comunicado de prensa emitido después de escalar Slovak Direct en 2000, https://www.marktwight.com/blogs/discourse/84295748-have-at-it.

hambrientos, deshidratados y privados de sueño, llegaron a la cima. Luego, como un corredor de maratón que se tambalea por la línea de meta y sigue trotando, continuaron: todavía tenían que bajar de regreso.

Dos horas: 6 de marzo de 2017

Un desastre se está desarrollando en cámara lenta frente a nosotros. Desde que el hipódromo fue construido en 1922, el Autódromo Nacional de Monza, de Italia, el llamado Tempio della Velocità, se hizo eco del rugido de alto octanaje de las carreras épicas y acogió innumerables récords de velocidad (a 231.523 millas por hora, que el colombiano Juan Pablo Montoya alcanzó en el Gran Premio de Italia de 2005, un maratón que tomaría menos de siete minutos), y lamentó la muerte de más de cincuenta pilotos y cuarenta espectadores, la mayoría en los primeros días del automovilismo deportivo. Sin embargo, en este brillante día de principios de marzo en el norte de Italia el problema es el ritmo.

Kipchoge, Tadese y Desisa están aquí para realizar un ensayo general de medio maratón y con ello intentar llegar a la distancia completa que ahora está programada para principios de mayo de este año. Aunque Nike anunció su proyecto Breaking2 en diciembre pasado, ha decidido mantener la mayoría de los detalles en secreto, lo que ha generado curiosidad y resentimiento en proporciones más o menos iguales. Con los zapatos y el plan de plan de acción en secreto, la mayoría de los observadores han asumido que Nike simplemente está sacando publicidad atacando un objetivo imposible, o que están planean-do engañar escandalosamente con un camino cuesta abajo o zapatos con ruedas o algún otro truco. Los detalles del intento finalmente fueron revelados en una conferencia de prensa esta mañana. Ahora, con todo el mundo del atletismo observando de cerca, el equipo científico de Nike tendrá la oportunidad de ver cómo todos los ajustes, empujones y esquemas descabellados que han estado sudando en el laboratorio se desarrollan en el mundo real.

Unas horas antes del comienzo, Brad Wilkins, director de Investigación de Próxima Generación de Nike, me ofrece un recorrido rápido por el curso. El Curso Junior de 1.5 millas es casi perfectamente plano, con un aumento y una caída total de sólo 18 pies por vuelta. Monza se encuentra a unos 600 pies sobre el nivel del mar, lo que significa que los corredores recibirán una gran cantidad de oxígeno con cada respiración; es lo suficientemente baja como para evitar los problemas que experimenté a 1,900 pies en Canberra. Bajando a grandes pasos por la majestuosa recta final del recorrido, Wilkins señala las colchonetas planas que transmitirán de forma inalámbrica retroalimentación en tiempo real cada 400 metros (el doble de frecuentes en el evento final), y las dos estaciones meteorológicas que su equipo tiene instalado para recopilar datos a nivel de pista sobre la temperatura, la humedad y la velocidad del viento. La temperatura a principios de mayo debería estar por debajo de los 10 grados, lo suficientemente fría como para evitar golpes de calor y minimizar el riesgo de deshidratación. El viento de hoy, reconoce, es malo, lo suficientemente malo como para merecer posponer el intento, si éste fuera real, razón por la cual el evento final tendrá lugar durante una "ventana de lanzamiento" de tres días en lugar de en una fecha predeterminada. "Como fisiólogo", balbucea, levantando la mirada hacia un brillante cielo azul salpicado de algunas nubes blancas, "otra cosa que no me gusta es el sol. Demasiado calor radiante".

Finalmente, con el sonido de un cuerno que suena como un asmático, los corredores se pusieron en marcha, siguiendo un elegante coche Tesla color negro (y sin escape) con un piloto de pruebas de Fórmula 1 al volante.[317] Los primeros seis marcadores de ritmo se unen rápidamente en una formación de punta de flecha en filas de uno, dos y tres, una configuración que se ha optimizado en pruebas de túnel de viento y en simulaciones de dinámica de fluidos computarizados y dirigidos por un genio aerodinámico en New Hampshire. Es una vista impresionante, pero no dura. Un marcador de ritmo pronto se detiene, otro no puede mantener el paso. Incluso después de ser intercambiados, los corredores luchan por mantener su posición fuertemente coreografiada mientras corren tan incómodamente cerca uno del otro a un ritmo tan rápido. La punta de flecha pronto se disuelve en una formación de amiba más suelta, dejando a Kipchoge y sus compañeros de equipo parcialmente expuestos.

[317] Elegante coche Tesla color negro: Alex Hutchinson, "Did the Tesla Pace Car Aid Eliud Kipchoge's 2:00:25 Marathon?", *Runner's World*, 24 de mayo de 2017.

Peor aún, antes de que lleguen a mitad de camino, Desisa comienza a alejarse de la parte posterior. Wilkins ha insistido en que el medio maratón es un ejercicio puramente logístico; los atletas, después de todo, están en medio de un entrenamiento intenso. Según los informes, Desisa excede las 200 millas por semana. "No estamos tratando de probar la condición física de los atletas", insiste. "Estamos probándonos a nosotros mismos". Sin embargo, a medida que el déficit de Desisa se extiende de pies a yardas a docenas de yardas, la tripulación al final intercambia miradas de preocupación. A pesar de toda la ciencia, los mejores atletas del mundo y de los millones de dólares, está claro que el fracaso *es* una opción.

Por primera vez en mi carrera he estado recibiendo mensajes de odio; me acusan de ser un chivo de Nike, que a través de mi cobertura del proyecto soy cómplice de profanar la pureza de correr y convertir el deporte en un espectáculo secundario de novedad. Aunque estoy sorprendido por la vehemencia, entiendo de dónde viene. La simplicidad del funcionamiento es su característica definitoria. Es por eso que tantos campeones provienen de las regiones más pobres del mundo y porque la Asociación Internacional de Federaciones de Atletismo, el órgano rector del deporte, tiene 214 países y territorios afiliados, incluso más que Naciones Unidas. El maratón en sí tiene su propia y rica historia, se siente incómodo con los zapatos ultrasecretos, con las formaciones de punta de flecha y las exhibiciones de incumplimiento de reglas planificadas por megacorporaciones conocedoras de las relaciones públicas.

No es, dicen los críticos, como en los viejos tiempos, cuando Roger Bannister rompía la milla de los cuatro minutos mientras entrenaba en un almuerzo durante sus años de estudiante de medicina. Esto es indudablemente cierto en algunos aspectos, pero hay un sorprendente número de paralelos entre los subdos y los subcuatro. En primer lugar, la proeza de Bannister se llevó a cabo en una serie de recorridos cuidadosamente orquestados, en lugar de competir mano a mano con John Landy u otros aspirantes subcuatro. En 1953, Bannister participó en una exhibición especial durante una reunión de la escuela secundaria en la que su ritmo fue calculado cada dos vueltas y media por un corredor, después de que su compañero de equipo de Oxford, Chris Brasher, quien permitió seguirlo mientras corría, calculando su ritmo por el resto de la carrera. El tiempo de Bannister de 4: 02.0 no fue reconocido como un récord británico, porque violó exactamente las mismas reglas de ritmo que la carrera Breaking2 de Nike, pero la carrera cumplió su propósito. "Sólo dos dolorosos segundos me separaron de la milla de cuatro minutos", explicó más tarde, "y estaba seguro de poder reducir el tiempo".[318]

Los científicos de Nike avanzan básicamente con el mismo argumento: si Kipchoge o uno de sus compañeros de equipo logran romper dos horas bajo las condiciones artificiales en Monza, allanará el camino para que alguien más lo haga en una carrera regular en una gran ciudad. La mente, en otras palabras, enmarca los límites externos de lo que creemos que es humanamente posible.

El debate trae a colación los argumentos sobre el oxígeno suplementario en el Monte Everest. Cuando las primeras expediciones británicas atacaron la montaña en la década de 1920, la tecnología todavía estaba en su infancia, pero algunos miembros de la expedición consideraron que su uso era antideportivo y empañaría el logro previsto.[319] Cuando Edmund Hillary y Tenzing Norgay finalmente escalaron la montaña en 1953, usaron oxígeno. Pasaron otros 25 años antes del primer ascenso sin oxígeno de Messner y Habeler. ¿Habría sido posible su hazaña sin la búsqueda de rutas y el rastreo de los escaladores asistidos que los precedieron? "Nunca" es mucho tiempo, pero sospecho que la montaña aún estaría sin escalar hasta el día de hoy.

Los zapatos agregaron otra arruga. El día del medio maratón, el *New York Times* publicó una tomografía computarizada pero borrosa de un prototipo, enviado por Yannis Pitsiladis (que encabeza una iniciativa rival subdos), en la que la placa de fibra

---

[318] "Sólo dos dolorosos segundos": Roger Bannister, *The Four-Minute Mile,* Nueva York, Dodd, Mead & Company, 1955.

[319] Algunos miembros de la expedición consideraron que su uso era antideportivo: Reinhold Messner, *Everest: Expedition to the Ultimate,* Nueva York, Oxford University Press, 1979.

de carbono parece un cuchillo oculto, revelado por agentes de aeropuerto.[320] La placa, afirma el *Times*, "debe actuar como una especie de honda o catapulta para impulsar a los corredores hacia adelante". ¿Son tales zapatos, con su aumento de 4 por ciento de eficiencia reportada, realmente justos?

En cierto modo, correr enfrenta el mismo dilema que enfrentó el cuerpo directivo del ciclismo en la década de 1990 cuando decidió "congelar" la tecnología permitida para el récord de la hora, y el mismo que enfrentó en natación cuando decidió prohibir los "trajes rápidos" de poliuretano en 2010. La tecnología evoluciona, pero cuando evoluciona tan rápido que efectivamente elige ganadores, es un problema. Los tres primeros clasificados en el maratón olímpico masculino de 2016, resultó, estaban usando prototipos, disfrazados, del nuevo zapato que Nike apodó como *Vaporfly*. También lo hizo la ganadora de las mujeres, así como los hombres ganadores de los maratones de Londres, Chicago, Berlín y Nueva York en 2016. Si nos interesan los límites humanos, ¿qué nos dice realmente un maratón de menos de dos horas si todo lo que se necesita es un corredor de 2:03 con superzapatos?

Todas estas preguntas están al acecho debajo de la superficie mientras veo a Kipchoge rodear la pista para su última vuelta, mientras el sol de la tarde se hunde detrás de las tribunas cavernosamente vacías. Tadese, también, se ha quedado atrás, pero Kipchoge todavía tiene un ligero, casi sin esfuerzo, rebote en su paso. Cruza la línea de meta en un tiempo difícil de alcanzar de 59:19 y se desplaza a una escala cercana, donde Andrew Jones lo está esperando para calcular sus pérdidas por sudor. Tadese lo sigue en 59:42, más rápido que el récord estadounidense de Ryan Hall, de 59:43. Pudo haber ido más rápido, explica más tarde, pero optó por mantenerse en el plan previo a la carrera de apuntar durante 60 minutos. Desisa, abatido pero decidido a terminar, llega con 1:02:56.

Después de enfriarse y ponerse las sudaderas, los corredores responden con buen humor preguntas del grupo de periodistas.

---

[320] Una tomografía computarizada pero borrosa: Jere Longman, "Do Nike's New Shoes Give Runners an Unfair Advantage?", *New York Times,* 8 de marzo de 2017.

Además de los reporteros deportivos habituales, hay representantes de revistas de diseño, programas de salud, blogs de moda. Desisa menciona una lesión persistente; Kipchoge responde a una serie de preguntas extrañas ("¿Tuviste alguna comida?" "Bueno, yo almorcé." "Pero durante la carrera, ¿comiste?" "No, no hay comidas durante la carrera." "¿Es eso un problema? Normalmente, ¿tienes una comida durante un maratón?" "No, no necesitas comidas durante un maratón.") antes de yo hacerle la gran pregunta: ¿Qué tan duro tuvo que presionarse para correr 59:19? ¿Fue un esfuerzo de 95 por ciento? ¿98 por ciento? ¿Cien? Él sonríe. "Sesenta por ciento", responde, "fue parte de mi entrenamiento".

Al día siguiente amanece fresco, soleado y sin un soplo de viento, como para probar el punto de Wilkins sobre los beneficios de una ventana de lanzamiento de tres días. Es un momento de reflexión para los equipos de ciencia y operaciones. Los chicos de los zapatos toman fotografías de cerca a los prototipos desgastados por la carrera, buscando arrugas reveladoras en la espuma o patrones de desgaste en la suela que sugieren ajustes necesarios. Desisa, castigado, accede a cambiar sus familiares pantalones cortos, que había decidido usar en el último minuto, por las nuevas medias mallas de alta tecnología. Los fisiólogos comienzan a analizar los datos recogidos por las píldoras de temperatura central que los corredores tomaron antes de la carrera, así como por los sensores de temperatura adheridos a la piel, además de hacer las mediciones del oxígeno muscular. Quieren tener una idea de si los maratonistas podrían haber mantenido el ritmo durante el doble de tiempo. Un signo alentador: la temperatura central de Kipchoge apenas se ha movido de principio a fin, sin signos de sobrecalentamiento incipiente. "Una cosa que fue increíble hoy", dice Wilkins, quien está ansioso por comenzar el análisis, "es que nadie tiene datos en un medio maratón 59:19". Tenemos eso ahora. Así que si lo pone en los estándares, ¡podríamos romper los estándares!

Por impresionante que sea la carrera de Kipchoge, sin embargo, no es algo sin precedentes. Treinta y tres hombres han corrido más rápido que 59:19; ninguno de ellos ha estado a una distancia de un maratón de dos horas. Su afirmación de que su esfuerzo fue sólo de "sesenta por ciento" podría ser una bravuconada, un humor nervioso. Pero para el 6 de mayo de 2017, fecha tentativa de la ejecución de Breaking2 (elegida porque es el aniversario de los cuatro subgrupos de Bannister), la verdad saldrá a la luz.

En entrevistas durante las semanas siguientes, Kipchoge regresa una y otra vez al tema de la creencia. "El veredicto fue que estoy dispuesto a intentar lo desconocido a través de la fe al creer en mí mismo", le dice a un periodista keniano que le pregunta sobre los resultados de todas las pruebas fisiológicas que experimentó en la sede de Nike en Oregon.[321] "La única diferencia es pensar esto" le dice a otro reportero: "tú crees que es imposible, yo creo que es posible".[322]

¿Pero es realista para un campeón olímpico que ha estado en la cima de su deporte durante más de una década empujar aún más los límites de su cerebro? Y si es así, ¿cómo?

[321] "El veredicto fue que estoy dispuesto": Peter Njenga, "Marathon King on a Mission to Break 'Impossible' Record'," *Daily Nation*, 12 de febrero de 2017.

[322] Tú crees que es imposible, yo creo que es posible: "Kenyan Star Prepares 'Crazy' Sub-2 Marathon Bid", *Agence France-Presse*, 3 de abril de 2017.

Parte III

INTERRUPTORES DEL LÍMITE

Capítulo 11

ENTRENANDO EL CEREBRO

En los primeros capítulos de este libro establecí una elección considerable entre la visión sobre la resistencia de la "máquina humana", en la que alcanzas tus límites cuando, por ejemplo, tus músculos no pueden obtener suficiente oxígeno o el tanque de combustible está vacío, y la visión de que "todo está en tu cabeza", en la que el fracaso es una elección o un acto de autoprotección. En los seis capítulos anteriores, hemos tratado de ver cuál de esas visiones del mundo se ajusta mejor a los hechos frente a diversos desafíos extremos. La respuesta, debo confesarlo, no es tan obvia como pensé que sería cuando comencé a trabajar en este libro.

Piensa en la observación de Tim Noakes sobre el maratonista olímpico en segundo lugar corriendo por la pista ondeando la bandera de su país. "¿Notaste que no está muerto?", preguntó. "Significa que podría haber corrido más rápido". Pero en algunas situaciones, afortunadamente raras, la gente *muere* al intentar estirar los límites de su resistencia: Henry Worsley esquiando hasta el agotamiento en la Antártida, Max Gilpin corriendo hasta que sus células echaron chispas por calor, buceadores de apnea que no volvieron a la superficie antes de que se apagaran las luces. En cada uno de estos casos, podría argumentar que las circunstancias son inusuales o que algún factor externo, como una infección, intervino. Pero el hecho es que los humanos algunas veces alcanzan límites que son concretos e inmutables. A veces, no importa quién esté atrapado debajo de las ruedas, no se puede levantar el automóvil.

Habiendo aceptado esa desmoralizante realidad, vale la pena reflexionar sobre un hilo común que recorre esos seis capítulos. Cómo llegar al último punto final en el que pides misericordia o te caes de la cinta para correr depende en gran medida de las circunstancias particulares, ya sea que te falte oxígeno en una cumbre alpina, reseco y asado en el desierto o tratando de convencer a los músculos agotados de combustible de dar un paso más. Pero en cada caso, mucho antes de llegar a ese punto extremo, sentirás los efectos. Al principio, es posible que no notes el cambio sutil, pero gradualmente el esfuerzo requerido para mantener tu ritmo crecerá hasta que te vuelvas consciente de que no podrás continuar para siempre, que el minuto implacable deberá terminar eventualmente. En ese punto, tu temperatura central aún se encontrará dentro del rango normal, tus músculos aún tendrán todo el combustible y el oxígeno que necesitan y los subproductos metabólicos del ejercicio aún no se habrán acumulado a un nivel que interferirían con el avance. Sólo tu cerebro sabe que vienen problemas. Pero el reloj todavía se encuentra corriendo.

Samuele Marcora argumentaría que esa creciente sensación de esfuerzo es lo único que importa, que nos marcamos un ritmo para mantener un esfuerzo manejable y lo dejamos cuando es más alto de lo que estamos dispuestos a tolerar. Y por el contrario, Tim Noakes, basándose en el trabajo de colaboradores como Alan St. Clair Gibson, ve la sensación de esfuerzo como una manifestación consciente de circuitos neuronales cableados que se activan para mantenernos alejados del precipicio.[323] Uno de los argumentos más poderosos de Marcora es la simplicidad de su teoría: él mismo basa la comparación en la búsqueda, en físico, de una única gran teoría unificada que pueda explicar todo el universo. Pero hay otra analogía física que este debate me recuerda: la disputa entre varias interpretaciones de la mecánica cuántica (Copenhague, muchos

---

[323] Colaboradores tales como Alan St. Clair Gibson: Alan St. Clair Gibson *et al.*, "The Conscious Perception of the Sensation of Fatigue", *Sports Medicine* 33, núm. 3, 2003.

mundos, De Broglie-Bohm) que convergen en el mismo conjunto de ecuaciones y predicciones. Estas son formas diferentes de pensar sobre lo mismo.

En 2009, uno de los ex estudiantes de Noakes, Ross Tucker, publicó un artículo en el *British Journal of Sports Medicine* sobre la "regulación anticipatoria del desempeño", en el que trató de explicar cómo exactamente el cerebro sabe con anticipación cuándo bajar tu ritmo antes de un catastrófico colapso.[324] ¿Qué mecanismo integra información acerca de la temperatura del cuerpo, niveles de oxígeno, almacenamiento de combustible y responde además a indicadores más sutiles, tales como el estado de ánimo y cuánto dormiste la noche anterior? La respuesta, sugiere Tucker, fue la evaluación de Borg sobre el rango de esfuerzo percibido (rating of perceived exertion), REP, que describió como "la manifestación consciente/verbal de la integración de señales psicológicas y fisiológicas". Además, esa clase de esfuerzo aumenta gradualmente a medida que aumenta la temperatura corporal o disminuye el almacenamiento de carbohidratos: no sólo espera la catástrofe, sino también la anticipa.

El ritmo, en la fórmula de Tucker, es el proceso de comparar el esfuerzo que siente uno en un punto dado de una carrera con el esfuerzo que se espera en esa etapa, lo cual es un modelo interno que se desarrolla y ajusta con la experiencia. Si en el comienzo de una carrera sientes 10 en la escala de Borg y esperas llegar a 20 hacia el final, entonces a mitad de la carrera el esfuerzo lo sentirás en 15. Si, en cambio, estás 16 a la mitad de la carrera, sentirás una fuerte necesidad de reducir la velocidad a pesar de que aún estés lejos del máximo, que es 20. En este cuadro, mis dificultades cuando cambié las carreras de 1,500 metros a las de 5,000 (como se describe en el capítulo 3) fueron el resultado de un modelo de estimulación mal formado. En el cuarto kilómetro de cada carrera, cuando me sentía incapaz de mantener el ritmo, era por

[324] Artículo sobre la regulación anticipatoria del desempeño: R. Tucker, "The Anticipatory Regulation of Performance: The Physiological Basis for Pacing Strategies and the Development of a Perception-Based Model for Exercise Performance", *British Journal of Sports Medicine* 43, núm. 6, 2009.

una falta de coincidencia entre el esfuerzo previsto y el real, no porque estuviera llegando a un límite físico. Es por eso que en las últimas vueltas, donde *esperaba* que el esfuerzo se diera casi al máximo, podía, de repente, acelerar nuevamente.

¿Es esto realmente una explicación de cómo se regula la resistencia, o es simplemente una descripción de cómo se siente? Aquí es donde el debate se calienta. Nadie realmente calcula y verbaliza conscientemente las evaluaciones de Borg durante una carrera; en cambio, este proceso ocurre en algún lugar por debajo. El punto donde Marcora no está de acuerdo con Tucker, ni con Noakes, es en la medida en que tales decisiones y cálculos tienen lugar de forma consciente y voluntaria contra una forma inconsciente y automática. También discrepan sobre el papel de la retroalimentación del cuerpo hacia el cerebro para generar la sensación de esfuerzo: Marcora cree que tal retroalimentación contribuye a los sentimientos de dolor y malestar pero no al esfuerzo, que a su vez está dictado por las señales *emitidas* del cerebro a los músculos.[325] Buscando incómodamente en el fondo de los debates está la cuestión de quién obtiene el crédito por desarrollar estas ideas. Donde coinciden es en la centralidad del esfuerzo. Lo que se llega a sentir difícil dicta, en sentido verdadero y literal y con mayor precisión que cualquier medida fisiológica aún no inventada, cuánto tiempo puedes aguantarlo.

De la misma manera que la famosa broma de Emo Phillips sobre la escisión entre el Consejo de la Región Norte de los Grandes Lagos Bautistas Conservadores de 1879 y el Consejo de la Región Norte de los Grandes Lagos Bautistas Conservadores de 1912, los

---

[325] Las señales que emite el cerebro: ésta es una cuestión fisiológica fascinante, pero que termina haciendo una pequeña diferencia práctica en la investigación discutida en el libro. Hacer ejercicio con los músculos cansados puede ser un desafío, porque los músculos envían señales de socorro al cerebro, o puede ser un desafío porque el cerebro tiene que emitir señales más fuertes para obtener la misma respuesta muscular. El resultado neto, en la mayoría de los contextos, es el mismo. Mi suposición es que sucede un tanto de ambos. Para mayor información, véase M. Amann y N. H. Secher, "Point: Afferent feedback from fatigued locomotor muscles is an important determinant of endurance exercise performance", *Journal of Applied Physiology* 108, núm. 2, 2009; Helma de Morree y Samuele Marcora, "Psychobiology of Perceived Effort During Physical Tasks", en Guido H.E. Gendolla, Mattie Tops y Sander L. Koole (eds.), *Handbook of Biobehavioral Approaches to Self-Regulation,* Nueva York, Springer, 2015.

debates más amargos parecen surgir cuando las diferencias sustanciales son más pequeñas.[326] Hay, sin duda, muchas preguntas que quedan por responderse sobre el papel del cerebro en la resistencia. Pero sobre la cuestión central, en mi opinión, Marcora, Tucker y Noakes dicen esencialmente lo mismo: el esfuerzo es lo que importa.

Una vez que aceptas esa conclusión, llega una pregunta inevitable: ¿cómo entrenas el esfuerzo? La respuesta estándar, y aún la mejor, es que entrenas tu cuerpo. Si deseas correr a una velocidad de 5:00 por milla para sentirlo más fácil, debes salir por la puerta y correr mucho, a una velocidad de 5:00 por milla. Con el tiempo, tu corazón se volverá más fuerte, tus músculos harán crecer más energía produciendo mitocondrias y brotarán nuevos capilares para distribuir sangre rica en oxígeno. Estos cambios te permitirán mantener un ritmo de 5:00 con menos tensión fisiológica y también se atenuarán las señales de socorro que tus músculos y tu corazón envían al cerebro. El ritmo *se sentirá* más fácil, por lo que podrás mantenerlo por más tiempo. Explicar los efectos del entrenamiento hablando de esfuerzo en lugar de, digamos, $VO_2máx$ es un cambio provocativo en la perspectiva, pero realmente no nos dice nada nuevo sobre cómo entrenar.

Sin embargo, hay una diferencia importante. El esfuerzo ya no es sólo un subproducto de la tensión fisiológica que *causa* que disminuya o se detenga la velocidad; en el punto de vista centrado sobre el esfuerzo, el esfuerzo es lo que *causa* que disminuya o se detenga la velocidad. Entonces, cualquier cosa que mueva la "marca del esfuerzo" en tu cabeza, hacia arriba o hacia abajo, afectará tu resistencia, incluso si no tiene ningún efecto sobre tus músculos, tu corazón o tu $VO_2máx$. Ésa fue la afirmación que me llamó la atención durante la conferencia de Samuele Marcora en Australia en 2010, que representa su visión más original y significativa. Es por eso que ha llevado a cabo estudios financiados con fondos militares sobre la goma mascar de cafeína, que altera la percepción

---

[326] Sobre la jocosa escisión entre los consejos de la Región Norte de los Grandes Lagos Bautistas Conservadores: Emo Phillips, "The Best God Joke Ever / and It's Mine!", *The Guardian*, 29 de septiembre de 2005.

del esfuerzo bloqueando la acumulación de químicos cerebrales relacionados con la fatiga. Ha demostrado que los mensajes subliminales que muestran palabras relacionadas con el esfuerzo, o incluso rostros sonrientes o fruncidos, pueden alterar la percepción del esfuerzo y así aumentar o disminuir la resistencia. Por todo eso se le ocurrió la idea del *brain endurance training* (entrenamiento de resistencia cerebral).

Durante mi primer día, en el pintoresco campus de la Universidad de Kent en la ciudad costera británica de Chatham, vomité dos veces en los arbustos. Convencí a mis editores de *Runner's World* para que me enviaran al laboratorio de Marcora para aprender más sobre sus teorías relacionadas con el entrenamiento cerebral y poder probarlas yo mismo mientras me preparaba para mi primer maratón.[327] Poco antes de mi visita, Alexis Mauger, colega de Marcora, había publicado un estudio muy controvertido utilizando un nuevo protocolo basado en el esfuerzo para medir el VO_2máx. En lugar de someter a los participantes a una prueba "tonta" donde la velocidad aumenta en incrementos establecidos, los participantes de Mauger corrían o pedaleaban a un nivel cada vez mayor de esfuerzo autodeterminado. Los resultados, que siguen siendo altamente polémicos, mostraron que los participantes alcanzaron los valores más altos de VO_2máx en la prueba basada sobre el esfuerzo en comparación con los de la prueba tradicional: una paradoja imposible si crees que el VO_2máx representa un tope físico para el consumo de oxígeno.[328]

Mauger, un docente y conferencista en jeans y sandalias, se ofreció a aplicarme la prueba para poder comparar mis experiencias anteriores con la prueba estándar. Puso una máscara sobre mi boca y me ató a un arnés de seguridad que colgaba del techo. "Por las dudas", dijo, un poco demasiado alegre, "la última etapa puede ser bastante difícil". El mayor ajuste fue que, para

---

[327] Mi primer día en la Universidad de Kent: la visita y mis experiencias con el entrenamiento de resistencia cerebral se describieron por primera vez en "How to Build Mental Muscle", *Runner's World*, octubre de 2013.

[328] Un nuevo protocolo basado en el esfuerzo: A. R. Mauger y N. Sculthorpe, "A New VO_2máx Protocol Allowing Self-Pacing in Maximal Incremental Exercise", *British Journal of Sports Medicine* 46, núm. 1, 2012.

mantener un esfuerzo relativamente constante (12 de 20 para la primera etapa, por ejemplo), tuve que comenzar rápidamente y luego reducir gradualmente el ritmo durante cada etapa de dos minutos mientras mis piernas se fatigaban. Para la última etapa, que requirió dos minutos en un esfuerzo total de 20, tuve que comenzar como si estuviera corriendo un recorrido de 100 metros y luego, a medida que me cansaba, gradualmente reduje la velocidad de la cinta para correr, lo suficiente para evitar que me lanzara hacia atrás. Equilibrar el borde de esa línea roja era, literalmente, muy duro. Afortunadamente, pude volver por mi propio pie al estacionamiento antes de ser lanzado.

El estudio de Mauger fue publicado en el *British Journal of Sports Medicine* junto con otro estudio, del grupo de Noakes en Ciudad del Cabo, que también utilizó un protocolo novedoso para producir valores "más altos que los máximos" de VO_2máx. Ese estudio, que fue dirigido por otro estudiante de Noakes, Fernando Beltrami, usó un protocolo similar pero inverso que comenzó rápido y disminuyó gradualmente, lo suficiente como para permitir a los participantes permanecer en la cinta mientras se cansaban. Uno de los detalles curiosos del estudio de Beltrami fue que cuando los participantes regresaban al laboratorio para una prueba de seguimiento utilizando el protocolo convencional acelerado de VO_2máx sus valores se mantuvieron en un nuevo valor más alto.[329] Para Beltrami, quien también entrena corredores, eso sugiere que el mero hecho de haber alcanzado el mayor nivel de consumo de oxígeno de alguna manera ajusta la configuración del cerebro. Desde entonces ha estado experimentando con el uso del protocolo inverso de VO_2máx como herramienta de entrenamiento, por ejemplo, incorporándolo a los preparativos de un atleta que se está entrenando para una carrera de 100 kilómetros en la Patagonia.

La idea de ajustar la configuración del cerebro evoca un antiguo debate: ¿quién tiene que trabajar más duro: el maratonista de un ritmo de 2:30 o el de 3:30? Una respuesta estándar (aunque

[329] Otro estudio, del grupo de Noakes: F. G. Beltrami *et al.*, "Conventional Testing Methods Produce Submaximal Values of Maximum Oxygen Consumption", *British Journal of Sports Medicine* 46, núm. 1, 2012.

deliberadamente provocativa) es que el maratonista de 3:30 tiene una tarea más difícil porque tiene que pasar una hora extra superando sus límites. Pero siempre he pensado que hay más crédito para quien trabaja más duro (en promedio, por supuesto) con los años acumulados y el volumen de entrenamiento, no el tiempo de finalización. El proceso de entrenamiento expande las capacidades de los músculos y el corazón, seguro, pero también recalibra los horizontes del cerebro. Como vimos en el capítulo 5, los campeones entrenados del ultra tienen una mayor tolerancia al dolor que los que no son atletas, e incluso en el transcurso de un año la tolerancia al dolor de los atletas aumenta y disminuye con los ciclos de entrenamiento. En este sentido, todo entrenamiento es entrenamiento cerebral, incluso si no está dirigido específicamente al cerebro.

En el primer sonido de la alarma de mi reloj, me levanto de la cama, me pongo los pantalones cortos y los entrenadores, me pongo protector solar y me siento frente a mi computadora. Son las 7:00 a.m. de un domingo a mediados de mayo, varios meses después de mi visita a Kent y sólo a dos semanas del comienzo de mi primer maratón y de la hora de mi gran prueba final. En la pantalla, un camino vacío desaparece en un cielo azul salpicado de nubes a la deriva, representadas en simples gráficos de videojuegos de los años ochenta. Con un suspiro, vacié mi mente y hago clic en un botón azul marcado con la palabra INICIO, preparándome para la penosa situación que tengo por delante. Las formas comienzan a parpadear en la pantalla, a veces a la izquierda de la carretera y otras a la derecha. Cuando se trata de un triángulo, presiono un botón que corresponde al lado de la pantalla que está encendido lo más rápido posible, generalmente dentro de unos pocos cientos de milisegundos. Cuando es un círculo, no hago nada. Si no respondo en dos segundos, o respondo cuando no debería, la pantalla parpadea en rojo y la computadora zumba con enojo.

Y ésa es, durante los siguientes 60 minutos, mi única tarea: mantener mi cerebro concentrado en un desfile de formas insoportablemente aburridas. Destellan rápidamente, sin dejar tiempo para soñar, controlar el reloj o mirar por la ventana. Aun así, ocasionalmente algunos pensamientos se entrometen. Me pregunto qué tan caliente está afuera, si debería haber empezado antes... y entonces ¡*bam!*, la pantalla suena, roja. Cuanto más avanzo, más frecuentes se vuelven mis errores. Cuando finalmente se acaba la hora, tengo esa sensación de agotamiento mental total que suele ser la señal para tirarse al televisor unas horas. En cambio, tomo un vaso de agua, salgo a la luz cegadora del sol y empiezo a correr.

Avanzo dos millas, luego aprieto gradualmente el ritmo. Tengo planeada una carrera de progresión de 15 millas, con las últimas seis al ritmo de la carrera de maratón, mis piernas se sienten bien, pero hay un desajuste persistente entre el esfuerzo que estoy sintiendo y las divisiones en mi reloj: el ritmo se siente más difícil de lo que debería, y tengo que concentrarme para mantenerlo. Una vez más obligo a mi cerebro a centrarse en una tarea monótona: mantener las piernas en movimiento y alcanzar las etapas de mi meta en lugar de ver las formas en una pantalla. En lo que respecta a mi cerebro, el esfuerzo se parece más a las últimas 15 millas de un maratón que a las primeras quince, lo que significa que el plan está funcionando.

Si bien todo el entrenamiento puede ser entrenamiento cerebral, mi visita al laboratorio de Marcora me introdujo en técnicas que se centran en los aspectos específicos de la función cerebral que limitan la resistencia. Como vimos en el capítulo 4, él y otros han identificado un rasgo cognitivo llamado inhibición de la respuesta, que implica anular su instinto inicial como algo esencial. Un psicólogo de la Universidad de Portsmouth en Gran Bretaña, Chris Wagstaff, ofreció una ilustración particularmente gráfica de su importancia para los atletas. Les pidió a los ciclistas que vieran un video de tres minutos que mostraba "una mujer asiática que se hace vomitar y que luego se come su propio vómito". Algunos de los voluntarios fueron instruidos para suprimir cualquier emoción y mantener cara de poker mientras miraban: a otros no lo les dieron ninguna instrucción. En un recorrido posterior, de 10 kilómetros, aquellos que habían mantenido cara de poker pedalearon más lentamente desde el principio, experimentando un mayor esfuerzo percibido. Después de un kilómetro, el grupo de cara de póker informó una calificación de esfuerzo promedio de casi 15 de 20, en comparación con 12 del grupo de control, a pesar de ir más lento.[330] Ésa es una gran diferencia.

¿Cómo mejoras tu respuesta de inhibición? Al inhibir tus respuestas sistemáticamente, una y otra vez. Los estudios de fatiga mental de Marcora usan un conjunto de tareas cognitivas estándar que se pueden adaptar para catalogar distintos aspectos del control cognitivo, incluida la respuesta de inhibición. Después de mis aventuras con la prueba VO$_2$máx de Mauger, Marcora me presentó a Walter Staiano, su investigador postdoctoral, quien me condujo a una habitación alfombrada con un póster grande de Usain Bolt en la pared y una bicicleta estática rodeada de pantallas de computadoras, cables y alambres desordenados. Después de colocar electrodos en mi calva para registrar mi actividad cerebral, me subió en la bicicleta y me dijo que siguiera las instrucciones en la pantalla mientras pedaleaba a un ritmo cómodo. Mi tarea: cuando parpadeaban cinco flechas en el fondo pixelado de cielo y tierra de la pantalla, debía ignorar cuatro de ellas y presionar una tecla que indicaba en qué dirección apuntaba la flecha del medio. Tuve que corroborar las instrucciones.

"¿Eso es todo?", le pregunté recordando las advertencias de Marcora sobre lo horribles que eran estos estudios. "Eso es todo", respondió Staiano. "Puedes comenzar cuando estés listo".

La tarea fue ridículamente fácil, al principio. A medida que transcurrían los segundos y las flechas parpadeaban, no se hacía más difícil. Pero pronto desarrollé un deseo muy fuerte de hacer otra cosa. Algo más. Mi mente deambuló: comencé a pensar en las preguntas que quería hacerle a Marcora y si tendría tiempo de volver a mi hotel antes del almuerzo. De repente, sonó un timbre y la pantalla parpadeó en rojo: había presionado el botón equivocado. Castigado, volví a enfocarme en la pantalla. Después de un tiempo, pensé que debía haber hecho suficiente de esa tarea en particular, así que sugerí que pasáramos a la siguiente. Le pregunté a Staiano cuánto tiempo había durado. "Cinco minutos", y sonrió. "En los

---

[330] Una ilustración gráfica de su importancia: C. R. Wagstaff, "Emotion Regulation and Sport Performance", *Journal of Sport and Exercise Psychology* 36, núm. 4, 2014.

estudios de fatiga mental hacen 90 minutos." De pronto entendí por qué los participantes de Marcora lo odiaban.

Financiado por el Centre for Defence Enterprise del Ejército Británico, Marcora ha pasado los últimos años experimentando con varios protocolos de entrenamiento de resistencia cerebral: tres o cinco días a la semana, de 30 a 60 minutos por sesión, sentado frente a una computadora o en una bicicleta estacionaria. Además de las flechas intermitentes, también ha intentado otras tareas cognitivas que involucran formas y letras. Así que para ayudar en mis preparativos para el Maratón de Ottawa de esa primavera, me ayudó a diseñar una rutina de 12 semanas, cinco días a la semana, rotando a través de tres tareas cognitivas diferentes (flechas, formas, letras), comenzando con sesiones extremadamente breves, de 15 minutos, y todo iba bien, a una hora y media. Al activar el flujo de neurotransmisores asociados con la fatiga mental y, en particular, la respuesta a la inhibición una y otra vez, esperábamos que mi cerebro se adaptara al insulto y que mi resistencia a la fatiga mental se transformara en capacidad para mantener un ritmo ligeramente más rápido al mismo esfuerzo.

Debería hacer una pausa aquí para reconocer lo obvio: no tengo forma de evaluar si el entrenamiento mental realmente ayudó a mi maratón. Ésa es en realidad parte de la razón por la que elegí ese maratón, con una distancia que nunca había corrido antes, como prueba para evitar comparaciones engañosas con carreras anteriores. En lugar de un "estudio", vi mi experimento como una oportunidad para descubrir cómo *se sentía* el entrenamiento de resistencia cerebral. ¿Sería tolerable?, ¿agradable?, ¿imposible? Con ese fin, cuando volví a casa y comencé a entrenar para la carrera, traté de reprimir mi escepticismo y seguir el programa.

No fue fácil. Inicialmente, roté a través de las tres tareas de entrenamiento de diferentes en bloques de cinco minutos, pensando que la variedad ayudaría a evitar el aburrimiento. Pero cuando envié un correo electrónico a Marcora para verificar este enfoque, tuve malas noticias: "Ser aburrido es una característica importante para inducir la fatiga mental y, por lo tanto, un efecto de entrenamiento cerebral", respondió. "Sólo haz una sesión más larga de una prueba a la vez". Después de algunas semanas, había progresado a sesiones cerebrales de 30 minutos. Algunas veces, siguiendo el consejo de Marcora, corrí inmediatamente después, para practicar mi carrera mientras estaba mentalmente cansado. El resultado fue sorprendentemente familiar: parecía como salir a correr inmediatamente después de un trabajo estresante o un día de viaje (por eso uno de los consejos prácticos de Marcora para incorporar el entrenamiento cerebral en su rutina es ocasionalmente ir al gimnasio después de un largo día de trabajo, en lugar de siempre entrenar cuando estás mentalmente fresco). No era tanto que no pudiera correr más rápido, sino que me sentía más duro de lo normal de una manera difícil de precisar. Comprobé mi ritmo a mitad de camino, me di cuenta de que necesitaba acelerar, pero de alguna manera no podía convocar la fuerza de voluntad para hacerlo realidad.

Diez semanas antes de la carrera, probé mi condición física en un medio maratón. Estaba satisfecho con mi tiempo de 1:15, pero no con la distribución de mi esfuerzo. Mis primeros y últimos segmentos de 5 kilómetros fueron los más rápidos, mientras que los segmentos medios fueron los más lentos, una falla de concentración que recuerda mi lucha con las carreras de 5,000 metros durante mi apogeo. Programé mi próxima carrera de prueba cuatro semanas más tarde, y mientras tanto aumenté mis sesiones de computadora a 60 y luego a 80 minutos. En ese próximo medio maratón, logré poco menos de 1:13, y mis *splits* revelaron buenas noticias: había logrado seguir empujando a un ritmo constante a través de las millas intermedias, esta vez mis últimas millas fueron las más lentas. De una manera extraña, esa ralentización en el último tramo de la carrera era exactamente por lo que había estado luchando. Tal vez, sólo tal vez, el entrenamiento cerebral estaba haciendo efecto.

El día de la carrera en Ottawa, llegué a la mitad del recorrido en 1:18:25, justo a la par de mi tiempo de meta de 2:37 (un objetivo desafiante pero relativamente sensato dados mis tiempos de medio maratón). Mi respiración era suave, mis piernas se sentían bien y mi mente estaba agudamente sintonizada con mi ritmo. Por supuesto, todos se sienten de esa manera a la mitad de un maratón;

sabía que la prueba real aún estaba por venir. Había planeado algunos trucos adicionales para ayudar a manipular mi esfuerzo durante la segunda mitad de la carrera. Para aprovechar los efectos engañosos sobre el cerebro de los carbohidratos en la boca tomaba y escupía bebidas deportivas en cada oportunidad. Con base en la investigación de Marcora que relacionaba la expresión facial con el esfuerzo percibido, había colocado amigos y familiares a intervalos regulares a lo largo del trayecto con instrucciones para hacerme sonreír

En un momento, doblé una esquina y vi a mi amiga Shannon en el borde de la carrera sosteniendo un letrero amarillo gigante que decía: ¿RECUERDAS CUANDO TE TRAJE COMIDA BIRMANA Y LUEGO ME LA COMÍ? Una vez hizo una épica travesía de 10 horas de regreso a Washington (donde había pasado algunos años trabajando) con una orden de mi platillo favorito de mi restaurante favorito, puesto en hielo, como sorpresa; después de que un amigo en común le dijera erróneamente que yo estaba fuera de la ciudad, se comió el platillo, hasta el último bocado, justo cuando respondía su llamada. Su marido, Geoff, estaba a su lado con un cartel igualmente enorme que decía simplemente: ¡LO SIENTO! Escupí un chorro de Powerade en un elegante arco azul eléctrico, y sonreí.

Pronto me encontraba rebasando a otros maratonistas. No es que haya acelerado: todos los demás estaban disminuyendo la velocidad. De hecho, yo era un metrónomo, marcando cada división en unos pocos segundos con un enfoque mental de sobra. En el momento en que alcancé el kilómetro 30 en 1:51:35, todavía algunos momentos por debajo de 2:37, empezaba a montar un plan que parecía encajar perfectamente. Sólo había una nota discordante: mis cuádriceps empezaban a doler. La mayor parte de mi entrenamiento había sido en senderos montañosos y mis piernas no estaban acostumbradas a los golpes repetidos de las carreteras de asfalto planas.

Mi esposa, mi madre y mi padre habían planeado una serie de cosas para animarme durante los cruciales últimos 10 kilómetros de la carrera. Cada vez que veía a uno de ellos con un cartel o usando un sombrero tonto mientras gritaban "¡Ánimo!", tenía más dificultad para activar mis músculos faciales en una sonrisa. Pensé en lo que Marcora me había contado sobre la diferencia entre el esfuerzo y el dolor. A menudo pensamos en las carreras como "dolorosas", pero el dolor físico es completamente distinto del sentido del esfuerzo, la lucha para seguir adelante contra un creciente deseo de parar, que generalmente limita la velocidad de la carrera. Lo que ahora sentía en los cuádriceps era un dolor que resultaba del daño físico a las fibras musculares en mis piernas, una sensación de apuñalamiento eléctrico que mis horas de clic en la computadora no habían hecho nada para prepararme, se estaba volviendo intolerable. Pulse un botón en mi reloj cuando pasé la marca de 35 kilómetros. Todavía estaba en ritmo 2:38, pero las ruedas estaban a punto de salirse.

En las últimas cuatro millas, tuve la sensación surrealista de que la carrera estaba marchando hacia atrás, ya que la gente que había pasado durante las millas intermedias comenzó a pasarme de largo. Aún más extraño, a medida que el dolor en mi cuádriceps se intensificó, mi sensación general de esfuerzo disminuyó: mi respiración y ritmo cardiaco bajaron de ritmo porque mis piernas ya no podían moverse lo suficientemente rápido como para mantenerlas elevadas. Frustrado, me limité a trotar, pero impotente para acelerar. Dejé de revisar los *splits* y volví a calcular mi tiempo de llegada, porque iba a necesitar toda mi fuerza mental para llegar a la meta sin caminar.

Después de la carrera, tuve la incómoda tarea de escribir un artículo de revista sobre mi experiencia. Después de caminar cojeando por la línea de meta en un 2:44:48 indudablemente decepcionante, ¿qué podría decir sobre si el entrenamiento de resistencia cerebral realmente había funcionado? Cuando me puse en contacto con Marcora para una sesión informativa posterior a la carrera, lo que más quería saber era si realmente podía culpar al dolor por mi tardía competencia en lugar de a una falla en la resistencia cerebral. "¡Por supuesto!", dijo, "tenías dolores musculares que eran tan intensos que limitaban tu rendimiento." No hubiera podido "continuar" con las fibras musculares dañadas de mis piernas más de lo que podría haber continuado con un tobillo roto, según me explicó. En la mayoría de los casos, el ejercicio sólo genera niveles moderados de dolor muscular y está limitado por niveles de esfuerzo extremos. Pero a veces, como descubrí, es al revés.

Al final obtuve algunas ideas de la experiencia. Por un lado, el entrenamiento de la resistencia cerebral es tremendamente aburrido; por otro, es increíblemente lento. Para cualquiera cuyas actividades atléticas tienen que ajustarse a las obligaciones familiares y laborales, hacer tiempo para la preparación de un maratón ya es bastante difícil. Agregar una hora o más por día es mucho pedir, especialmente cuando los beneficios no se han probado. Es por eso que los estudios más recientes de Marcora han usado un protocolo combinado en el que los sujetos hacen entrenamiento físico y mental al mismo tiempo. En 2015, Staiano y Marcora presentaron recientemente los resultados desclasificados de un estudio, también financiados con fondos militares, de 35 voluntarios que se habían entrenado tres veces a la semana durante una hora a la vez en bicicletas estacionarias. La mitad de los voluntarios entrenó el cerebro mientras hacía ciclismo usando la prueba de letras intermitentes que yo ya había probado. Después de 12 semanas, el grupo de entrenamiento físico sólo había mejorado su tiempo hasta el agotamiento en 42 por ciento, en contraste con el grupo de entrenamiento físico y mental, que había mejorado en un increíble 126 por ciento.[331] Ese protocolo híbrido es más eficiente en términos de tiempo y menos aburrido, y con efectos mayores, que el protocolo de entrenamiento del cerebro que seguí. Sospecho que muchas personas estarían dispuestas a soportar un poco de aburrimiento.

Eso no quiere decir que el entrenamiento de resistencia cerebral esté listo para el horario estelar. Todo el campo del entrenamiento cerebral, particularmente como una herramienta para evitar el deterioro cognitivo, ha sido objeto de polémica en los últimos años. Ahora es una industria de miles de millones de dólares, pero un

---

[331] Staiano y Marcora presentaron recientemente los resultados desclasificados: Walter Staiano *et al.*, "A Randomized Controlled Trial of Brain Endurance Training (BET) to Reduce Fatigue During Endurance Exercise", *Medicine & Science in Sports & Exercise* 47, núm. 5S, 2015.

análisis realizado en 2016 de prácticamente todos los estudios de entrenamiento cerebral publicados concluyó que hay poca evidencia de "transferibilidad", es decir, entrenarse para hacer clic en los botones para responder a las letras o formas parpadeantes no se traduce necesariamente en, por ejemplo, recordar números de teléfono o realizar exámenes.[332] ¿Podrían ser transferibles para correr más rápido en un maratón? Deberíamos reservar un juicio hasta que esos experimentos hayan sido completados y luego confirmados por múltiples investigadores de diferentes laboratorios.

Hay otra advertencia importante: los resultados más impresionantes de Marcora son reflejados en voluntarios que no han sido entrenados previamente, un grupo que está preparado para mejorar bajo casi cualquier circunstancia. Pero, ¿es lo mismo para los atletas que ya están ocupados en la exigente tarea mental de entrenamiento de resistencia *física*? Tal vez durante horas de concentración en largos recorridos en bicicleta o carreras exigentes perfeccionan tu estado mental hasta el punto de reducir tus rendimientos. Ésa es una posibilidad que Marcora conoce bien y actualmente está planificando estudios de entrenamiento cerebral con atletas de élite. Y es por eso que colaboró con investigadores del Australian Institute of Sport en el estudio sobre ciclistas de élite descrito en páginas anteriores, porque una forma de descubrir cómo mejorar nuestros cerebros es observar los cerebros de personas que *ya* son deportistas de élite.

Al entrar en la última etapa en la final de estilo libre de 200 metros en los Juegos Olímpicos de Beijing 2008, la nadadora Sara Isaković hizo un giro, estiró las piernas y sintió… nada. En lugar de desplomarse contra la pared, la eslovena de 20 años sintió que los dedos de sus pies apenas se habían raspado. "Recuerdo haber pensado: '¡Esto no está sucediendo! ¿Por qué ahora?'", cuenta Isaković. "Luego, en una fracción de segundo, fui capaz de volver a enfocarme". Con una oleada de adrenalina, derribó

[332] Un análisis acerca de los estudios de entrenamiento cerebral: Daniel Simons *et al.*, "Do 'Brain-Training' Programs Work?", *Psychological Science in the Public Interest* 17, núm. 3, 2016.

la última longitud para obtener una medalla de plata, rompiendo el récord mundial anterior y perdiendo el oro por tan sólo 0.15 segundos.[333]

Los atletas olímpicos son fuertes, aptos y duros. Pero nada de eso importa si no son también resistentes, capaces de sacudir los contratiempos y adaptarse rápidamente a circunstancias inesperadas. Cuando conocí a Isaković en 2013, ella era asistente de investigación en la Universidad de California en San Diego, trabajando con un neurocientífico y psiquiatra llamado Martin Paulus que trataba de identificar las características neuronales que separan a aquellos que desempeñan resistencia de élite del resto de nosotros: las habilidades mentales que permitieron a Isaković reintegrarse en lugar de derrumbarse en Beijing. "Por lo general, pensamos en la forma de hacer que alguien sea menos malo", me explicó Paulus. "En cambio, nos preguntamos si podemos usar la neurociencia y las imágenes cerebrales en particular para comprender cómo hacer que el cerebro funcione mejor".

Paulus llegó a la UCSD desde Alemania en 1986 y se adaptó rápidamente al estilo de vida de California (aunque recientemente aceptó un trabajo también en el Laureate Institute for Brain Research, en Oklahoma). Es un ávido ciclista, con un comportamiento notablemente tranquilo, de alguien que ha estado practicando la meditación zen durante tres décadas: "Me levanto a las 5:00", dice, "y llego al asiento a las 5:10". Un hilo principal de su investigación se ha centrado en el papel de la intercepción, el monitoreo del cerebro de las señales internas en el cuerpo como la temperatura, el hambre, los niveles de oxígeno en la sangre y demás durante trastornos de ansiedad y la adicción. Las personas ansiosas, descubrió, tienden a reaccionar de forma exagerada a los estímulos negativos, produciendo un patrón distinto de actividad cerebral. La resistencia de élite de los atletas, por otro lado, muestra un patrón de respuesta completamente opuesto. ¿Habría alguna manera, se preguntó, de entrenar los cerebros de los primeros para parecerse más a los últimos?

---

[333] "¡Esto no está ocurriendo! ¿Por qué ahora?": escribí sobre Sara Isaković y la investigación de Martin Paulus en "Cracking the Athlete's Brain", *Outside*, febrero de 2014.

En un brillante día de otoño, Isaković me condujo a través del campus llegan UCSD desde el laboratorio de Paulus hasta un edificio a donde los voluntarios de la investigación vienen para obtener imágenes cerebrales. El protocolo consiste en entrar a un agujero cilíndrico de un imán gigante de tres teslas para la exploración funcional por resonancia magnética, que detecta cambios sutiles en el uso de oxígeno para identificar qué áreas del cerebro están abordando diferentes tareas. Mientras se encuentran en los límites inductores de claustrofobia de la resonancia magnética, los sujetos completan algunas pruebas cognitivas simples y similares a las que utiliza Marcora, mientras respiran a través de un tubo especial. El giro: periódicamente y sin previo aviso, el flujo de oxígeno a través del tubo está restringido, lo que dificulta temporalmente (pero no imposibilita) la respiración. El voluntario, aquel día en que me encontraba de visita, estaba siendo parte de un estudio de adolescentes que utilizan drogas buscando patrones reveladores en su respuesta a ese estresante "estímulo aversivo".

Paulus y sus colegas han descubierto que las diferencias cruciales aparecen en la activación de la corteza insular, una región del cerebro que monitorea las señales sensoriales desde el interior del cuerpo. En una serie de estudios que comenzaron en 2012, los investigadores colocaron a robustos infantes de marina, corredores de aventuras de élite y gente común a través de los instrumentos de resonancia magnética funcional. Algunos miembros de los grupos de control entraron en pánico y tuvieron que ser eliminados del escáner, pero los participantes de élite se mantuvieron en el escenario con facilidad. De hecho, mientras que los grupos de control empeoraron en la tarea cognitiva cuando se restringió su respiración, los grupos de élite realmente *mejoraron*, precisamente el tipo de actuación bajo estrés que le permite cavar un poco más profundo cuando hay más en juego, ya sea bajo el calor del combate o al final de una carrera de aventura de varios días.

Antes de que comience la restricción de la respiración, los atletas ya tienen niveles más altos de actividad en su corteza insular, lo que es consistente con la idea de que se han vuelto expertos en monitorear sus propias señales. "Por lo general, los atletas están muy en sintonía con su conciencia corporal", me dijo Lori Haase, otra de las colegas de Paulus. Están en un estado de expectativa vigilante, listos para atender cualquier incomodidad que surja. Luego, cuando se restringe el flujo de aire y comienza la incomodidad, la situación cambia: la actividad de la corteza insular se mantiene baja en los atletas, pero se desata en los de control y en las personas con ansiedad y problemas relacionados.

Paulus establece un vínculo directo entre estos hallazgos, la investigación de Noakes y otros sobre la importancia del esfuerzo percibido en la resistencia. En primer lugar, la conciencia interna aumentada permite a los atletas de resistencia de élite anticiparse y prepararse para lo desagradable, evitando la importante discordancia entre el esfuerzo esperado y el real descrito por Tucker. Luego, al someter la reacción natural (o la reacción exagerada) a la incomodidad, lo que Marcora llama inhibición de la respuesta, les permite seguir adelante.

Entonces, ¿cómo entrenas tu corteza insular? El enfoque que ideó Paulus refleja sus inclinaciones budistas. Después de todo, la conciencia interna que caracteriza a los atletas de resistencia de élite se parece mucho al concepto budista de *sati*, una de las cinco facultades o *indriya*, y que en los recientes años se ha convertido en la *mindfulness* (conciencia plena): una moda con aplicaciones de gran éxito y afirmaciones de gran alcance sobre sus poderes curativos para todo, desde la depresión hasta un resfriado común. La extracción de la meditación del contexto budista comenzó en la década de 1970, cuando un investigador de la Universidad de Massachusetts y estudiante de zen llamado Jon Kabat-Zinn comenzó a desarrollar lo que se convirtió en un curso estandarizado de ocho semanas de "reducción del estrés basado en la *mindfulness*". El objetivo, explica Paulus, es cultivar una "autoconciencia sin prejuicios": para un maratonista, el dolor en las piernas y la falta de aliento se convierten en fuentes de información neutrales, que se usan para marcar el ritmo en lugar de advertencias cargadas de pánico. "Aprendes a controlar cómo se siente realmente tu cuerpo mientras suspendes el juicio al respecto", dice.

Tal como las ideas de entrenamiento cerebral de Marcora, el primer interés en los planes de Paulus provino del ejército. Su ubicación en San Diego le da fácil acceso a los colaboradores del Naval Health Research Center, así como a los infantes de marina que entrenan cerca de Camp Pendleton y las fuerzas especiales, incluidos los Navy SEALs, todos congregados en la Naval Amphibious Base Coronado, en la Bahía de San Diego. En un estudio publicado en 2016, un grupo liderado por Paul Johnson y su colega Douglas Johnson, de la Universidad de Califorina en San Diego y el Warfighter Performance Department del Naval Health Research Center, siguieron a ocho pelotones de infantería de marina durante su entrenamiento antes de su despliegue en Afganistán.[334] La mitad de los pelotones recibió una versión especialmente modificada del entrenamiento de ocho semanas de Kabat-Zinn para ver si los patrones cerebrales de los nuevos reclutas podían alterarse para que se parecieran más a los de los experimentados Navy SEALs y atletas de élite que habían sido probados previamente por los investigadores. Efectivamente, mientras los escáneres cerebrales en los pelotones de entrenamiento mostraban, como de costumbre, el habitual salto de pánico en la actividad de la corteza insular cuando se activaba la restricción respiratoria, en los marinos entrenados en *mindfulness* se reducía la actividad de la corteza insular.[335] La esperanza, aunque esto queda por demostrarse, es que la mayor resistencia al estrés ayudará a los soldados a conducirse en el inevitable caos que enfrentan durante el combate y reducirá la probabilidad de desarrollar un trastorno por estrés postraumático.

Las exigencias que enfrentan los atletas son, por supuesto, diferentes de las encontradas por los soldados, por lo que a través del trabajo de Haase y Paulus, con colaboradores del Center for Mindfulness de la Universidad de California en San Diego, decidieron

[334] El primer interés en los planes de Paulus provino del ejército: L. Haase *et al.*, "Mindfulness-Based Training Attenuates Insula Response to an Aversive Interoceptive Challenge", *Social Cognitive and Affective Neuroscience* 11, núm. 1, 2016.

[335] En los marinos entrenados en *mindfulness* se reduce la actividad de la corteza insular: M. P. Paulus *et al.*, "Subjecting Elite Athletes to Inspiratory Breathing Load Reveals Behavioral and Neural Signatures of Optimal Performers in Extreme Environments", *PLoS One* 7, núm. 1, 2012.

desarrollar un programa diseñado específicamente para el rendimiento deportivo. El resultado fue Mindful Performance Enhancement, Awareness & Knowledge (mPEAK), otro programa de ocho semanas basado en el curso de reducción de estrés de Kabat-Zinn. Esta versión del entrenamiento de *mindfulness* pone más énfasis en las habilidades específicas del deporte, como la aceptación en lugar de evitar el dolor, y aborda las trampas comunes de los atletas, como el perfeccionismo o el enseñar autocompasión. También incorpora lo que Haase llama "ejercicios experienciales", como respirar a través de un popote o sostener la mano en un cubo de agua helada durante el tiempo que se pueda.

Para probar el protocolo, Haase hizo equipo con siete atletas del equipo olímpico de carreras BMX de Estados Unidos, cuyos atletas compiten en una serie de carreras intensas y duras de bicicletas en campos desafiantes sin margen de error. Una vez más, los escáneres cerebrales mostraron un cambio hacia respuestas más óptimas a los desafíos estresantes, como la restricción de la respiración y las sesiones de enseñanza ofrecieron a los atletas la oportunidad de reflexionar sobre lo que sucede en sus mentes en esos momentos de estrés.[336] Los pensamientos superficiales son obvios: "Por lo general es: 'no puedo respira', 'necesito más aire', 'si no obtengo más aire, me voy a desmayar'", dice Haase, pero hay también una narración subyacente que determina cómo se reacciona a esas sensaciones, que pueden ser positivas o negativas. Subjetivamente, las pruebas psicológicas mostraron que los ciclistas de BMX mostraron una mayor consciencia de las sensaciones corporales y el entrenador, jefe del equipo nacional, notó mejoras en el rendimiento de la carrera. "Su lenguaje corporal es más tranquilo en la puerta", dijo el entrenador, "mueven menos las manos en las barras y salen de la entrada un poco más rápido".[337]

---

[336] Hasse aplica sus pruebas a corredores olímpicos: L. Haase, "A Pilot Study Investigating Changes in Neural Processing After Mindfulness Training in Elite Athletes", *Frontiers in Behavioral Neuroscience* 9, num. 229, 2015; véase también Alex Hutchinson, "Can Mindfulness Training Make You a Better Athlete?", *Outside*, 15 de septiembre de 2015.

[337] "Su lenguaje corporal es más tranquilo": citado en Christina Johnson, "Mindfulness Training Program May Help Olympic Athletes Reach Peak Performance", UC San Diego News Center, 5 d junio de 2014: https://ucsdnews.ucsd.edu/feature/mindfulness_training_program_may_help_olympic_athletes_reach_peak.

Por ahora, es difícil clasificar los enfoques de entrenamiento cerebral de Marcora y de Haase y Paulus como algo más que intrigantes anécdotas. Ambos se basan en conceptos bien investigados, pero el camino de la teoría a la práctica está plagado de restos humeantes de innumerables ideas publicitadas que no funcionaron. Entonces tendremos que esperar. Mientras tanto, Marcora está trabajando para desarrollar una aplicación para que su protocolo de entrenamiento de resistencia cerebral sea portátil y fácil de usar. Haase y sus colegas realizaron más pruebas en un equipo de lacrosse de una escuela preparatoria y presentaron una propuesta para implementar mPEAK, quizás el mayor desafío de resistencia de todos: probar posibles astronautas en Marte para la NASA. Es atractivo pensar que "lo correcto" no es, después de todo, algo con lo que hay que nacer. Tal vez con suficiente trabajo duro y esfuerzo mental puedas entrenar tu cerebro.

O tal vez hay un atajo.

Capítulo 12

REPROGRAMANDO EL CEREBRO

Un golpe fuerte, como el disparo de un rifle, resonó en las paredes del almacén.[338] Después de un breve y conmocionado silencio, todos se apresuraron a ir a sus bicicletas para ver qué neumático había volado. Personalmente, estaba más preocupado por el chico desplomado en la silla de dentista en el otro extremo de la habitación, goteando sudor y con cables colgando, que estaba siendo atacado por un estimulador cerebral que parecía una paleta de ping-pong con dos cabezas. Guardé el cuaderno donde había estado garabateando notas y me dirigí a averiguarlo. Si hubiéramos destruido el cerebro de Tim Johnson, no querría escribir sobre eso.

Estuve en la sede mundial de Red Bull, ubicada en un vecindario industrial de poca altura en Santa Mónica, California, para un experimento de campo de entrenamiento sobre la resistencia y la ciencia que la compañía denominó Red Bull's Project Endurance (Proyecto de Resistencia de Red Bull). Cinco ciclistas y triatletas de clase mundial habían volado en forma voluntaria, hasta donde yo sabía, para ser empujados, golpeados y repetidamente presionados a sus límites por un enjambre multinacional de varias docenas de investigadores que medirían cada contracción y palpitación. La gran pregunta que intentaban responder: ¿qué papel juega el cerebro

---

[338] Un golpe fuerte resonó en las paredes del almacén: escribí sobre el Red Bull's Project Endurance en "Your Body on Brain Doping", *Outside*, 2 de agosto de 2014.

al establecer nuestros límites físicos? ¿Podemos cambiar esos límites?, ¿llevarlos a otro nivel por medio de una pequeña corriente eléctrica goteando a través de la corteza motora del cerebro?

Para averiguarlo, la compañía de bebidas energéticas reclutó a Dylan Edwards y David Putrino, un par de neurocientíficos nacidos en Australia que venían del Burke Rehabilitation Center y del Weill Cornell Medical College de Nueva York, para diseñar un protocolo de prueba de cinco días, tres días en la sede de Red Bull en Santa Mónica y dos el velódromo StubHub, 20 millas abajo sobre la carretera 405, en Carson, utilizando estimulación eléctrica y magnética cerebral, estimulación nerviosa periférica, electromiografía (EMG) y electroencefalografía (EEG); una serie de otras herramientas de medición para separar los efectos centrales (en el cerebro) y la fatiga periférica (en los músculos) mientras los atletas eran llevados al punto de ruptura una y otra vez.

"Pienso en mi cerebro como una herramienta", me había estado explicando Tim Johnson, seis veces campeón nacional de ciclocross, unos minutos antes del estallido. Las carreras, dijo, eran tanto una batalla contra los límites impuestos por su mente como una competencia con sus competidores. Afortunadamente, la fuerte explosión no había infligido ningún daño a su herramienta. En todo caso, fue al revés: el cerebro de Johnson de alguna manera había explotado un circuito en una de las máquinas de estimulación cerebral. Las pruebas se detuvieron durante unas horas mientras se colocaba una máquina de reemplazo y aproveché la oportunidad para preguntarle a Holden MacRae, profesor de medicina deportiva de la Universidad de Pepperdine, que también es fisiólogo en jefe de Red Bull, sobre los objetivos finales del proyecto.

"Se trata de la naturaleza de la fatiga", explicó MacRae, un expatriado sudafricano de espalda recta. "¿Por qué desaceleramos? ¿Por qué tomamos esa *decisión* de desacelerar?" MacRae había trabajado con, ¿adivina quién?, Tim Noakes durante su trabajo de doctorado en Ciudad del Cabo a fines de la década de 1980, estudiando los efectos del entrenamiento de resistencia en la producción de ácido láctico, y estuvo muy influenciado por las ideas de Noakes sobre el papel del cerebro en el ejercicio. Pero para la búsqueda de Red Bull de empujar los límites y darles una ventaja a sus atletas, la mera existencia de la teoría del gobernador central no era el punto y tampoco lo era el debate, a veces esotérico, entre Noakes y Marcora. "Sabemos que hay algo en el cerebro que regula el rendimiento", dijo MacRae con naturalidad. "Ahora queremos ver si podemos manipularlo".

La gente ha estado electrocutando sus cerebros por diversión y ganancias desde mucho antes de que alguien entendiera lo que era la electricidad. Scribonius Largus, el médico de la corte del emperador romano Claudio hace más de dos mil años, recomendó la aplicación en la frente de un pez torpedo vivo, con un rayo eléctrico capaz de entregar hasta 200 voltios cada vez, para aliviar los dolores de cabeza. Otras culturas alrededor del mundo prescribieron peces eléctricos para todo, desde la epilepsia hasta el exorcismo.[339] A comienzos del siglo XIX, mientras pioneros como Luigi Galvani y Alessandro Volta desentrañaban los misterios de la electricidad, el sobrino de Galvani, Giovanni Aldini, estaba usando el "galvanismo" para tratar la depresión en Bolonia (y aplicaba electricidad a los cerebros de los criminales recién decapitados para provocar expresiones faciales extrañas).[340] En los dos siglos posteriores, varias formas de estimulación eléctrica del cerebro para la salud mental y otras condiciones han entrado y salido de la moda con resultados decididamente mixtos.

En estos días, hablar de electricidad y el cerebro todavía tiende a provocar comentarios sobre *Frankenstein* (un libro que supuestamente fue inspirado, en parte, por las demostraciones públicas de Aldini) o *One Flew Over the Cuckoo's Nest*. "Mi primer pensamiento fue: ¿cómo es esto diferente de la terapia de electroshock que hicieron en los años cincuenta?", admitió Rebecca Rusch, una ciclista de montaña de ultradistancia que fue la primera atleta de Red Bull en la silla de dentista esa mañana. "Yo estaba de '¿Que

---

[339] Scribonius Largus, médico de la corte del emperador Claudio: C. I. Sarmiento *et al.*, "Brief History of Transcranial Direct Current Stimulation (tDCS): From Electric Fishes to Microcontrollers", *Psychological Medicine* 46, núm. 3259, 2016.

[340] Giovanni Aldini aplicaba electricidad a los cerebros de los criminales recién decapitados: Andre Parent, "Giovanni Aldini: From Animal Electricity to Human Brain Stimulation", *Canadian Journal of Neurological Sciences* 31, 2004, 576-84.

van a hacer qué con mi cabeza?'" Pero la técnica que Edwards y Putrino tenían en mente, conocida como *transcranial Direct Current Stimulation* (tDCS; estimulación transcraneal con corriente directa) es muy diferente, por lo que Rusch eventualmente se había acostumbrado a la idea, atraída por la promesa de aprender más sobre las reservas ocultas de las que depende para ganar carreras. "Si un león te persigue o un automóvil se estrella contra un bebé, encuentras algo extra", dijo. "Creo que estamos tocando el iceberg de 'cómo entrenamos eso'".

Desde una perspectiva funcional, el cerebro es básicamente un circuito eléctrico gigante: una vasta red de neuronas interconectadas que se comunican entre sí disparando descargas eléctricas. Las corrientes relativamente fuertes aplicadas en la terapia de electroshock (o, como ahora se conoce, electroconvulsiva) activan todas las neuronas afectadas para que se disparen a la vez, causando una convulsión. En la tDCS la corriente es de 500 a 1,000 veces más pequeña, demasiado pequeña para provocar directamente el disparo de las neuronas. En cambio, mantener un pequeño hilo de corriente por 10 a 20 minutos altera la sensibilidad de las neuronas, lo que las hace un poco más propensas a dispararse (o, si corres la corriente en la dirección opuesta, es menos probable que se detonen). La corriente, por sí sola, no hace nada, pero prepara tu cerebro para responder de manera diferente a lo que ocurra a continuación.

La técnica es desafiante, casi inquietantemente fácil de administrar: se conecta una fuente de voltaje (una batería de 9 voltios) a dos electrodos colocados en lados opuestos de la cabeza. La colocación precisa de los electrodos determina a qué regiones del cerebro fluye la corriente. Y no hay duda de que la tDCS puede tener efectos reales. Sólo entre 2013 y 2016, los investigadores publicaron más de dos mil estudios que exploraron el potencial de la técnica para alcanzar objetivos tan variados como mejorar el aprendizaje, combatir la adicción y la depresión y mejorar la capacidad de caminar en pacientes con enfermedades neurológicas. Un informe describe una mejora significativa en un argentino de 79 años con Parkinson moderado en la "velocidad máxima del tronco" durante su baile de tango[341]; en otro informe, los soldados mejoraron su capacidad de detectar francotiradores en una simulación de realidad virtual.[342]

Tampoco hay duda, sin embargo, de que la exageración sobre la tDCS hace tiempo que se ha alejado de lo que los investigadores (o la vibrante comunidad hágalo-usted-mismo-tDCS) han demostrado realmente, desencadenando una reacción escéptica. En una conferencia en 2016, György Buzsáki, de la Universidad de Nueva York, presentó los resultados de un estudio de cadáveres que muestra que sólo cerca de 10 por ciento de la corriente eléctrica que se aplica a un cráneo llega al cerebro, lo que llevó a un investigador de la tDCS a describir el campo como "un mar de idioteces y mala ciencia".[343] Así que, mientras veía los procedimientos en Red Bull, filtré mis impresiones a través de un velo de escepticismo. Sí, parecía razonable que la electricidad pudiera alterar la función cerebral, pero para aumentar la resistencia necesitarías saber exactamente qué parte del cerebro establece tus límites.

Unas semanas después de los Juegos Olímpicos de Londres en 2012, estuve en Zúrich para cubrir el encuentro de atletismo de Weltklasse, el tradicional súperencuentro de final de temporada que ha albergado más de dos docenas de récords mundiales a lo largo de los años. Pero me salté los eventos mediáticos de la mañana con Usain Bolt y otras estrellas y opté por tomar un tranvía que me llevó a un campus satélite de la Universidad de Zúrich en un suburbio al norte de la ciudad. Había arreglado conocer a un neuropsicólogo llamado Kai Lutz, que era pionero en un nuevo enfoque para el estudio de la resistencia. Durante años, investigadores como Noakes habían especulado sobre lo que podría estar

[341] Mejoría de hombre con Parkinson para bailar tango: D. Kaski *et al.*, "Applying Anodal tDCS During Tango Dancing in a Patient with Parkinson's Disease", *Neuroscience Letters* 568, 2014, 39-43.

[342] Aumento en soldados de su capacidad para detectar francotiradores: Vincent Clark *et al.*, "tDCS Guided Using fMRI Significantly Accelerates Learning to Identify Concealed Objects", *NeuroImage* 59, núm. 1, 2012.

[343] La tDCS como "un mar de idioteces y mala ciencia": Emily Underwood, "Cadaver Study Casts Doubts on How Zapping Brain May Boost Mood, Relieve Pain", Science, 20 de abril de 2016.

sucediendo en el cerebro en el momento del agotamiento. Lutz, que había pasado 15 años adquiriendo experiencia en neuro-imágenes avanzadas, tenía una noción aparentemente radical: ¿por qué no echas un vistazo para averiguarlo?

Para ser justos, mirar dentro del cerebro durante el ejercicio es un desafío técnico desalentador e, incluso ahora, sólo se puede hacer bajo condiciones muy específicas y, según los críticos, anti-naturales. La bicicleta en una máquina de resonancia magnética que Noakes me mostró, que consistía en tumbarse de espaldas en un taladro de imán mientras pedaleaba un árbol de transmisión, aún no ha arrojado ninguna información significativa. Lutz, cuyo interés en los límites de la resistencia fue estimulado inicialmente por sus estudios de imágenes del cerebro sobre los misterios del dolor de dientes, tomó un enfoque más cauteloso y metódico. Un investigador alemán de voz suave y meticulosa que se había mu-dado a Suiza después de completar su doctorado; comenzó con un experimento relativamente simple en el que los voluntarios eran probados por la fuerza con la que apretaban sus manos. Re-pitieron una serie de contracciones de 13 segundos, con la fuerza requerida cuidadosamente manipulada para que no pudieran sos-tenerla a la mitad del tiempo. Las imágenes de resonancia magné-tica funcional mostraron que dos regiones del cerebro, la corteza insular y el tálamo, eran más activas durante las contracciones fa-llidas.[344] Los resultados tenían sentido, ya que, como también des-cubrieron los estudios de resiliencia de Martin Paulus, descritos en el capítulo previo, la corteza insular controla las señales entrantes del resto del cuerpo. "No son sólo señales musculares", señala Lutz. "La corteza insular también está involucrada en la respuesta emocional de escuchar el corazón latir, y así sucesivamente".

Las imágenes por resonancia magnética (IRM) son excelentes para determinar qué regiones del cerebro están involucradas en una actividad determinada, pero son menos útiles para determinar qué hace cada región en realidad. El problema principal es que

---

[344] La corteza insular y el tálamo son más activas: L. Hilty *et al.*, "Limitation of Physical Performance in a Muscle Fatiguing Handgrip Exercise Is Mediated by Thalamo-Insular Activity", *Human Brain Mapping* 32, núm. 12, 2011.

son lentas: para obtener una resolución decente, necesita dos o tres segundos por escaneo. También son medidas indirectas de la actividad cerebral: miden los cambios en el flujo sanguíneo en diferentes regiones del cerebro que ocurren *después* de usar esa parte del cerebro. Por el contrario, se puede usar la electroence-falografía, más conocida como EEG, para escuchar directamente la actividad eléctrica en el cerebro en tiempo real, aunque los datos son más complicados y difíciles de interpretar. "El primer estudio usó la resonancia magnética para averiguar dónde mirar", explicó Lutz, y eso les permitió concentrarse en el EEG.

En el estudio de EEG, los voluntarios se pusieron lo que parecía una gorra de baño con 128 electrodos de plata para medir su actividad cerebral, luego se montaron a una bicicleta estacionaria durante 30 o 40 minutos, hasta que llegaron al agotamiento. Tenían que mantener la cabeza lo más quieta posible, mirando fijamente una hoja de papel con una cruz para evitar movimientos oculares que pudieran alterar las medidas del EEG. Con la mayor sensibilidad temporal del EEG, surgió un patrón revelador en los datos. Poco antes de que los ciclistas se dieran por vencidos, hubo un aumento en la comunicación entre la corteza insular, que estaba monitoreando su condición interna, y la corteza motora, que emitía los comandos finales a los músculos de sus piernas. El cerebro, en otras palabras, sabía que los ciclistas estaban a punto de llegar a sus límites *antes* de que sus piernas realmente fallaran, lo que aparentemente demuestra la regulación anticipatoria de Noakes en acción.[345]

Un estudiante de doctorado de Lutz, que dirigía el estudio, envió un correo electrónico a Noakes diciendo, en esencia, "¡Mira, hemos encontrado al gobernador central!"

Para cualquier persona interesada en el potencial atlético de la estimulación cerebral, los resultados de Lutz, que se publicaron a finales de 2011, describieron un objetivo brillante en dos áreas del cerebro: la corteza insular y la corteza motora. Suprimiendo

[345] En el estudio de eeg: "Fatigue-Induced Increase in Intracortical Communication Between Mid/Anterior Insular and Motor Cortex During Cycling Exercise", *European Journal of Neuroscience* 34, núm. 12, 2011.

la excitabilidad de las neuronas en la corteza insular, el sitio del gobernador central de Lutz, y quizás se pueda rechazar la señal de freno de la corteza insular, permitiendo que la corteza motora siga impulsando los músculos durante un poco más de tiempo. O, alternativamente, mejorar la excitabilidad de la corteza motora y permitir que esas neuronas simplemente ignoren la señal de freno y sigan disparando.

El enfoque de la estimulación de la corteza motora ya había sido explorado en un estudio relativamente oscuro, cuyos resultados fueron publicados cuatro años antes, realizado por Alberto Priori, un investigador italiano de la Universidad de Milán que fue uno de los pioneros de la tDCS. Descubrió que un episodio de 10 minutos de tDCS a la corteza motora incrementó la resistencia en 15 por ciento en una contracción sostenida de los flexores del codo (los músculos que se usan en un flexión de bíceps) en comparación con la estimulación simulada que recibieron otros voluntarios de su estudio. Estuvo apoyado, aparentemente, en la idea de que la estimulación cerebral puede amplificar la salida de la corteza motora frente a la fatiga.[346]

No pasó mucho tiempo después de la publicación de los resultados de Lutz para que otros investigadores intentaran estimular la corteza insular. En 2015 un grupo brasileño dirigido por Alexandre Okano, de la Universidad Federal de Río Grande do Norte, publicó los resultados de una prueba de estimulación cerebral en diez ciclistas de clase nacional. Esta vez, los ciclistas recibieron 20 minutos de tDCS en las cortezas temporal e insular, una consecuencia inevitable de la estructura del cerebro, ya que la corriente debe fluir a través de la corteza temporal para llegar a la corteza insular debajo de ella. En una carrera cada vez más acelerada hasta el agotamiento, los ciclistas aumentaron su potencia máxima en aproximadamente 4 por ciento cuando recibieron tDCS real en comparación con la estimulación simulada utilizada como placebo.

---

[346] Estudio de Alberto Priori sobre la estimulación de la corteza motora: F. Cogiamanian *et al.*, "Improved Isometric Force Endurance After Transcranial Direct Current Stimulation over the Human Motor Cortical Areas", *European Journal of Neuroscience* 26, núm. 1, 2007.

Sorprendentemente, su calificación del esfuerzo percibido fue menor desde el comienzo de la prueba de ciclismo, un hallazgo consistente con la idea de que la corteza insular monitorea las señales de todo el cuerpo y evalúa su importancia.[347]

Es tentador ver estos resultados como piezas de rompecabezas que encajan perfectamente en una imagen coherente de cómo el cerebro controla la resistencia; después de todo, el hecho de que la corteza insular sigue apareciendo en estos estudios es muy sugestivo. Pero la historia completa es probablemente más complicada. Por ejemplo, los sujetos de Okano también mostraron cambios en la frecuencia cardiaca, lo que sugiere que la estimulación había alterado la función del sistema nervioso central. La tDCS es, después de todo, una herramienta contundente: es imposible limitar la estimulación a sólo un área del cerebro, ya que la corriente debe fluir de un electrodo a otro a través de múltiples regiones del cerebro. Cuando le pregunté a Priori cómo interpretaba sus propios resultados, él también se mostró reacio a pintar una imagen simple de la tDCS, ya sea suprimiendo la entrada al cerebro o mejorando la producción: "Es probable que sea una mezcla de ambos", concluyó.

Así que esperemos, por ahora, a sacar nuestras propias conclusiones sobre exactamente cómo podría funcionar un putativo gobernador central. Esos resultados iniciales sugieren algunas vías prometedoras para los investigadores a medida que mejoran las imágenes cerebrales y la tecnología de estimulación. Otros estudios, mientras tanto, han implicado otras áreas cerebrales en la regulación de la resistencia, incluida la corteza prefrontal (que parece carecer de oxígeno cuando se acerca el agotamiento físico) y la corteza cingulada anterior (que está estrechamente vinculada a la percepción del esfuerzo).[348] Para Kai Lutz, cuya investigación con EEG apuntó con un dedo la corteza insular, todas estas posibilidades

[347] Estudio de Alexandre Okano sobre la tDCS en las cortezas temporal e insular: Alexandre Okano *et al.*, "Brain Stimulation Modulates the Autonomic Nervous System, Rating of Perceived Exertion and Performance During Maximal Exercise", *British Journal of Sports Medicine* 49, núm. 18, 2015.

[348] Otros estudios sobre estimulación de las áreas cerebrales en la regulación de la resistencia: C. V. Robertson y F. E. Marino, "A Role for the Prefrontal Cortex in Exercise Tolerance and Termination", *Journal of Applied Physiology* 120, núm. 4, 2016.

no son mutuamente excluyentes. En cambio, ve la motivación, el esfuerzo y el dolor como factores distintos pero interrelacionados que influyen en la resistencia a través de circuitos de procesamiento separados entre varias regiones cerebrales. La conclusión más firme de los estudios de Priori y Okano, al final, es algo más simple pero no menos poderoso, una prueba de principio: cuando se trata de manipular el cerebro para mejorar la resistencia, algo, de alguna manera, parece funcionar. Y eso, como es de esperar, es suficiente para llamar la atención del mundo del deporte.

"Hay al menos 17 dispositivos pegados a mi cuerpo en este momento, si estoy contando correctamente", dijo Jesse Thomas, un triatleta de ultradistancia que había volado desde su casa en Oregon para el proyecto Red Bull. "Y eso que ni siquiera cuento las cosas del cerebro, hay otros treinta cables allí". Thomas estaba rodeado por un enjambre de científicos y técnicos que lo estaban conectando para otra serie de pruebas de ejercicio máximo, que culminaría con un recorrido total de 4 kilómetros en una bicicleta estacionaria. Además de la estimulación cerebral, el equipo científico de Red Bull estaba midiendo una desconcertante variedad de variables, desde muestras de sangre y orina, pasando por ondas cerebrales y ángulos de las piernas, hasta saturación de oxígeno en células musculares. "Si das un paso atrás y te imaginas flotando arriba y mirando hacia abajo en todo esto, en realidad es bastante divertido", reconoció Thomas. "¿Cómo llegamos a este punto?"

El espíritu de Red Bull de aventuras extremas y empuje de límites se aplica tanto a su programa de investigación de alto rendimiento como a sus atletas y publicidad (los cuales, por supuesto, todos están entrelazados). El salto en paracaídas sin precedentes de Felix Baumgartner desde la estratosfera, en el que alcanzó una velocidad supersónica de 833.9 millas por hora, es una ilustración perfecta de cómo a la compañía le gusta mezclar el truco con la ciencia. También se han habituado a reunir a los mejores atletas de diversos deportes y empujarlos de maneras novedosas: enviar surfistas, esquiadores y practicantes de snowboard a Hawai para aprender técnicas de apnea y buceo libre, por ejemplo. De manera similar, el campamento de estimulación cerebral se trató tanto de ciencia como de convencer a los atletas de que son capaces de hacer más de lo que piensan.

Aun así, Edwards y Putrino, los neurocientíficos australianos, estaban decididos a aprovechar la oportunidad de recopilar algunos datos únicos y, al hacerlo, destacar el vínculo entre el entrenamiento atlético y la rehabilitación física, tales como lesiones cerebrales y de la médula espinal, que es su principal interés de investigación. "La rehabilitación y el entrenamiento de alta intensidad no son tan diferentes como la gente cree", dijo Putrino. "Ya sea un atleta de alto nivel o un paciente que lucha contra el síndrome de enclaustramiento o pseudocoma, te enfrentas a las mismas limitaciones de fatiga muscular". La investigación sobre el uso de la tDCS para ayudar a los pacientes paralizados en el largo y arduo proceso de reaprendizaje para caminar fue impulsado, en parte, por el estudio de Priori sobre la estimulación de la corteza motora en 2007, por lo que Edwards y Putrino decidieron probar un protocolo similar para los atletas. "Nuestros cerebros están enviando señales a nuestros músculos; mientras nos fatigamos, esas señales se vuelven cada vez más débiles", explicó Putrino. "El cerebro está haciendo una elección, pero la opinión del cerebro no siempre es correcta".

Uno de los elementos clave del experimento fue que los atletas sólo obtendrían estimulación cerebral real la mitad del tiempo. Harían todos los movimientos antes de cada una de las seis pruebas de recorridos de cuatro kilómetros que completaron durante cuatro días, primero en el entorno de laboratorio controlado en la sede de Red Bull y luego en el velódromo. Pero sólo la mitad del tiempo: la corriente se apagaría después de un minuto. Para demostrarlo, Edwards me conectó con una tapa de neopreno incrustada con ocho electrodos y luego aumentó la corriente. Brevemente sentí la débil sensación como de miles de hormigas muy pequeñas que se arrastraban por mi cuero cabelludo, pero se desvaneció rápidamente y pronto no pude decir si la corriente estaba encendida o apagada. (De hecho, incluso después de quitarme el gorro, seguía imaginando que aún sentía las hormigas.) Entonces, para cualquier recorrido, los atletas no tenían manera de saber si sus cerebros estaban siendo exprimidos o no. Sólo el cronómetro, en teoría, lo diría.

En marzo de 2016, James Michael McAdoo, un poste alto de los Golden State Warriors, tuiteó una foto de sí mismo en la sala de entrenamiento, luciendo un par de auriculares lisos sobre las orejas.[349] Aunque no se podían ver por la imagen, esos auriculares en particular incorporaban un tipo de cama de faquir en miniatura, de suaves púas de plástico sobre cada oreja presionando levemente el cráneo y entregando pulsos de corriente eléctrica al cerebro. Hecho por una empresa de Silicon Valley llamada Halo Neuroscience, los auriculares prometen "acelerar las ganancias en fuerza, explosividad y destreza" a través de una técnica patentada llamada *neuropriming*, una versión ligeramente modificada de la tDCS. "¡Gracias a @HaloNeuro por permitirnos a mí y a mis compañeros de equipo probar esto!", tuiteó McAdoo. "¡Espero ver los resultados!"

A medida que avanzaba la temporada de baloncesto, los Warriors derrotaron a los oponentes con una facilidad sin precedentes, terminando finalmente con un nuevo récord de temporada regular de 73 victorias y sólo nueve derrotas. Nadie atribuyó su éxito a los auriculares de tDCS de Halo (que, según confirmó un entrenador del equipo, una cantidad no especificada de jugadores había experimentado), pero el dispositivo de alta tecnología encaja con la historia tecnológica y utópica del equipo. En 2010 la franquicia Warriors fue comprada por un grupo de capitalistas de riesgo de Silicon Valley, y desde entonces adquirió reputación como "equipo de tecnología", jugando con el enfoque de los capitalistas de riesgo de Sand Hill Road: basado en números. Los Warriors también han sido entusiastas de la adopción temprana de tecnología, que abarca desde máscaras inteligentes para dormir y para contrarrestar el *jet lag* hasta sensores corporales que detectan la presión en las rodillas y los tobillos. Ahora estaban entre los primeros en probar la estimulación cerebral y, como sus rivales

---

[349] James Michael McAdoo tuiteó una foto de sí mismo en la sala de entrenamiento: Alex Hutchinson, "For the Golden State Warriors, Brain Zapping Could Provide an Edge", *New Yorker*, 15 de junio de 2016.

(por no mencionar los fanáticos y los atletas aficionados) no podían dejar de notar, ganaban muchos juegos.

Halo Neuroscience fue fundada en 2013 por Daniel Chao y Bret Wingeier, quienes anteriormente habían trabajado juntos en una compañía que usaba otra forma de estimulación cerebral para tratar la epilepsia. Sus auriculares están diseñados para funcionar de la misma manera que Red Bull intentó con ciclistas (no por casualidad, Andy Walshe, director de alto rendimiento de Red Bull, figura prominentemente como asesor en el sitio web de Halo): los electrodos son colocados para pasar la corriente eléctrica a la corteza motora y poder ajustar la configuración para enfocarse en las regiones cerebrales asociadas con los músculos de la parte superior del cuerpo, los músculos de la parte inferior del cuerpo o ambos, según la actividad prevista. Ponte los auriculares 20 minutos durante el calentamiento, actívalos con la aplicación asociada, y tu cerebro aprenderá a transmitir señales "más fuertes y sincrónicas" a tus músculos, según afirma la compañía.

Mientras que los estudios de Priori y Okano generaron gran interés en la tDCS en los deportes, los resultados posteriores han sido mixtos. A principios de 2017, un equipo del Grupo de Investigación de la Resistencia de la Universidad de Kent, dirigido por Alexis Mauger, revisó la literatura existente sobre cómo la tDCS afecta la resistencia (que definieron como ejercicio continuo que dura más de 75 segundos).[350] Los otros diez estudios que localizaron se publicaron en 2013, o más adelante, y los protocolos que utilizaron estaban en todo el mapa: diferentes tiempos de estimulación, corrientes, colocación de electrodos, ejercicios, etcétera. En general, ocho de los 12 estudios mostraron un mejor rendimiento, mientras que cuatro no vieron ningún cambio. Halo ha llevado a cabo sus propios estudios piloto inéditos con grupos como el equipo de esquí de Estados Unidos, alegando mejoras impresionantes en la fuerza propulsora para los deportistas de salto de esquí después del uso continuo en entrenamiento, por ejemplo,

---

[350] El grupo de investigadores de Alexis Mauger revisó los estudios sobre la tDCS y la resistencia: Luca Angius et al., "The Ergogenic Effects of Transcranial Direct Current Stimulation on Exercise Performance", *Frontiers in Physiology*, 14 de febrero de 2017.

pero sin un grupo de control de placebo debidamente cegado. La compañía dice que planea enviar resultados de sus investigaciones a revistas arbitradas por colegas, pero su estrategia inicial se basó en un guion familiar de Silicon Valley: distribuyendo el dispositivo entre atletas de alto perfil como McAdoo y esperando tener una buena recomendación.

Entonces, es difícil emitir un juicio informado sobre los auriculares de Halo. Cuando escribí sobre ellos para el *New Yorker*, mientras Golden State intentaba obtener un segundo título consecutivo de la NBA, concluí que en el peor de los casos funcionaban como un placebo de fuerza industrial, un artilugio con ciencia real (si se disputa), cuyos beneficios *suponen* estar todos en tu cabeza. Golden State perdió de todos modos ante los Cleveland Cavaliers de LeBron James. Pero cuando Halo llamó y se ofreció a prestarme un par durante un mes para probarlo por mí mismo, decidí, a pesar de mi antigua desconfianza en las revisiones subjetivas de los engranajes, darle una oportunidad. Al conectarme con un reloj GPS, un monitor de frecuencia cardiaca y un acelerómetro multiaxial de alta tecnología para analizar mis parámetros de zancada, pensé que podría detectar si la estimulación cerebral tenía algún impacto mensurable en mi carrera.

Debo detenerme aquí para explicar que, como periodista que cubre la ciencia y la tecnología del deporte, me inundan casi a diario con ofertas para probar nuevos productos, mismos que van desde deliciosas barras energéticas hasta insólitamente complicadas electroadaptaciones: camisa/running coach/analizadores de zancada. Invariablemente declino, porque mi objetivo es escribir sobre si las cosas funcionan, no si me gustan. Para mí el objetivo anterior se siente más fácil cuando no tengo una opinión sobre lo último. Quiero datos, no sentimientos. Así que aceptar probar los auriculares Halo fue un gran cambio para mí, uno que refleja el interés inusualmente fuerte que despierta la idea de la estimulación cerebral. La posibilidad de que puedas desbloquear las reservas ocultas de resistencia de tu cuerpo de manera sencilla e indolora mediante la ejecución de unos pocos electrones a través de una parte cuidadosamente seleccionada de tu cerebro me fascinó.

Parecía la culminación de una búsqueda que abarcó más de dos décadas, desde esa noche en Sherbrooke cuando un malentendido lingüístico de alguna manera había desbloqueado mi potencial como corredor de 1,500 metros.

Excepto que no fue indoloro. Los audífonos vienen con tres almohadillas de electrodos, cada una con 24 puntas pequeñas de espuma que se remoja en solución salina antes de cada uso para hacer un buen contacto eléctrico con la cabeza. Pero soy calvo y aparentemente el duro clima canadiense ha endurecido mi cuero cabelludo en un grado inusual. Para que la luz verde indicara que los electrodos habían logrado el contacto, tuve que presionar los auriculares con tanta fuerza para que me dieran golpes profundos en la parte superior de la cabeza. A veces no podía hacer contacto, y cuando lo hacía, encender la corriente provocaba una sensación de ardor feroz incluso en el ajuste más bajo. En las raras ocasiones en que logré soportar 20 minutos de *neuropriming*, estaba tan frustrado e incómodo que, en todo caso, me sentí peor cuando finalmente salí por la puerta corriendo. Esto, debo enfatizar, es precisamente el tipo de experiencia subjetiva que no nos dice mucho acerca de si la técnica funciona. Pero me alegré de no haber gastado 750 dólares en eso.

¿Qué significaría si la estimulación cerebral realmente funciona? Un espectro obvio es el dopaje cerebral, una posibilidad que Alexandre Okano reconoció cuando le pregunté sobre las implicaciones de su investigación. La técnica dará lugar a "beneficios comparables al uso de drogas", dijo. Y "no hay forma conocida de detectar confiablemente si una persona ha experimentado estimulación cerebral recientemente". Se cree que los riesgos de seguridad de la tDCS son mínimos (aunque algunos investigadores señalan la falta de estudios a largo plazo, especialmente en el desarrollo de los cerebros jóvenes), pero la ética de la estimulación cerebral requerirá un gran debate. Personalmente, mi intuición es esperar que las autoridades antidopaje prohíban proactivamente la técnica antes de que se extienda, simplemente porque no me siento cómodo imaginando a mi ser de 16 años, desesperado por cualquier ventaja atlética, jugando con electrodos montados en el cuero cabelludo. Pero entiendo completamente que otros pueden estar en desacuerdo con la prohibición de una forma aparentemente segura y no invasiva de aumentar el rendimiento.[351]

Para investigadores como Alexis Mauger, la tDCS es interesante como una herramienta de investigación en lugar de una ayuda competitiva. Al igual que en sus estudios anteriores, utilizó Tylenol para aumentar la resistencia con el fin de demostrar la importancia del dolor, y en esto la tDCS ofrece una herramienta sin precedentes para investigar el papel de las diferentes sensaciones y regiones cerebrales en la regulación de la resistencia. En un nivel práctico, la investigación más reciente de Mauger insinúa un posible avance metodológico así como una explicación para el desorden actual de resultados aparentemente contradictorios. La mayoría de los estudios de tDCS colocan ambos electrodos en el cráneo, lo que significa que mejora la excitabilidad de las neuronas bajo el electrodo negativo pero suprime la excitabilidad de las que están debajo del electrodo positivo. Entonces, los beneficios que otorga un electrodo el otro puede retirarlos, dependiendo de dónde se colocan exactamente. Como alternativa, Mauger intentó colocar el electrodo positivo en el hombro en lugar del cráneo mientras estimulaba la corteza motora. Los resultados fueron inmediatamente alentadores: una reducción en el esfuerzo percibido acompañado de un aumento de 23 por ciento en el tiempo hasta el agotamiento en la bicicleta con el electrodo en el hombro, en comparación con ningún cambio en ninguno de los parámetros cuando ambos electrodos estaban en el cráneo.[352]

Aun así, traducir la investigación de laboratorio a un contexto competitivo del mundo real sigue siendo una barrera formidable.

---

[351] Se cree que los riesgos de seguridad de la tDCS son mínimos: A. Antal *et al.*, "Low Intensity Transcranial Electric Stimulation: Safety, Ethical, Legal Regulatory and Application guidelines", *Clinical Neurophysiology*, 19 de junio de 2017.

[352] Para Alexis Mauger, la tDCS es una herramienta de investigacioón: L. Angius *et al.*, "Transcranial Direct Current Stimulation Improves Isometric Time to Exhaustion of the Knee Extensors", *Neuroscience* 339, 2016, 363-75; L. Angius *et al.*, "Transcranial direct current stimulation improves cycling performance in healthy individuals", *Proceedings of The Physiological Society* 35, núm. C03.

Este desafío estaba en mi mente durante el cuarto día en California, cuando los ciclistas de Red Bull, seguidos por su séquito de científicos, se dirigieron al velódromo StubHub para una ronda final de pruebas. Lejos del entorno controlado del laboratorio y de sus inútiles bicicletas estacionarias, era más fácil conectar las discusiones clínicas sobre "contracción voluntaria máxima" y el "fracaso de tareas" con la desordenada realidad de una competencia sin límites. En el primer recorrido del día de 4 kilómetros, Tim Johnson, el campeón de ciclocross, marcó el mejor tiempo con un 5:20. Jesse Thomas, el triatleta de ultradistancia, estaba a sólo dos segundos. Unas horas más tarde, después de otra estimulación cerebral integral, Thomas logró reducir su tiempo a 5:10, luego se paró en las líneas laterales celebrando, mientras las ruedas de Johnson, trazando un contorno perfectamente nivelado alrededor de las curvas pronunciadas, trató de reclamar el trono.

Los cronómetros hicieron clic mientras Johnson pasaba rápidamente por el final en 5:17. "¿Lo conseguí?", jadeó mientras volvía a pasar por la línea de meta un momento después. Thomas se rio, saboreando el triunfo. "Eso es lo primero que pregunté también cuando terminé. Es la misma mentalidad." Echó un vistazo a los cientos de miles de dólares en maquinaria exhibidos en el cuadro, las computadoras portátiles y los transmisores, los sensores y los cables que sobresalían de sus pantalones cortos de bicicleta. "Puedes hacer toda esta mierda, pero todo se reduce a dos tipos en bicicleta, tratando de vencer al otro".

He pensado mucho sobre la estimulación cerebral desde entonces: su potencial como herramienta de investigación, su comercialización apresurada y (en lo que respecta a mi cuero cabelludo, al menos) prematura, su posible impacto en los límites aceptables de la autosuperación deportiva. Y los comentarios de Thomas se han quedado conmigo. Porque la mañana después de su batalla con Johnson, antes de dirigirme al aeropuerto, arrinconé a uno de los científicos y le pedí un vistazo al protocolo de aleatorización. En cada una de las dos carreras resultó que el ganador había recibido estimulación simulada, mientras que el perdedor había recibido la real. No se puede sacar ninguna conclusión sobre si la tDCS "funciona" a partir de una sola anécdota, sin embargo, se sintió un chorro de agua fría.

Tal vez, reflexioné, los electrodos están aún más allá del punto principal. Desde la perspectiva de Red Bull, el objetivo de reunir a sus atletas para esos campamentos, ya sea para la estimulación cerebral o el entrenamiento de respiración, es enseñarles a los atletas que son capaces de más de lo que creen. La estimulación cerebral puede o no ser una forma efectiva de acceder a sus reservas ocultas, pero no hubo dudas de que los atletas en el campamento salieron de la experiencia convencidos de que esas reservas existen. Al final, cuando se trata de dos tipos en bicicleta, tal vez ésa sea la verdadera arma secreta: creer que tienes otro equipo.

Capítulo 13

CONVICCIÓN

Pasé la noche anterior a la competencia de 10 millas de Cherry Blossom de 2003 observando obsesivamente la lista de participantes de élite. Había cerca de dos docenas de nombres de hombres en la lista, la gran mayoría de ellos de Kenia, compitiendo por premios de 30,000 dólares ofrecidos por la venerable megacarrera de Washington. A pesar de que tenía mucha experiencia en carreras de pista y a campo traviesa, ésta fue mi primera incursión seria en el mundo del gran financiamiento de carreras. Los primeros 12 finalistas obtendrían dinero en efectivo, y mientras revisaba los nombres y buscaba en Google sus logros pasados, sospeché que estaría en el limbo.

A la mañana siguiente, partí del floreado National Mall junto con otros quince mil corredores. El grupo de élite se separó rápidamente de la multitud detrás de ellos, pero la verdadera carrera no comenzó de inmediato. Durante las primeras dos millas, todos esperaron y observaron, recortando sus zancadas y escuchando el sonido de la respiración de sus competidores. Finalmente, la pareja keniana de John Korir y Reuben Cheruiyot, quienes entre ellos habían ganado las últimas tres ediciones de la carrera, llegaron al frente. El ritmo aumentó; la energía nerviosa del grupo apretado se exhaló y la carrera comenzó.

En cierto sentido, cada paso que das durante una carrera es una microdecisión: ¿acelerarás, reducirás o mantendrás tu ritmo actual? Pero algunas decisiones son más importantes que otras. Cuando Korir y Cheruiyot se separaron, dejando la metralla del ruido de salida atrás, tuve que decidir qué tan difícil era perseguirlos. No me preocupaba el ritmo o los *splits*; había acumulado suficientes millas esforzándome al límite durante la década anterior para poder sentir en mi instinto lo que era sostenible y lo que no. Estaba tan en forma como nunca lo había estado y, seamos sinceros, quería dinero en efectivo; pero también fui disciplinado y pragmático. Mientras los corredores a mi alrededor abruptamente se lanzaban hacia lo que parecía una carrera corta, constantemente aceleraba con la esperanza de alcanzar el ritmo máximo que pudiera mantener durante las ocho millas restantes. Pronto las dos docenas de corredores del grupo de líderes se desvanecían en la distancia frente a mí. Pero esperaba al menos ver a algunos de ellos otra vez.

Mis recuerdos de la segunda mitad de esa carrera todavía son vívidos: la emoción de la caza cuando, uno por uno, comencé a rastrear y pasar a los rezagados. Algunos de ellos pelearon valientemente. Otros apenas trotaban, casi podía verse la metafórica nube de humo negro ondeando desde sus motores sobrecalentados. Al final de la carrera pasé a Simon Rono, un keniano que unos años antes había marcado el segundo mejor tiempo ganador en la historia de la carrera, para pasar al doceavo lugar. ¡Tendría dinero! Con unos pocos cientos de metros restantes, algunos amigos que gritaban en las líneas laterales señalaron hacia otro corredor keniano que se tambaleaba hacia la meta. Bajé mi cabeza y empujé, superándolo justo antes de la línea para aumentar mi pago de 200 a 250 dólares.

Cuatro años después conté esa historia como una historia de triunfo: una humillación acerca de mi aguda perspicacia. Conocer mis límites y correr dentro de ellos me permitió vencer a la mitad de los corredores de élite en la carrera. Los otros, supuse, eran simplemente más rápidos que yo y no los habría derrotado bajo ninguna circunstancia. No fue hasta casi una década más tarde, después de muchas experiencias de carreras similares, que finalmente comencé a cuestionar aquel suceso.

Reid Coolsaet estaba completamente despierto, acostado del otro lado de su cama de hotel para que pudiera apoyar sus piernas contra la cabecera.[353] Era la noche anterior al Maratón de Toronto Waterfront 2011 y afuera de la ventana había una fuerte brisa que recorría rápidamente el bulevar al borde del lago, donde a la mañana siguiente trataría de correr a un ritmo para su clasificación dentro de los Juegos Olímpicos de Londres. Los mecanismos de su mente giraron inquietos, creando aritmética mental de divisiones kilométricas para diferentes ritmos y diferentes escenarios: 2:11:29 para calificar; 2:10:09 o 3:05 por kilómetro para borrar al canadiense Jerome Drayton, de 36 años. Durante el entrenamiento, él había marcado ese ritmo en su mente y piernas hasta sentirlo automáticamente.

Igual que en Cherry Blossom, el frente de la manada estaría dominado por corredores de África Oriental, en su mayoría kenianos y etíopes, esperando alcanzar un tiempo de varios minutos más rápido que el récord de Drayton. Eran irrelevantes para Coolsaet. Su único adversario, ya sea para cumplir con sus sueños olímpicos o cobrar un bono de 36,000 dólares por romper el récord, era el reloj.

Pero algo no se sentía del todo bien. Finalmente, se sacó los auriculares, se levantó de la cama y bajó las escaleras hasta el bar del hotel, donde su entrenador de mucho tiempo, Dave Scott-Thomas, estaba tomando una cerveza. "Quiero salir con los líderes mañana", dijo. "Y quiero que me digas si eso es una locura o no". Scott-Thomas había estado trabajando con Coolsaet desde 1998, guiándolo en incrementos graduales desde un mediocre paso por la universidad hasta un corredor de distancia de talla mundial. La planificación metódica y el establecimiento de metas realistas formaron la base de su relación entrenador-atleta. Pero debajo de la aparente incertidumbre de Coolsaet, Scott-Thomas sintió una veta de confianza duramente ganada. "¿Por qué no?", dijo, asintiendo. "¡Adelante!" Con meses de estrategias descartadas abruptamente, Coolsaet se dirigió a las escaleras arriba, se metió de nuevo a la cama y se quedó dormido en unos minutos.

---

[353] Reid Coolsaet estaba completamente despierto: escribí sobre el maratón de Coolsaet en "The Race Against Time", *Walrus*, julio-agosto de 2012.

A la mañana siguiente, la carrera comenzó con la exuberancia
habitual, miles de corredores avanzando a través de la línea de salida y bajando por la avenida University como la lava de un volcán
de largo recorrido. Estaba asomado a la ventana de un camión
de prensa que conducía 40 o 50 metros por delante del campo,
viendo cómo los primeros clasificados comenzaban a unirse en
distintos grupos: los africanos del Este a la cabeza, luego los aspirantes olímpicos canadienses, seguidos de las mejores mujeres,
los mejores corredores regionales, etcétera. A medida que pasaban
las millas, comencé a intercambiar miradas desconcertadas y alcé
las cejas con algunos otros reporteros. Un grupo de once hombres
formaba una punta de flecha desigual al otro lado de la carretera.
Diez de los hombres eran de Kenia y Etiopía, pero claramente
visibles en la parte posterior del grupo había una incongruente
mata de cabellos rojos. Mientras los corredores pasaban junto a
una pancarta que indicaba la marca de 5 kilómetros, Coolsaet echó
un vistazo a su reloj, hizo clic en un botón y siguió corriendo con
los líderes. El comienzo tórrido no fue un error, nos dimos cuenta:
Coolsaet había abandonado el plan de ritmo cuidadoso que había
esbozado en la conferencia de prensa previa a la carrera unos días
antes y estaba corriendo para ganar.

Para ese momento, estaba completamente acostumbrado a los
patrones típicos de las carreras: los ataques kamikaze de los africanos del Este en la parte delantera del grupo y la prudencia sobria
de los cazadores de América del Norte. Supuse que las diferencias,
una generalización amplia pero no universal, sin duda, podrían
atribuirse a una simple economía. Una vez pasé un tiempo con un
trabajador manual convertido en corredor, llamado Joseph Nderitu, quien me contó sobre su primer año de carreras en Nortea-
mérica y logró regresar a casa con 600 dólares en su bolsillo, lo
suficiente para comprar dos terneros.[354] Al año siguiente, después
de una temporada aún mejor, compró un cuarto de acre de tierra por 2,500 dólares, construyó una casa de cinco habitaciones y
compró otra vaca, "la primera vaca para ordeñar en mi familia",

---

[354] Un trabajador manual convertido en corredor llamado Joseph Nderitu: Alex Hutchinson, "Any Race, Every Weekend", *Ottawa Citizen*, 28 de mayo de 2006.

me dijo con orgullo. Para alguien como yo, correr el mejor tiempo personal y estar en el sexto lugar en una carrera en la que se ofrecía dinero en premios a los cinco primeros podría ser catalogado como una especie de victoria; para Nderitu, la propia autorrealización de algo mejor en lo personal sería un pobre sustituto del efectivo.

Pero para aquellos que realmente han pasado tiempo en Kenia y han llegado a conocer las legiones de aspirantes a corredores que hay ahí, esta explicación simplificada no refleja toda la verdad. Coolsaet, por ejemplo, pasó regularmente varios meses al año en Kenia entrenando con lugareños en el delgado aire de las tierras altas. Incluso en las sesiones de entrenamiento, con nada más que el orgullo en la línea, se dio cuenta de que los corredores de Kenia y los occidentales tienen mentalidades marcadamente diferentes. Los recién llegados de Kenia simplemente se postularían con los líderes, con frecuencia campeones internacionales, el mayor tiempo posible, luego abandonarían o comenzarían a correr cuando ya no pudieran mantener el ritmo. Coolsaet y otros extranjeros, mientras tanto, mantendrían un ritmo estable pero sostenido. En cierto momento, llevó a algunos amigos a ver el famoso entrenamiento semanal de *fartlek* en las colinas que rodean la ciudad de Iten. Más de 200 corredores pasaron a su lado, levantando una nube de polvo rojo de los caminos de tierra; aproximadamente un tercio de ellos había abandonado el entrenamiento antes de la mitad del recorrido.[355]

Después de escuchar lo suficiente de estas historias, finalmente comencé a considerar la pregunta obvia. Teniendo en cuenta lo buenos que son los kenianos, ¿debería imitar el estilo de carrera en lugar de reírme de él? Después de todo, hay algo propiamente limitante sobre la fetichización de ”incluso el ritmo”. Si ejecutas una carrera con un ritmo perfecto, eso significa que decidiste bien en los primeros pasos qué tan rápido completarías la distancia total. No hay oportunidad de sorprenderse con un día inesperadamente bueno: has marcado un tope a tu potencial desde el momento en que se dispara el arma de arranque. Como resultado, este

---

[355] Notó que los corredores de Kenia y los occidentales tienen mentalidades marcadamente diferentes: "Trampled Under Foot", www.reidcoolsaet.com, 9 de febrero de 2013.

enfoque puede producir mejores resultados *en general*, pero es menos probable que produzca valores atípicos: tiempos asombrosamente rápidos (o lentos).

Recordando mis resultados de Cherry Blossom, veo que vencí a algunos corredores de primera línea, como el ex campeón Simon Rono, que nunca me hubieran perdido si hubieran corrido más conservadoramente. Pero también perdí ante algunos corredores considerablemente menos acreditados, como otro keniano llamado Francis Komu, por ejemplo, cuyos típicos desempeños eran bastante similares a los míos. La diferencia en la historia de carreras de Komu es que, al correr agresivamente, de vez en cuando acertaba, como lo hizo ese día en Washington cuando me venció por un minuto y medio. En lugar de una racha consistente de actuaciones bastante buenas, optó por algunas grandes mezclas con algunos siniestros innegables, que, cuando lo pensé, fue un intercambio bastante bueno. Y ésa, al parecer, fue la elección que hizo Coolsaet en el Maratón de Toronto en esa ventosa mañana de 2011: cuando los líderes pasaron a mitad de camino para correr por debajo de 2:08, más de dos minutos más rápido que el récord canadiense y casi tres y medio minuto más rápido, mejor que el anterior de Coolsaet, todavía estaba escondido detrás de ellos.

Entonces, si no se trata sólo de dinero, ¿por qué los kenianos corren como lo hacen? Según el cineasta y ex corredor de élite Michael del Monte, que pasó meses en el corazón de la cultura keniana mientras filmaba el documental *Transcend* sobre el ascenso del maratonista convertido en político Wesley Korir, todo se reduce a la creencia. Incluso el corredor más humilde de Kenia se da cuenta, se despierta cada mañana con la firme convicción de que ése, finalmente, será su día. Corren con los líderes porque piensan que pueden vencerlos, y si la dura realidad demuestra que no pueden, se reagrupan y vuelven a intentarlo al día siguiente. Y esa creencia, arraigada desde hace tiempo por el predominio de generaciones de corredores kenianos se convierte en una profecía autocumplida.

Para los científicos del deporte en un entorno académico, *placebo* es un mal término. El efecto placebo es lo que distorsiona los resultados de sus experimentos y es lo que permite a los charlatanes hacerse ricos vendiendo impulsores de rendimiento ineficaces. Pero para aquellos que trabajan con atletas de élite en escenarios de la vida real, la imagen es diferente. En 2013, los fisiólogos Shona Halson y David Martin, del Australian Institute of Sport, escribieron un editorial en el *International Journal of Sports Physiology and Performance* en el que defendían la distinción entre el efecto placebo y el *efecto creencia*, este último por constituir oportunidades valiosas para aumentar el rendimiento del atleta y que debe ser mejorado y aprovechado en lugar de suprimido.[356] Después de todo, si una metafórica píldora de azúcar te hace más rápido y te permite ganar una carrera, ¿a quién le importa si los efectos estuvieron sólo en tu cabeza?

De hecho, argumentaron Halson y Martin, el límite entre las ayudas ergogénicas (realzadoras del rendimiento) "reales" y los efectos de creencias "falsas" es mucho más confuso de lo que la mayoría de la gente, incluso los científicos, se da cuenta. Citaron una observación del científico deportivo Trent Stellingwerff, quien también entrena atletas, incluida su esposa, Hilary, dos veces corredor olímpico de 1,500 metros. En una conferencia en 2013, Stellingwerff destacó la gran variedad de suplementos y métodos de capacitación que se ha demostrado que producen un aumento de 1 a 3 por ciento en el rendimiento, desde la cafeína hasta el jugo de betabel y el entrenamiento en altitud. En teoría, combinar todos estos enfoques debería crear un superatleta; en la práctica, los estudios que combinan múltiples intervenciones en atletas de élite tienden a ver mejoras generales de. . . 1 a 3 por ciento. Si 1 + 1 +1 = 1, la implicación es que muchos auxiliares de entrenamiento "probados" actúan diferente, al menos en parte, en el mismo objetivo: el cerebro.

Ése no es un argumento a favor de las píldoras de azúcar, enfatiza Stellingwerff. "Para mí, un placebo es un engaño directo, le da a un atleta una sustancia inerte y le dice que es otra cosa. Nunca

---

[356] Para aquellos que trabajan con atletas de élite en escenarios de la vida real: Shona Halson y David Martin, "Lying to Win-Placebos and Sport Science", *International Journal of Sports Physiology and Performance* 8, 2013, 597-99.

he hecho eso, excepto en los estudios". Aprovechar un efecto creencia por otro lado, no implica ningún engaño; más bien, está "desarrollando muy a lo largo del tiempo estratégicamente y lentamente la confianza, la creencia y la evidencia máximas con sus atletas y entrenadores". En el escenario ideal, dice, estás ofreciendo asesoramiento con beneficios fisiológicos reales respaldados por la evidencia, al mismo tiempo que se tiene en cuenta que "las palabras que se elijan, la cantidad de información que se brinde y cómo se describa pueden dictar el impacto final en el desempeño de esa intervención".

Considere los supuestos beneficios de un baño de hielo postentrenamiento, que se supone que previene la inflamación y acelera la recuperación muscular. Los atletas en todos los niveles apuestan por ellos; los investigadores, mientras tanto, han publicado cientos de estudios que investigan sus efectos, con resultados ambiguos en el mejor de los casos. Si preguntas a los atletas qué tan adoloridos se sienten el día después de un entrenamiento, los baños de hielo parecen ayudar; si te haces análisis de sangre para buscar signos objetivos de daño muscular reducido, no tanto.[357]

Es difícil, por supuesto, tener un estudio de baño de hielo "controlado con placebo", ya que no se puede ocultar el hecho de que estás sumergiéndote en agua helada. Pero los investigadores de la Universidad Victoria de Australia encontraron una forma de evitar ese problema en un estudio de 2014. Compararon baños de entrenamiento de 15 minutos después del entrenamiento en agua fría o agua tibia agregando un "aceite de recuperación" especial. "Nos aseguramos de poner el aceite de recuperación en el agua a la vista de todos los participantes", recuerda David Bishop, el autor principal del estudio, "y les dimos un resumen brillante de algunas investigaciones inventadas sobre los beneficios científicamente probados de los 'aceites de recuperación'".[358]

---

[357] Los supuestos beneficios de un baño de hielo postentrenamiento: J. Leeder, "Cold Water Immersion and Recovery from Strenuous Exercise: A Meta-Analysis", *British Journal of Sports Medicine* 46, núm. 4, 2012.

[358] Un estudio del efecto de los baños de hielos con "aceites de recuperación" como placebo: J. R. Broatch *et al.*, "Postexercise Cold Water Immersion Benefits Are Not Greater than the Placebo Effect", *Medicine & Science in Sports & Exercise* 46, núm. 11, 2014.

Durante los siguientes dos días, los investigadores probaron la fuerza de las piernas de sus participantes, que finalmente es el resultado de recuperación más importante. Efectivamente, el baño de hielo superó significativamente al baño tibio durante el periodo de recuperación de dos días. Pero el aceite de recuperación era tan bueno y tal vez incluso ligeramente mejor que el baño de hielo, a pesar de que el aceite era, de hecho, un jabón líquido llamado Cetaphil Gentle Skin Cleanser. Esto, podrías pensar, desacredita el valor de los baños de hielo de una vez por todas, excepto por el hecho de que los atletas que tenían hielo o aceite parecían realmente más fuertes en los dos días posteriores al entrenamiento. Como Stellingwerff, Bishop ve el efecto creencia como una herramienta vital para entrenadores y científicos deportivos. El jabón líquido no es un engaño sostenible (con el tiempo los atletas comenzarán a notar lo inusualmente bueno que huelen sus compañeros de equipo); baños de hielo, que tienen un papel fisiológico plausible en la lucha contra la inflamación, se pueden recomendar con la conciencia limpia.

Si todo esto suena como el tipo de racionalización engañosa que uno espera escuchar de algún gurú de la medicina alternativa que vende pociones, ten la seguridad de que comparto tu incomodidad. He escrito docenas de artículos sobre investigación de baños de hielo y todavía lucho con el mensaje apropiado. Mi opinión general, en estos días, es que si te gustan los baños de hielo y sientes que te ayudan, debes seguir con ellos. Si no te gustan o no los has experimentado, no hay una razón convincente para que comiences. Tiendo a ser más severo con los criosaunas, esas minicámaras que te cubren con una nube de vapor de nitrógeno sobreenfriado durante unos minutos. Las ambigüedades en la investigación son similares, pero gastar decenas de miles de dólares en un placebo parece menos defendible, aunque reconozco las contradicciones inherentes a mi posición.

También vale la pena señalar otro defecto en la dicotomía entre los efectos "reales" y "falsos": los placebos pueden producir cambios bioquímicos cuantificables. La demostración que altera el paradigma de este fenómeno surgió en un estudio de 1978 realizado por Universidad de California en Francisco sobre personas que se recuperaban de una cirugía dental. Los pacientes recibieron goteo intravenoso de morfina o una solución salina simple para bloquear su dolor; como se esperaba, los que "respondieron al placebo" tuvieron reducciones en el dolor a pesar de que sólo recibieron solución salina. Luego, los investigadores agregaron un medicamento llamado naloxona, que contrarresta las sobredosis de morfina y heroína al bloquear los receptores opioides del cuerpo. Esto cortó de inmediato el efecto analgésico de la solución salina, lo que sugiere que sus poderes analgésicos fueron el resultado de una oleada de endorfinas, la versión interna del cuerpo de la morfina.[359]

Y no se trata sólo de endorfinas: la investigación posterior ha mostrado muchas vías distintas de señalización que responden a las expectativas impulsadas por placebo, incluidos los endocannabinoides, que son la versión interna del cannabis del organismo, y el sistema inmunitario.[360] La coordinación de todas estas respuestas es el sistema de anticipación y recompensa del cerebro, que depende del neurotransmisor dopamina. Da la casualidad de que existe un gen llamado COMT que afecta la cantidad de dopamina disponible en la corteza prefrontal del cerebro: los que portan una versión del gen COMT tienen de tres a cuatro veces más dopamina que los que tienen la versión opuesta. Investigadores del Program in Placebo Studies de la Escuela de Medicina de Harvard, que utilizaron la acupuntura simulada para tratar el síndrome del intestino irritable, descubrieron que aquellos con la versión de dopamina alta tenían más probabilidades de responder fuertemente al tratamiento con placebo: más evidencia de que aquellos que responden a los placebos no están sólo imaginando los efectos.[361]

¿Qué tiene que ver todo esto con los límites de la resistencia? En el nivel más elemental, tomar el equivalente a una píldora de

---

[359] Los placebos pueden producir cambios bioquímicos cuantificables: J. D. Levine et al., "The Mechanism of Placebo Analgesia", *Lancet* 2, núm. 8091, 1978.

[360] Expectativas impulsadas por placebo: Sumathi Reddy, "Why Placebos Really Work: The Latest Science", *Wall Street Journal*, 18 de julio de 2016.

[361] El gen comt evidencia que la respuesta a los placebos no es sólo imaginación: Kathryn Hall et al., "Catechol-O-Methyltransferase val158met Polymorphism Predicts Placebo Effect in Irritable Bowel Syndrome", *PLoS One* 7, núm. 10, 2012.

azúcar, si realmente crees que te ayudará a correr más rápido, a menudo funcionará. Chris Beedie, un investigador de la Universidad de Canterbury Christ Church en Gran Bretaña que estudia los placebos en el deporte, tuvo un grupo de ciclistas que completaron una serie de recorridos de 10 kilómetros. A los sujetos se les dijo que recibirían varias dosis de cafeína antes de cada prueba, pero no se les dijo qué dosis habían recibido. Como era de esperar, los ciclistas corrieron 1.3 por ciento más rápido cuando pensaban que habían recibido una dosis moderada, 3.1 por ciento más rápido después de una dosis alta y 1.4 por ciento *más lento* cuando pensaban que habían recibido el placebo.[362] En realidad, todas las píldoras eran placebos. El impulso en el rendimiento y los cambios asociados en la cantidad de dolor o esfuerzo que percibieron durante los paseos se vieron impulsados por sus propias expectativas.

Los efectos de creencias similares también pueden aparecer sin píldoras a la vista. Por ejemplo, las encuestas han encontrado que cuanto mayor es el interés sobre los deportes, más supersticioso es probable que se sea. Intrigado por todos los cuentos de supertriunfadores supersticiosos como Michael Jordan, quien vistió sus viejos shorts universitarios bajo su uniforme a lo largo de su carrera profesional, la investigadora alemana Lynn Damisch, de la Universidad de Colonia, se propuso comprobar si realmente funcionan los amuletos de la suerte. Efectivamente, en un estudio, descubrió que simplemente al decir "Aquí está tu pelota. Hasta ahora ha resultado ser una bola de la suerte", impulsó el desempeño del golf en 33 por ciento en comparación con decir: "Ésta es la pelota que todo el mundo ha usado hasta ahora". En otras tareas, los sujetos establecieron metas iniciales más altas y persistieron por más tiempo antes de darse por vencidos cuando traían sus amuletos de la suerte con ellos, evidencia que los psicólogos llaman "autoeficacia", o una creencia en su propia competencia y éxito, alterando su comportamiento en formas que los

---

[362] Estudio sobre los placebos en el deporte: J. Beedie *et al.*, "Placebo Effects of Caffeine on Cycling Performance", *Medicine & Science in Sports & Exercise* 38, núm. 12, 2006.

convierten en autosuficientes, como la agresividad de los corredores de Kenia.[363]

Entonces, sí, la autoconfianza puede hacer que te esfuerces más, pero también puede funcionar de maneras más sutiles. Decirles a los corredores que se ven relajados los hace quemar menos energía para mantener el mismo ritmo.[364] Darles a los jugadores de rugby una sesión informativa posterior al juego que se centre en lo que hicieron bien en lugar de lo que hicieron mal tiene efectos que continuarán una semana más tarde, cuando el grupo de retroalimentación positiva tenga niveles más altos de testosterona y un mejor rendimiento en el siguiente juego.[365] Incluso hacer una buena acción o simplemente imaginarte a ti mismo haciendo una buena acción puede mejorar tu resistencia al reforzar tu sentido de agencia: en un estudio, donar un dólar a la caridad permitió a los voluntarios mantener un peso de cinco libras durante 20 por ciento más de tiempo que de lo contrario podrían.[366] Preocupantemente, ganaron aún más fuerza al imaginarse a sí mismos haciendo una mala acción, confirmación, tal vez, de una teoría largamente discutida dentro de foros en línea de que la mejor forma de correr una carrera de 800 metros es impulsada por "odio puro".[367]

Ésta no es una sugerencia de que debes robar una tienda de camino a tu próxima carrera. La mayoría de estos ejemplos, considerados por sí mismos, son poco más que trucos de salón. Sin

---

[363] La superstición altera el comportamiento por "autoeficacia": L. Damisch *et al.*, "Keep Your Fingers Crossed! How Superstition Improves Performance", *Psychological Science* 21, núm. 7, 2010.

[364] La autoconfianza como placebo de efecto real: I. Stoate *et al.*, "Enhanced Expectancies Improve Movement Efficiency in Runners", *Journal of Sports Sciences* 30, núm. 8, 2012.

[365] La autoconfianza como placebo de efecto real: B. T. Crewther y C. J. Cook, "Effects of Different Post-Match Recovery Interventions on Subsequent Athlete Hormonal State and Game Performance", *Physiology & Behavior* 106, núm. 4, 2012.

[366] La autoconfianza como placebo de efecto real: Kurt Gray, "Moral Transformation: Good and Evil Turn theWeak into the Mighty", *Social Psychological and Personality Science* 1, núm. 3, 2010.

[367] Alimentado por el "odio puro": tomado del fichero de comentarios para la entrada "Running the 800 on Pure Hate" del blog Letsrun.com, 17 de noviembre de 2008.

embargo, cuando das un paso atrás, esto se enfoca en un patrón más grande. Cuando estaba visitando a Tim Noakes en Ciudad del Cabo, le pregunté qué podrían decirnos sobre los entrenamientos de sus teorías sobre el papel del cerebro en la resistencia. Si hay un gobernador central, ¿puedes perfeccionarlo? Él me respondió con una anécdota. Durante sus días como remero del equipo de universidades sudafricanas a principios de la década de 1970, la tripulación hizo un entrenamiento de seis vueltas de 500 metros lo más duro posible. "Y una tarde, haciendo nuestra sexta vuelta regresamos a la caseta de los botes y el entrenador dijo: 'No, vayan al comienzo otra vez. Estarán haciendo otra vuelta'. Entonces hicimos otros 500. Y él dijo que regresáramos. E hicimos otros cuatro. ¿Y sabes? Si nos hubieras preguntado, nadie hubiera creído que podríamos hacer eso". Esa lección, recordó, se quedó con él, primero como atleta y luego como científico: "Tienes que enseñar a los atletas, en algún punto de sus carreras, que pueden hacer más de lo que creen que pueden hacer".

Esta epifanía tiene mucho en común con lo que Amby Burfoot, un ex campeón del Maratón de Boston y editor veterano de *Runner's World*, describió una vez como el "absoluto, el mejor entrenamiento que, sin lugar a dudas, puedes hacer en el mundo".[368] Burfoot estaba escribiendo sobre un estudio de la Universidad de Yale en el que las hormonas del apetito de un grupo de voluntarios se sumergieron después de beber lo que les dijeron que era un batido de leche "indulgente" con alto contenido calórico, pero no se movieron cuando bebieron un batido "sensible" bajo en calorías, aunque las dos bebidas eran en realidad idénticas. El cerebro gobierna el cuerpo, concluyó Burfoot, por lo que su superentrenamiento consistió en recorrer cinco veces una milla lo más fuerte posible, seguido de su entrenador diciéndole que hiciera otra vuelta al mismo ritmo. "A partir de este entrenamiento, aprenderás para siempre que eres capaz de mucho más de lo que piensas", escribió. "Es la lección más poderosa que posiblemente puedas aprender al correr".

[368] El "absoluto, el mejor entrenamiento": Amby Burfoot, "Milkshakes, Mile Repeats, and Your Mind: A Delicious Combination", *Runner's World*, 12 de junio de 2011.

Un vasto cuerpo de estudios específicos del deporte respalda esta idea, usando varias formas de engaño para burlar a las personas y hacer que se esfuercen aún más o por más tiempo del que normalmente pueden hacerlo.[369] Instalar el termómetro para mostrar una temperatura falsamente baja contrarresta algunos de los efectos del calor que reducen la resistencia. Usar un reloj que funcione rápido o lento, o mentir sobre la distancia que ha recorrido un atleta, puede ayudar o perjudicar el rendimiento según el contexto. Varios estudios han utilizado sistemas de realidad virtual para permitir a los atletas competir contra sus propias actuaciones previas, un punto de referencia que, por definición, los sujetos confían que pueden igualar. Esto resulta ser cierto, incluso cuando los rivales virtuales se aceleran en secreto, aunque sólo hasta cierto punto. Compite contra una versión mejorada de 2 por ciento de ti mismo y te sorprenderás a ti mismo. Según un estudio de 2017 de investigadores franceses, competir contra una versión mejorada de 5 por ciento te desanimará pronto cuando te des cuenta de que no podrás mantener el ritmo.[370]

Pero el engaño sólo puede llevarte un poco más lejos. Incluso si tienes un entrenador al que le gusta engañarte, sólo algunas veces caerás en la trampa del "intervalo adicional" antes de que comiences a rezagarte un poco en cada entrenamiento. Para Burfoot, el verdadero punto es más general. El engaño, escribe, "no es central para el fenómeno, sólo lo hace para historias cautivadoras con finales sorprendentes. Lo que es central es una fuerte creencia".

Poco después de la marca de medio camino, Coolsaet comenzó a ir detrás de los líderes. Cuando desapareció de nuestras líneas de visión en el camión de la prensa, sacudimos nuestras cabezas sabiendo: la confianza es grande, pero el maratón castiga el exceso de confianza con la severidad del Antiguo Testamento. Entonces,

[369] Varias formas de engaño para hacer mayor el esfuerzo: E. L. Williams, "Deception Studies Manipulating Centrally Acting Performance Modifiers: A Review", *Medicine & Science in Sports & Exercise* 46, núm. 7, 2014.

[370] Estudios con realidad virtual para competir contra las propias actuaciones previas: G. P. Ducrocq *et al.*, "Increased Fatigue Response to Augmented Deceptive Feedback During Cycling Time Trial", *Medicine & Science in Sports & Exercise* 49, núm. 8, 2017.

fue una sorpresa, unas pocas millas después, verlo reaparecer en la distancia. Con la cabeza gacha, las mandíbulas apretadas, se arrastró con dificultad entre el grupo líder, que por la marca de 30 kilómetros se redujo a sólo seis corredores. En una entrevista en vivo al lado de la pista en la transmisión televisada de la carrera, su entrenador explicó sin rodeos el lapso temporal: "Tuvo que detenerse cerca del kilómetro 22 para ir al sanitario".

Para Coolsaet, la fuerte creencia de que él podría competir con los kenianos se la ganó entrenando con ellos. Unos meses después de la carrera de Toronto, en la meca del entrenamiento de Iten, en las colinas del Valle del Rift, se unió a más de 200 corredores kenianos, desde incógnitos hasta estrellas reconocidas, para el *fartlek* semanal a lo largo de la montaña y los polvorientos caminos fuera de la ciudad. La tarea era simple: alternar dos minutos intensos con un minuto más sencillo y repetir 20 veces. Al igual que en las carreras, todos salieron con fuerza y aguantaron todo lo que pudieron. Nadie quería estar detrás del largo *mzungu*, pero Coolsaet logró subir y terminar cerca del frente. Mientras corría hacia la ciudad, cubierto de polvo rojo y sudor, un puñado de otros corredores estalló en aplausos. Estaba listo para correr 2:05, le dijeron, un voto de confianza con el poder energizante de una carretilla llena de píldoras de cafeína.[371]

Este tipo de creencia transferible de "si puede hacerlo él también puedo hacerlo yo" se juega en los niveles más altos del deporte. ¿Por qué los récords mundiales en prácticamente todas las pruebas de resistencia humana siguen descendiendo? Podrías pensar que es nuestro conocimiento cada vez mayor de entrenamiento, nutrición, hidratación, recuperación y demás, junto con tecnologías sofisticadas como los criosaunas. Pero todo ese conocimiento y toda esa tecnología se aplican con igual entusiasmo a los deportes no humanos como las carreras de caballos y perros. Las apuestas financieras en las carreras de caballos, gracias a las apuestas legalizadas, hacen insignificantes aquellas en carreras de resistencia humana. Y, efectivamente, durante la primera mitad

---

[371] Coolsaet estaba convencido de que él podría competir con los kenianos: "You Were Springing Like a Gazelle", www.reidcoolsaet.com, 27 de enero de 2012.

del siglo XX, los purasangre y los humanos se hicieron más rápidos a tasas aproximadamente similares. Pero según un análisis de 2006 del investigador de la Universidad de Nottingham David Gardner, los tiempos ganadores en carreras importantes como el Kentucky Derby y el Epsom Derby han permanecido estancados desde 1950. Durante el mismo periodo, los tiempos ganadores en maratones importantes como los Juegos Olímpicos continuaron cayendo en más de 15 por ciento.[372]

Un campeón de maratón y un caballo campeón son dos maravillas fisiológicas; la diferencia es que el maratonista puede mirar más allá del momento presente. El récord del Kentucky Derby de Secretariat de 1:59:04 se ha mantenido desde 1973. Casi 30 años después, en 2001, Monarchos se convirtió en el segundo caballo en llegar en menos de 2:00 en el Derby, ganando por cinco cuerpos. ¿Pudo haber desafiado el registro de Secretariat? Quizás si el Secretariat hubiera estado allí frente a él. Pero sólo los humanos pueden dar el salto abstracto a la competencia virtual: si sabes que alguien, en alguna parte, ha cubierto una distancia dada en 1:59:04, sabes que es *posible* cubrir esa distancia en 1:59:03 y puedes guiar tu entrenamiento y ejecutar tu plan de carrera en consecuencia.

Por supuesto, creer que puedes correr un maratón de 2:05 no es lo mismo que correrlo. Los filósofos hacen una distinción entre creencias justificadas y creencias verdaderas.[373] Puedes tener una buena razón para creer algo (que tu automóvil está en el garaje, por ejemplo) incluso si resulta que no es cierto (porque alguien lo ha robado). Por el contrario, puedes creer algo que resulta ser cierto (que sacarás un as) sin una buena razón. El conocimiento, según algunas reflexiones filosóficas, requiere una verdadera creencia justificada. Para los atletas, la forma más sencilla de adquirir una verdadera creencia justificada sobre sus capacidades es ponerlas

---

[372] Los tiempos ganadores en carreras importantes han permanecido estancados: D. S. Gardner, "Historical Progression of Racing Performance in Thoroughbreds and Man", *Equine Veterinary Journal* 38, núm. 6, 2006.

[373] Creencias justificadas y creencias verdaderas: Edmund Gettier, "Is Justified True Belief Knowledge?", *Analysis* 23, núm. 6, 1963.

a prueba: cualquier cosa que hayas hecho antes, puedes hacerlo de nuevo y un poco más. Pero la pregunta planteada por Noakes y Marcora y otros es si, para la mayoría de nosotros, tales creencias incrementadamente justificadas subestiman nuestras verdaderas capacidades. Avanzar en un territorio inexplorado, por ejemplo, mejorar el récord del maratón en tres minutos en lugar de tres segundos, como esperaba hacer Eliud Kipchoge, requiere un salto imaginativo.

Justo antes de la marca de 35 kilómetros, cuando los corredores se dirigen hacia una pequeña colina, Coolsaet se pone en cabeza. Sólo quedan cuatro corredores en disputa en ese punto. Mientras Coolsaet avanza, el corredor de maratones 2:08 Nixon Machichim comienza a retroceder, perdiendo contacto con el grupo; luego él se va. Para el resto de la carrera, los corredores tienen que empujar a través de una corriente de viento. Los cuádriceps de Coolsaet están ardiendo y su paso comienza a parecer lento y desigual. Finalmente, con sólo dos millas por delante, sus dos rivales restantes, un corredor de 2:07 y un corredor de 2:05, comienzan a alejarse. A medida que vacila en el viento, se hace evidente que va a perder el récord nacional; pero los periodistas a bordo del camión de prensa están animados, no obstante. Termina con 2:10:55, por el tercer lugar, para convertirse en el segundo canadiense más rápido de la historia y ser parte del equipo olímpico. Pero es la forma en que lo hizo, en lugar de la hora en sí: eso es lo que queda en mi mente.

Este libro no es un manual de entrenamiento. Aun así, es imposible explorar la naturaleza de los límites humanos sin preguntarse cuáles son las mejores formas de superarlos. Al final, los convertidores de los límites más efectivos siguen siendo los más simples, tan simples que apenas los hemos mencionado. Si quieres correr más rápido, es difícil mejorar el haiku de entrenamiento[374] escrito por el fisiólogo de la Clínica Mayo Michael Joyner, el hombre cuyo periódico de 1991 predijo la persecución de dos horas del maratón:

---

[374] *Corre muchas millas / un poco más rápido que tu ritmo de carrera / Descansa de vez en cuando*: Joyner me envió el haiku de entrenamiento por correo electrónico el 3 de febrero de 2016, y desde entonces ha sido citado en otras partes.

> Corre muchas millas
> Un poco más rápido que tu ritmo de carrera
> Descansa de vez en cuando

Joyner es uno de los principales expertos mundiales en fisiología de la resistencia humana, pero graciosamente se describe a sí mismo como "tecnólogo". En una conferencia sobre el futuro de la tecnología deportiva y la mejora del rendimiento, Joyner llevó, como accesorio, su cuerda retro de boxeo de 1972. Todas los halagos a las carpas modernas de ciencia deportiva y el seguimiento de la variabilidad del ritmo cardiaco y las bebidas deportivas modificadas genéticamente, etcétera, equivalen a pequeñas modificaciones en comparación con la tarea más elemental de entrenar tu mente y cuerpo un día tras otro durante años.

De hecho, la misma objetividad prometida por la tecnología deportiva resulta ser autolimitada en algunos contextos. Aspirar a andar en bicicleta a una frecuencia cardiaca o potencia de salida específica es como caminar sobre los esteroides: reduce el riesgo de una explosión, pero elimina la posibilidad de un avance. Como ha escrito el entrenador de atletismo de élite Steve Magness, las mejoras tecnológicas, como correr con un GPS, "aflojan el vínculo entre la percepción y la acción".[375] Los psicólogos ecológicos a menudo usan la conducción de motocicletas como ilustración. Puedes controlar tu velocidad sintiendo la sensación de la moto y el ritmo de la carretera a medida que el mundo fluye o puedes mirar el velocímetro. El último es más preciso, pero para los expertos, al menos, no es una mejor manera de evaluar si te estás moviendo con seguridad. Del mismo modo, al revisar tu medidor de potencia antes de decidir si acelerar o disminuir la velocidad cuando estás en bicicleta, estás insertando un paso cognitivo adicional que se basa en un cálculo externo imperfecto de cómo debes sentirte, en lugar de en la sensación en sí.

---

[375] Steve Magness: las mejoras tecnológicas pueden "aflojan el vínculo entre la percepción y la acción: sin autor manifiesto, "A Case for Running by Feel—Ditching Your GPS Because of Ecological Psychology", *The Science of Running*, https://www.scienceofrunning.com/2016/02/a-case-for-running-by-feel-ditching.html?v=0b98720dcb2c, 8 de febrero de 2016.

Entonces, si los fundamentos del entrenamiento son simples y ampliamente entendidos, ¿toda esa investigación sobre las reservas ocultas del cerebro nos enseñan algo nuevo? "Creo que todos los grandes entrenadores siempre trabajan en el cerebro de todos modos", me dijo Tim Noakes. Pero no todos tienen un gran entrenador, o ningún entrenador en absoluto, para el caso. Realmente creo que la mayoría de nosotros puede hacer un mejor trabajo al acceder a esas "reservas ocultas"; en particular, ésta es un área de mejora relativamente desaprovechada para aquellos que ya están entrenando a un alto nivel y posiblemente estén maximizando su potencial de ganancias físicas. Tal vez enfoques como el entrenamiento del cerebro y la estimulación cerebral se producirán, y ofrecerán mejoras de rendimiento predecibles y repetibles. O tal vez tendremos que depender de formas de menor tecnología para luchar directamente con nuestras creencias, como hablarnos a nosotros mismos.

Por supuesto, el poder de la creencia a menudo ha sido sobrevendido, como los libros de autoayuda que afirman que las millas en menos de cuatro minutos se volvieron fáciles tan pronto como Roger Bannister demostró que era posible. En cualquier contabilidad honesta, el entrenamiento es el pastel y la creencia es el decorado, pero a veces esa fina capa de glaseado marca la diferencia. Desde el estudio de Samuele Marcora de 2014 que muestra que la capacitación simple en autoconversación motivacional podría prolongar el tiempo hasta el agotamiento en una prueba de ciclismo, varios otros estudios han confirmado que la técnica puede alterar la relación entre el ritmo y el esfuerzo. Un experimento de campo británico descubrió que el entrenamiento autodirigido aumentaba el rendimiento en un extenuante ultramaratón nocturno de 70 millas.[376] La investigación de Stephen Cheung, descrita en el capítulo 8, descubrió que los ciclistas se desempeñaban mejor con un calor de 35 grados después del entrenamiento autodirigido que se enfocaba específicamente en manejar el clima cálido.

[376] El entrenamiento autodirigido puede aumentar el rendimiento: A. McCormick *et al.*, "The Effects of Self-Talk on Performance in an Ultramarathon", ponencia dictada en la Endurance Research Conference de la Universidad de Kent en septiembre de 2015.

Si pudiera retroceder en el tiempo para alterar el rumbo de cada una de mis carreras después de una década de escribir sobre las últimas investigaciones en entrenamiento de resistencia, el mayor consejo que le daría a mi yo más joven lleno de dudas sería: entrenamiento de autoconversación motivacional, con diligencia y sin reírse.

Al final, sin embargo, lo que me ha cautivado acerca de la nueva ola de investigación de resistencia centrada en el cerebro no es realmente su potencial para aumentar el rendimiento. Para millones de personas en todo el mundo, los desafíos de resistencia están en algún lugar entre un pasatiempo y una adicción, una forma de prueba extenuante que no tiene una justificación de salud particular. ¿Por qué? Si las carreras fueran en realidad sólo concursos de fontanería, pruebas de cuyas tuberías podrían suministrar la mayor cantidad de oxígeno y bombear la mayor cantidad de sangre, serían aburridamente determinantes. Compites una vez y conoces tus límites. Pero así no es como funciona.

Como estudiante de primer año de universidad en el equipo de atletismo, una vez tuve una conversación desalentadora con una chica del equipo de baloncesto a la que esperaba impresionar. Ella tenía próximos un juego y una reunión, y estábamos discutiendo cuán nerviosos estábamos. "¿Por qué estás nervioso?", preguntó ella. "No es que trate de lanzar un tiro libre frente a una multitud que grita. ¿No es que el arma suena y todo el mundo corre y quien sea más rápido gana?" Traté de explicarle que cada buena carrera implicaba exceder lo que se sentía como mis límites físicos. Si corrí 800 metros tan duro como pude en la práctica, podría correr 2:10; en una carrera, podría correr 1:55. Acceder a esa reserva oculta era todo menos una conclusión inevitable, y esperar a ver qué tan profundo me las había arreglado para cavar era lo que hacía que correr fuera estimulante y aterrador. (Nunca tuve una cita con ella.)

En estos días, el terror se ha desvanecido mayoritariamente, aunque no del todo. Cuando me alineo para una carrera, me recuerdo a mí mismo que mi oponente más feroz será el circuito de protección de mi propio cerebro. Es una lección que aprendí por primera vez en mi revolucionaria carrera de 1,500 metros en

Sherbrooke hace más de dos décadas, pero sus implicaciones continúan sorprendiéndome. Estoy ansioso por aprender más en los próximos años sobre a qué señales responde el cerebro, cómo se procesan esas señales y si pueden modificarse. Pero es suficiente, por ahora, saber que cuando llega el momento de la verdad, la ciencia ha confirmado lo que los atletas siempre han creído: que hay más allí, si estás dispuesto a creerlo.

Dos horas: 6 de mayo de 2017

Lo que pasa con un maratón de dos horas bajo las grandes condiciones orquestadas por Nike es que debería ser casi cómicamente aburrido. Si todo va bien, no habrá oleadas, ni descansos, ni regresos y ni siquiera la más mínima variación en el ritmo: sólo tres hombres, una punta de flecha y un reloj. A pesar de estos hechos, la carrera de Breaking2 parece ser el boleto no oficial más popular en Italia a pesar de que no está abierto al público. Samuele Marcora, quien creció en la ciudad de Busto Arsizio, a 25 millas de Monza, está cuidando a su madre en su año sabático en la Universidad de Kent. Tiro de cada hilo a mi disposición para obtener su acreditación como comentarista de medios, ya que estoy ansioso por escuchar su opinión en tiempo real en esta prueba definitiva de resistencia. No es sino hasta las 4:00 a.m. el día de la carrera, que está programada para comenzar a las 5:45 a.m., que finalmente puedo enviarle un mensaje confirmando que él está adentro. Él responde de inmediato: "Estaba despierto esperando su mensaje. ¡¡¡No pude dormir!!!"

En la oscuridad antes del amanecer, el bullicio de los preparativos finales en la pista de Fórmula 1 se siente silencioso y surrealista. Después de un gran ojo rojo por el vuelo, un día completo de informes y pocas horas de descanso, he pasado por la etapa de sentirme cansado y, en cambio, estoy gratamente sorprendido con adrenalina y croissants rellenos de Nutella. He estado contando a las personas en Twitter que piden las predicciones que doy sobre Kipchoge y a la compañía una posibilidad de éxito de 1 a 10 por ciento; ya sea eso, o respondo con un GIF de Clubber Lang de Rocky III que dice "¿Predicción? ¡DOLOR!" Tengo una sensación muy familiar en la boca del estómago, junto con una dura pesadez en las piernas, que, sé por experiencia, no es física sino mental. Tengo dolores de simpatía por Kipchoge, que está a punto de saltar voluntariamente a un abismo de profundidades desconocidas

Una vez que comienza la carrera, se instala rápidamente en un ritmo medido, aparentemente sin esfuerzo. Después de la debacle de medio maratón, el Tesla ha sido equipado con láseres que hacen brillar líneas verdes en la pista, delineando una cuña en forma de flecha que sigue seis metros detrás del automóvil para mostrar a los participantes exactamente dónde correr. Hay treinta personas que fungen como marcadores aquí, todos entre los mejores corredores del mundo y han estado ensayando su formación y transición toda la semana. Al final de cada vuelta de 1.5 millas, tres de los seis marcadores derivan a lo ancho y tres nuevos marcadores se unen desde cualquier lado de la punta de flecha. Con Kipchoge, Tadese y Desisa escondidos impasible e inmutablemente detrás, los marcadores y sus cambios, realizados a gran velocidad y con el riesgo muy real de un viaje catastrófico, comienzan a sentirse como la principal atracción. Es como ver un ballet deliciosamente hipnótico aunque algo minimalista.

Pero el cambio llega lo suficientemente pronto, mucho antes de lo que nadie hubiera esperado. Después de sólo 10 millas, Desisa una vez más comienza a alejarse de la parte posterior del grupo; entonces, antes de la mitad, Tadese también cae. En una carrera a contrarreloj como ésta, prácticamente no hay posibilidad de que ninguno de ellos pueda recuperarse. Cualquier magia que Nike haya intentado conjurar parece repentinamente delgada; será Kipchoge o nadie, y la última opción se verá cada vez más probable. He leído una gran cantidad de artículos en las últimas semanas que explican por qué el objetivo de dos horas es ridículo y cuán espectacularmente los corredores pagarán por su arrogancia si intentan mantener un ritmo tan apasionante. Me aterrorizo: el interminable *se los dije* seguirá a una falla.

Pero como los marcadores y su único seguidor restante pasaron a la mitad del camino en 59:54, se me ocurre una idea vívida. "Con cada paso que da Kipchoge ahora", toco la aplicación de Twitter en mi teléfono, "es lo más rápido que un humano ha recorrido esta distancia".

Mi cuaderno de la segunda mitad de la carrera está casi vacío. Junto con todos los demás en el estadio, y millones de personas que miran en vivo en línea, estoy obsesionado con Kipchoge: la fuerza de sus piernas, la ausencia de tensión en sus mejillas, la calma sobrenatural de su mirada. Al principio sólo esperamos que pueda aguantar allí el tiempo suficiente para hacerlo respetable. Pero a medida que transcurren las vueltas y el reloj avanza, hay una comprensión palpable de que estamos presenciando algo especial: que, como quiera que termine, Kipchoge está superando las expectativas de casi todo lo que los humanos somos capaces de hacer. Después de unos 90 minutos, encuentro a Marcora en la multitud abarrotada junto a la línea de meta. Él arquea las cejas con asombro; arqueo yo correspondiéndole, y ambos volvemos a la pista en silencio. No hay nada más que decir.

Es durante mi lugar de invitado en la cabina de transmisión que finalmente me permito pensar: "Sí, quizás él realmente puede".

En el momento en que corro por el laberinto de corredores y bajo las escaleras hasta la pista, quedan exactamente dos vueltas de 1.5 millas, y casi imperceptiblemente Kipchoge ha empezado a fallar. Hay una tensión en su rostro y lo que parecían sonrisas ocasionales ahora se revelan como muecas. La punta de flecha apretada de los marcadores está comenzando a deshacerse, ya que tienen que decidir entre mantenerse con el Tesla en el ritmo de dos horas o retroceder para seguir bloqueando el viento para Kipchoge, quien ha caído un poco más de 10 segundos detrás de su ritmo objetivo.

Los grandes atletas de resistencia del mundo, me recuerdo a mí mismo, comparten un rasgo junto con los niños de 11 años en los estudios de ritmo de Dominic Micklewright: siempre tienen una patada final. Las piernas de Kipchoge se vuelven más pesadas, la marea de metabolitos en sus músculos está aumentando, sus reservas de combustible están disminuyendo: en innumerables formas, su cuerpo le dice que ha alcanzado su límite y ya no puede mantener ese ritmo. Pero ¿su cerebro alberga una reserva final que desatará cuando el final esté a su alcance?

Las ruedas no se caen; Kipchoge no golpea la pared como Tadese y Desisa, que ahora están a 6.14 minutos de retraso, respectivamente. Pero él no logra reacelerar. Peleando todo el camino hasta el final, cruza la línea en 2:00:25, hace una pausa por el más breve de los momentos y luego se dirige hacia su viejo entrenador,

Patrick Sang, quien lo envuelve en un abrazo silencioso. Luego, con cautela, se deja caer al suelo, se acuesta y se tapa los ojos. A mi alrededor, la gente se abraza, se divierte y grita con emoción. Si bien Kipchoge no se colocó en los subdos y debido al acuerdo de ritmo no estableció un récord mundial oficial, no tengo dudas de que he sido testigo de un momento decisivo en la búsqueda de los límites humanos. Los tiempos futuros del maratón *sonarán* diferente a la luz de lo que acaba de ocurrir.

Durante las semanas siguientes, habrá un debate interminable sobre las claves detrás del avance de Kipchoge. ¿Cuánto, si acaso, los nuevos zapatos lo ayudaron? ¿Qué pasa con la bebida deportiva sueca experimental que encapsula los carbohidratos en un hidrogel especial para facilitar la absorción y que Kipchoge decidió usar en el último momento ayudándole a evitar un desvanecimiento?[377] ¿Y el ritmo del auto Tesla, con su voluminoso reloj montado en el techo, proporciona una ayuda adicional oculta? "¿Cuál era el secreto que querían saber?", se lamenta el héroe miler de John L. Parker Jr. en *Once a Runner*; "De mil maneras diferentes querían conocer *el secreto*".

Incluso Nike no puede responder a estas preguntas, no tanto porque las respuestas sean confidenciales (que lo son), sino porque casi no se conocen. En una conferencia en Denver, unas semanas más tarde, los investigadores de la Universidad de Colorado Wouter Hoogkamer y Rodger Kram presentaron los resultados de sus pruebas independientes del zapato Vaporfly. Realmente mejora la economía de carrera en un promedio de 4 por ciento.[378] Claramente, eso no se traduce directamente en 4 por ciento más rápido en un maratón, a menos que creas que Kipchoge con zapatos normales es sólo un tipo de 2:05, pero los científicos ofrecen opiniones ampliamente diferentes sobre cuán grande es el límite del mundo real. Mi triangulación de respaldo es que valieron alrededor de un minuto para Kipchoge y eso incluye la ventaja

[377] Debate interminable sobre las claves detrás del avance de Kipchoge: Alex Hutchinson, "After a Near Sub-2 Marathon, What's Next?", *Runner's World*, 6 de mayo de 2017.

[378] El zapato Vaporfly realmente mejora la economía de carrera: citado en el ya referenciado Wouter Hoogkamer *et al.*, "New Running Shoe Reduces the Energetic Cost of Running".

mental que obtuvo al saber que llevaba los zapatos más rápidos jamás probados.

Sin embargo, inmediatamente después de la carrera, la pregunta que me queda en la mente es la contraria: ¿cuánto más rápido podría haber ido Kipchoge si hubiera tenido un rival con él en esas últimas dos vueltas? Sabemos, después de todo, que competir contra la competencia virtual incluso puede aumentar el rendimiento en un porcentaje o dos en comparación con un recorrido a contrarreloj. En una carrera de cabeza a cabeza, ¿podría haber convocado la patada final que casi siempre se ve en carreras de récord mundiales? Sin embargo, reflexionando, concluyo que esto es poco probable. Las circunstancias peculiares de la carrera Nike, el ritmo predeterminado, el campo pequeño, la ausencia de cualquier tipo de consideraciones tácticas, le permitieron a Kipchoge extenderse por completo. Sin rivales que temer, fue capaz de dejar su garganta expuesta y simplemente correr hasta que sus piernas ya no podían cargarlo. En el medio maratón de marzo, que él había confirmado, era sólo 60 por ciento de esfuerzo; ése no fue el caso aquí.

"Hoy fue cien por ciento", confirma, sonriendo, unos minutos después de terminar. "Pero, lo sabes, somos humanos somos humanos".

Es precisamente ese hecho, su propia vulnerabilidad humana, lo que ha hecho que la carrera de Kipchoge sea tan emocionante para todos los que se quedaron despiertos hasta tarde o salieron de la cama para verla. Y es lo que nos conecta a todos, al enfrentar nuestros propios límites personales en los senderos para bicicletas y los senderos de montaña del mundo, a aquellos que hacen retroceder los límites de nuestra especie. Nada es inevitable; nada es simplemente matemático. Kipchoge, he decidido, acaba de acercarse lo más posible a tocar los perímetros exteriores de su capacidad física. Y eso me emociona sobre el futuro, porque, como él insistió, en medio del tumulto después de la carrera en el hipódromo de Monza, nunca fue sólo por él. "El *mundo* ahora", dice, "está a sólo veinticinco segundos de distancia".

AGRADECIMIENTOS

En el corazón de este libro están los científicos cuyo trabajo se explora. Estoy profundamente agradecido con todos ellos, demasiados para enumerarlos individualmente aunque muchos de sus nombres aparecen en las páginas anteriores, quienes contestaron a mis correos electrónicos, se sentaron a través de repetidas llamadas telefónicas y, en algunos casos, me dieron la bienvenida a sus laboratorios. Ross Tucker compartió conmigo datos en bruto para la figura en el capítulo 3. Tim Noakes, Samuele Marcora, Alexis Mauger, Guillaume Millet, Stephen Cheung, John Hawley, Lori Haase, Martin Paulus, Kai Lutz y, especialmente, Mark Burnley leyeron partes del manuscrito para mayor precisión. Los errores que quedan son sólo míos, pero habría habido muchos más sin su ayuda.

Es gracias a la guía y la paciencia de mis agentes literarios, Rick Broadhead y Peter Hubbard, de William Morrow, que éste es un libro real en lugar de una publicación de blog realmente larga e ilegible. También estoy agradecido con los editores de la revista que suscribieron mi libro asignándome historias, en particular Christine Fennessy, Jeremy Keehn, Anthony Lydgate y Scott Rosenfield. Como resultado de estas asignaciones, algunos de los informes en este libro han aparecido anteriormente en *Runner's World*, *Outside*, *The New Yorker*, *The Walrus*, y *The Globe* y *Mail*.

En la gran mayoría de los casos, este material ha cambiado sustancialmente, pero hay algunas partes donde las oraciones originales que escribí eran todavía la mejor descripción o explicación que podía encontrar. Cindy Slater, del H. J. Lutcher Stark Center for Physical Culture & Sports de la Universidad de Texas en Austin, rastreó un oscuro estudio de la era soviética para mí; y Gennady Sheyner de buena gana lo lo tradujo del ruso para mí. Mi tío, Wolf Rasmussen, proporcionó una traducción por teléfono de revistas alemanas del siglo XIX. Flora Tsui me sacó una excelente foto de autor (si lo digo yo).

Mi pensamiento sobre la resistencia (y casi todo lo demás) ha sido moldeado por conversaciones continuas con muchos compañeros y mentores, tanto dentro del periodismo como más allá de él. Me gustaría agradecer especialmente a Amby Burfoot, Michael Joyner, David Epstein, Christie Aschwanden, Steve Magness, Brad Stulberg, Jonathan Wai, Terry Laughlin y Scott Douglas. Podría haber terminado el libro más rápido sin la distracción de su conversación, ¡pero hubiera sido un libro de menor nivel!

Finalmente, y lo más importante de todo, no podría haber escrito este libro sin mi familia. Mis padres, Moira y Roger, ofrecieron ayuda incansable para la investigación y el cuidado infantil adicional; en un nivel más fundamental, su apoyo inconmensurable y continuo a lo largo de mi vida es lo que me ha permitido seguir una carrera como escritor. Y a mi esposa y amiga más cercana, Lauren, y a nuestros hijos, Ella y Natalie: gracias por todo, los amo.

Notas

Notas

NOTAS

Notas

Notas

NOTAS

NOTAS

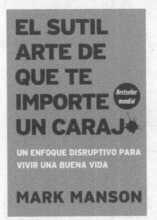

El sutil arte de que te importe un caraj. Un enfoque disrupti-
vo para vivir una buena vida*
MARK MANSON

En este bestseller mundial que está definiendo a toda una generación, el blogue-
ro superestrella Mark Manson nos demuestra que la clave para ser personas más
seguras y felices es manejar de mejor forma la adversidad y dejar de pretender
ser "positivos" todo el tiempo.

Durante los últimos años, Mark Manson -en su popular blog- se ha afanado
en corregir nuestras delirantes expectativas sobre nosotros mismos y el mundo.
Ahora nos ofrece su toda su intrépida sabiduría en este libro pionero.

Manson nos recuerda que los seres humanos somos falibles y limitados: "no
todos podemos ser extraordinarios: hay ganadores y perdedores en la sociedad,
y esto no siempre es justo o es tu culpa". Manson nos aconseja que reconozca-
mos nuestras limitaciones y las aceptemos. Esto es, según él, el verdadero origen
del empoderamiento. Una vez que abrazamos nuestros temores, faltas e incer-
tidumbres, una vez que dejamos de huir y evadir y empezamos a confrontar las
verdades dolorosas, podemos comenzar a encontrar el valor, la perseverancia, la
honestidad, la responsabilidad, la curiosidad y el perdón que buscamos.

"A lo largo de la vida, tenemos una cantidad limitada de carajos que nos
importen. Así que debes elegir tus carajos sabiamente". Manson nos ofrece un
momento de urgente sinceridad, ese cuando alguien te sujeta por los hombros y
te mira a los ojos para tener una charla honesta, pero llena de historias entrete-
nidas y de humor profano, despiadado. Este manifiesto es una refrescante bofe-
tada en nuestra cara, para que podamos empezar a llevar vidas más satisfechas
y con los pies en la tierra.

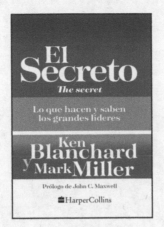

El secreto. Lo que hacen y saben los grandes líderes.
KEN BLANCHARD Y MARK MILLER

EDICIÓN DEL 10º ANIVERSARIO, REVISADA Y ACTUALIZADA
En esta nueva edición de su clásica fábula de negocios, Ken Blanchard y Mark Miller transmiten la esencia misma de lo que requiere un líder exitoso. La joven ejecutiva Debbie Brewster, recientemente promovida pero luchadora, le pregunta a su mentor la única pregunta que necesita desesperadamente: "¿Cuál es el secreto de los grandes líderes?" La respuesta es - "los grandes líderes sirven", y con el tiempo se revelan las cinco formas fundamentales para que los líderes tengan éxito a través del servicio. En el camino ella aprende:

- Por qué los grandes líderes se interesan por el futuro.
- Cómo trabajar en equipo determina tu éxito o fracaso.

Esta edición del décimo aniversario incluye una autoevaluación de liderazgo para que los lectores puedan medir hasta qué punto lideran sirviendo y dónde pueden mejorar. Los autores también han agregado respuestas a las preguntas más frecuentes sobre cómo aplicar el modelo de servicio en el mundo real. Tan práctico como alentador, El secreto comparte la sabiduría de Ken Blanchard y Mark Miller sobre el liderazgo, en una forma que cualquiera puede comprender e implementar fácilmente. Este libro beneficiará no solo a aquellos que lo lean, sino también a las personas que buscan orientación y las organizaciones a las que sirven.

La mejor guía que existe sobre liderazgo.
Podría cambiar tu vida para siempre.